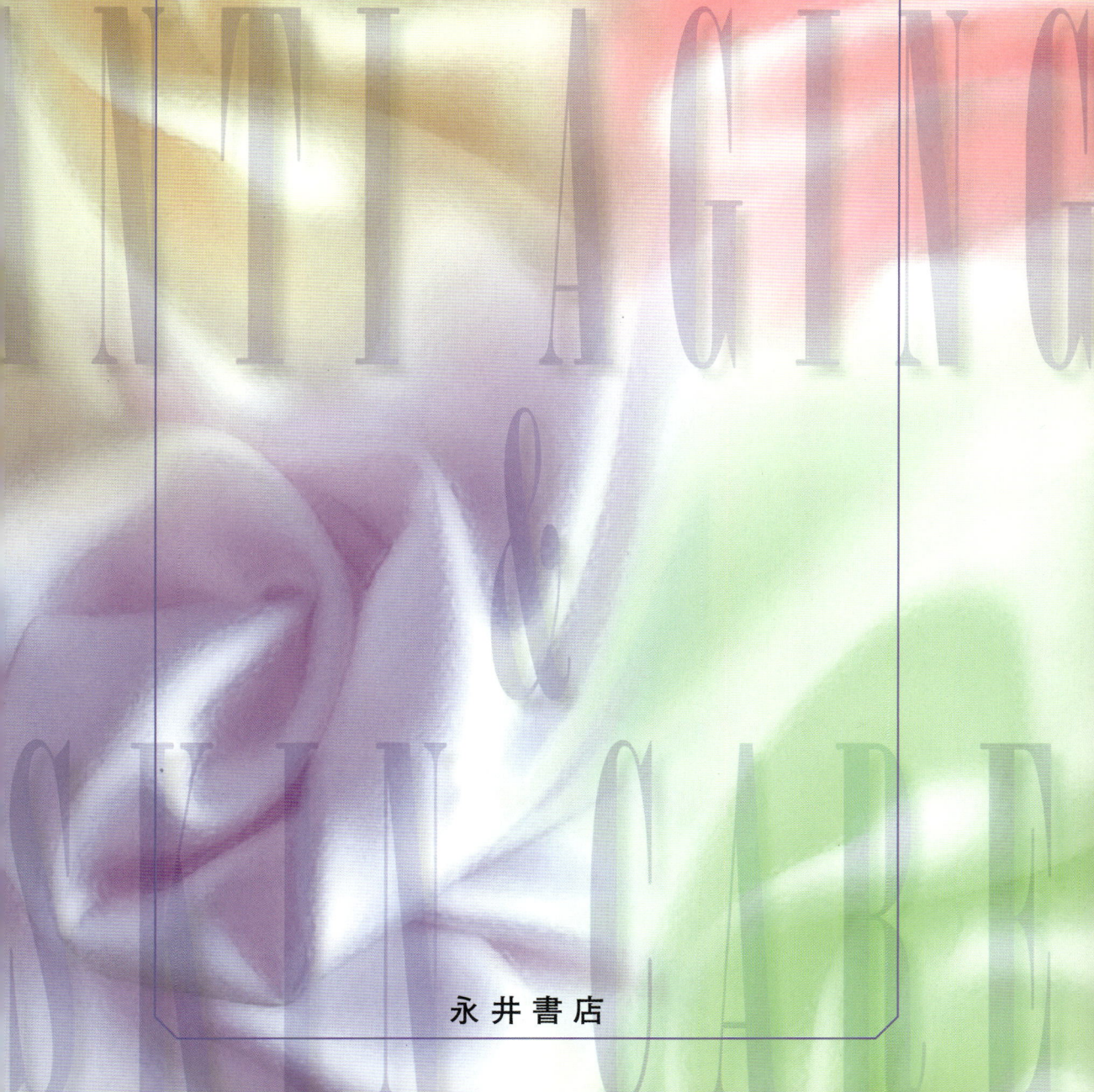

外来で容易にできる
若返り美容医療の実際
― アンチエイジング医療とスキンケア ―

編著

前杏林大学医学部形成外科助教授
トータルビューティーラボ 久保田潤一郎クリニック院長
久保田潤一郎

永井書店

●執筆者一覧

●編　集

久保田潤一郎　（トータルビューティーラボ久保田潤一郎クリニック　院長）（豊島区）

●執筆者（執筆順）

福田　　知雄　（杏林大学医学部皮膚科　講師）
久保田潤一郎　（トータルビューティーラボ久保田潤一郎クリニック　院長）（豊島区）
戸佐　　眞弓　（まゆみクリニック　院長）（港区）
佐藤　　　薫　（かおる美容形成外科クリニック　院長）（東京都小金井市）
征矢野　進一　（神田美容外科形成外科医院　院長）（千代田区）
山下　　理絵　（湘南鎌倉総合病院形成外科・美容外科　部長）（神奈川県鎌倉市）
平井　　　隆　（日本医科大学付属第二病院形成外科　助教授）
藤本　　幸弘　（アヴェニュー六本木クリニック／アヴェニュー表参道クリニック）（港区）
新橋　　　武　（新橋形成外科クリニック　院長）（東京都武蔵野市）
乃木田　俊辰　（新宿南口皮膚科　理事長）（新宿区）
松田　　秀則　（トータルビューティーラボ久保田潤一郎クリニック）（豊島区）
真崎　　信行　（共立美容外科　総院長）（渋谷区）
宇津木　龍一　（北里研究所病院美容医学センター　センター長　美容外科・形成外科部長）
緒方　　寿夫　（慶應義塾大学医学部形成外科）
柳澤　　厚生　（杏林大学保健学部臨床内科　教授）
今西　　宣晶　（慶應義塾大学医学部解剖学　講師／医・美・心研究会　世話人）
中嶋　　英雄　（慶應義塾大学医学部形成外科　助教授／医・美・心研究会　代表世話人）
小林　　照子　（美・ファイン研究所　代表／医・美・心研究会　代表世話人）
久次米　秋人　（共立美容外科　総院長）（渋谷区）

●●序　文●●●

　最近、いわゆる「美容医療」は外科的な処置を主体とした医療から、minimal invasive surgery（最少侵襲外科）または non-invasive treatment（無侵襲治療）へと大きく変化してきている。できるだけ切らずに治す美容外科・美容皮膚科という患者側からの要望が多くなり、どのような治療においてもダウンタイムが少なく、合併症や副作用の少ない方法の選択が重要な要素となってきた。

　ところで、「アンチエイジング」という言葉は響きがよいためか、多くの場面で使われるようになってきている。考えるまでもなく、美容外科や形成外科、皮膚科においては、主に年齢を重ねることによって起こってくるいろいろな変化を治療している。例えば、シミ、しわ、たるみ、肥満などである。編者は「アンチエイジング医療」は生活習慣の見直しと、内的・外的治療をバランスよく行うことが重要で、「老化を止めることはできないが、適切なアドバイスや治療で遅らせることはできる」と考えている。侵襲の大きな手術やホルモン療法を主体にした抗老化療法だけに頼るべきではないと考えてきた。

　前著「実践皮膚レーザー療法」（永井書店）はレーザー機器の安全な取り扱いと、満足度の高い結果を出すためのコツを主眼において編集した。このたび、その続編ともいうべき本書の編集を手がけるチャンスに恵まれた。筆者には前編同様、実際に医療現場で活躍されている方にお願いしている。内容は皮膚に関する基礎事項と老化について、顔の若返り美容医療の中でも外来で比較的容易にできる治療で、安全で確実性の高い療法を選択した。また、日常診療において相談の多い美容外科手術や痩身法、内面からのアンチエイジングとして食・サプリメントや高気圧酸素療法、セラピーメイクという化粧法までを含めた。まだまだ盛り込まなければならない事項が多々あると考えられるが、医療材料・機器の開発は日進月歩であり、網羅することは不可能である。ご容赦願いたい。

　美容医療界には残念なことに、いまだに無痛、腫れない、通院不要等々の誤った情報がみられる。われわれが行わなければならないのは患者への正しい情報提供と医療の実施と考える。本書が診療の一助になれば編著者にとって幸いである。

　最後に、本書の上梓にあたって多大なるご協力と励ましを頂いた永井書店の編集長高山静氏ならびに関係各位に深謝する。

平成16年10月吉日

久保田潤一郎

CONTENTS

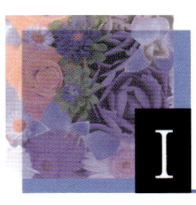

I 皮膚の解剖・生理、顔の解剖　（福田知雄）　1

1. 皮膚の解剖・生理 ……………………………………………………………… 1
2. 皮膚の機能 …………………………………………………………………… 11
3. 顔の解剖 ……………………………………………………………………… 13

II 老化とは　（久保田潤一郎）　14

1. 皮膚と日光 …………………………………………………………………… 16
2. スキンケアの実際 …………………………………………………………… 17

III Facial Rejuvenation　19

1 ケミカルピーリング　（戸佐眞弓）　19

1. 分類 …………………………………………………………………………… 19
2. グリコール酸ピーリング …………………………………………………… 20
3. サリチル酸ピーリング ……………………………………………………… 22
4. TCA ピーリング ……………………………………………………………… 26

2 マイクロダームアブレージョン　（戸佐眞弓）　29

1. 器械の原理と特徴 …………………………………………………………… 29
2. 当院における治療プログラム ……………………………………………… 30
3. 症例 …………………………………………………………………………… 34
4. 合併症 ………………………………………………………………………… 39
5. インフォームド・コンセント ……………………………………………… 39

3 ビタミン導入法 ————————————————（佐藤　薫）40
- 1 イオン導入とは ……………………………………………… 40
- 2 ビタミンCの働きとイオン導入 …………………………… 41
- 3 イオン導入の適応疾患 ……………………………………… 43
- 4 イオン導入の実際 …………………………………………… 43
- 5 ホームケア用イオン導入機 ………………………………… 46
- 6 イオン導入の利点、欠点 …………………………………… 46

4 生体用注入剤―コラーゲン・ヒアルロン酸 ——（征矢野進一）48
- 1 注入材料 ……………………………………………………… 48
- 2 手技の実際 …………………………………………………… 50
- 3 症例 …………………………………………………………… 53

5 ボツリヌストキシン注射 ————————————（征矢野進一）60
- 1 種類 …………………………………………………………… 60
- 2 対象疾患 ……………………………………………………… 61
- 3 準備 …………………………………………………………… 62
- 4 手技 …………………………………………………………… 62
- 5 症例 …………………………………………………………… 64

6 Skin Rejuvenation 概説 ————————————（久保田潤一郎）67
- 1 しわ・たるみ ………………………………………………… 67
- 2 Ablative Skin Rejuvenation ……………………………… 68
- 3 Non-ablative Skin Rejuvenation ………………………… 71
- 4 患者の選択 …………………………………………………… 72

[Ablative Skin Rejuvenation]
7 CO_2 レーザー、Er：YAG レーザー ————————（山下理絵）75
- 1 スキンリサーフェイシングに使用されるレーザー装置 … 75
- 2 ウルトラパルス CO_2 レーザー装置の特徴 ……………… 77
- 3 患者の選択および術前の評価 ……………………………… 78
- 4 治療の実際 …………………………………………………… 79
- 5 合併症 ………………………………………………………… 82

[Non-ablative Skin Rejuvenation]
8 Cool Touch™（ロングパルス Nd：YAG レーザー）—（山下理絵）84
- 1 レーザー装置 ………………………………………………… 84
- 2 適応疾患 ……………………………………………………… 86
- 3 治療の実際 …………………………………………………… 86
- 4 合併症 ………………………………………………………… 89
- 5 症例 …………………………………………………………… 90

CONTENTS

9 [Non-ablative Skin Rejuvenation] NLite™（パルスダイレーザー）　　（平井　隆）92
1. NLite™とは … 92
2. 治療の実際 … 95
3. 臨床症例 … 97
4. 免疫組織化学的評価 … 101

10 [Non-ablative Skin Rejuvenation] MAX 1000＋（QスイッチNd：YAGレーザー）（藤本幸弘）104
1. 色素疾患の治療 … 105
2. レーザーによるスキンリサーフェイシング … 107
3. MAX1000＋による治療の手順 … 108

11 [Non-ablative Skin Rejuvenation] BuffLight™AT（半導体レーザー）　　（久保田潤一郎）112
1. アクネ・アクネスカー … 112
2. 機器概要および作用機序 … 113
3. 症例 … 117
4. 他の光治療器との比較 … 123

12 [Non-ablative Skin Rejuvenation] Foto RF/RF（パルスライト＋高周波/高周波）（新橋　武）124
1. Aurora™（Foto RF） … 124
2. Therma Cool TC™システム（RF） … 128

IV シミ・アートメイク除去用レーザー
（久保田潤一郎）133

1. QスイッチNd：YAGレーザーによる治療 … 133
2. シミ … 134
3. アートメイク（刺青） … 142

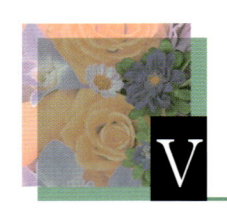

V レーザー脱毛・光脱毛　147

1 レーザー脱毛 ──（乃木田俊辰）147
- 1 レーザー脱毛の原理 …………………………………… 147
- 2 レーザー脱毛の特徴 …………………………………… 149
- 3 主なレーザー脱毛装置 ………………………………… 150
- 4 レーザー脱毛の実際 …………………………………… 153
- 5 症例 ……………………………………………………… 156
- 6 禁忌 ……………………………………………………… 158
- 7 副作用と処置 …………………………………………… 158

2 光脱毛 ──（久保田潤一郎）159
- 1 パルスライト機器の特徴 ……………………………… 159
- 2 症例 ……………………………………………………… 162

VI 若返り手術　164

1 重瞼形成術（埋没法・微小切開法・全切開法）
──（松田秀則、久保田潤一郎）164
- 1 上眼瞼の解剖 …………………………………………… 164
- 2 埋没法 …………………………………………………… 166
- 3 微小切開法（部分切開法変法） ………………………… 172
- 4 全切開法 ………………………………………………… 175

2 上下眼瞼たるみ取り術、眼瞼下垂修正術
（老人性、コンタクトレンズ性）──（真崎信行、久次米秋人、松田秀則）181
- 1 上眼瞼たるみ取り術 …………………………………… 181
- 2 下眼瞼たるみ取り術 …………………………………… 186
- 3 眼瞼下垂修正術 ………………………………………… 192

3 ［上下眼瞼除皺術］こめかみリフト ─────────（松田秀則）198
1. 側頭部の解剖 ………………………………………………………… 198
2. こめかみリフトの適応 ……………………………………………… 198
3. インフォームド・コンセント ……………………………………… 199
4. 手術 …………………………………………………………………… 200

4 ［上下眼瞼除皺術］頰・頸部リフト ─────────（宇津木龍一）204
1. 診察と治療適応 ……………………………………………………… 205
2. 頰・頸部リフトにおける手術法の選択 …………………………… 207

5 下眼瞼形成術 ─────────────────（緒方寿夫）214
1. 経皮的下眼瞼形成術（除皺術） ……………………………………… 214
2. 経結膜的下眼窩脂肪摘出術 ………………………………………… 217
3. Baggy eyelid の発症原因 …………………………………………… 222

6 脂肪吸引術 ──────────（松田秀則、真崎信行、久次米秋人）224
1. 歴史 …………………………………………………………………… 224
2. 手術適応と術前検査 ………………………………………………… 225
3. インフォームド・コンセント ……………………………………… 226
4. 手術デザイン ………………………………………………………… 229
5. 麻酔方法 ……………………………………………………………… 232
6. 手術手技 ……………………………………………………………… 233
7. 術後管理 ……………………………………………………………… 237

VII 痩 身 ──────────────────（久保田潤一郎）241

1. エンダモロジー ……………………………………………………… 242
2. 超音波美容・健康器 ………………………………………………… 244
3. Electrical Muscle Stimulation ……………………………………… 245

VIII 内面からのアンチエイジング　249

1 食とアンチエイジング ―――――（柳澤厚生）249
1. 現代日本人の食文化の激変がエイジングを早める ……… 250
2. アンチエイジングのライフスタイル―動脈硬化は戻るか？ …… 251
3. クリニックでできるアンチエイジング食事療法 …………… 252

2 サプリメントとアンチエイジング ―――（柳澤厚生）257
1. サプリメントの定義 ……………………………………… 257
2. サプリメントの意義 ……………………………………… 258
3. サプリメントの基本的な使い方 ………………………… 258

3 高気圧酸素療法 ――――――――（久保田潤一郎）265
1. 高気圧酸素装置とエアーチェンバー …………………… 265
2. "Oasis"O₂：高気圧エアーチェンバーシステム ……… 266
3. 作用機序 ………………………………………………… 267
4. 使用の実際 ……………………………………………… 268

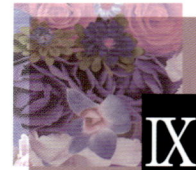

IX セラピーメイク　（今西宣晶、中嶋英雄、小林照子）270

1. 外観の悩みとは …………………………………………… 270
2. セラピーメイクの技術と本質 …………………………… 271
3. アンチエイジングに対するセラピーメイク …………… 273
4. スキンケアについて ……………………………………… 276

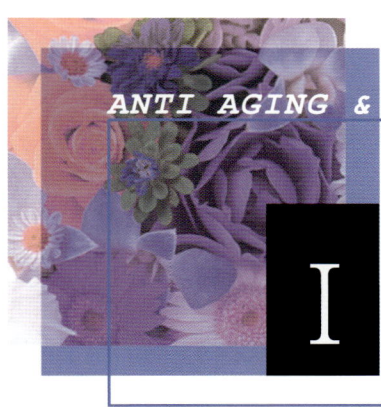

ANTI AGING & SKIN CARE

I 皮膚の解剖・生理、顔の解剖

●●●● はじめに

　皮膚は成人で約1.6 m²の面積があり、厚さ（表皮と真皮）は1.5〜4 mm、重量は約3 kg、皮下組織も加えると約9 kgにも及ぶ人体最大の臓器である。皮膚は人体の表面を覆い、外界との間のバリアとして内部を守っているだけではなく、生命の維持に必要なさまざまな機能を担っている。

　皮膚の下には筋肉があるが、顔以外の皮膚は筋肉とつながっておらず、筋肉の動きによって皮膚が動かされることはない。しかし、顔の表情筋は皮膚と一体となっているため、表情筋の動きによって皮膚も動く。これが顔の表情となっている。

1 皮膚の解剖・生理

1．皮膚表面の性状と色調

　皮膚の表面には大小の溝（皮溝）や隆起（皮丘）があり、太い溝により区画された三角形、菱形、多角形の領域を皮野という。この特殊なものが指紋、掌紋である。また、皮膚には一定の伸展方向があり、その長軸方向をLanger割線という。

　皮膚の色調に関与する因子としては、メラニン、カロチン、ヘモグロビン、角層の性状などがあり、これらの要素によって光が分散、反射して、皮膚の色となっている。

　メラニンは黒色調の色素で、ヒトの皮膚の色調を決定づける最大の要素である。メラニンには黒色メラニン（ユーメラニン）と黄色メラニン（フェオメラニン）がある。ユーメラニンは光線に対する防御作用を有しており、黒人に多く存在し、白人ではフェオメラニンの割合が高くなっている。

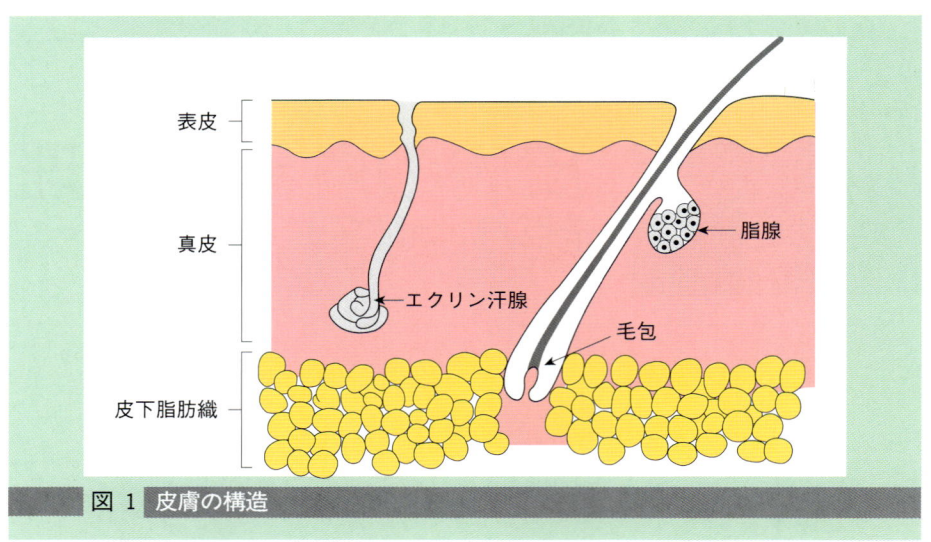

図1 皮膚の構造

2．皮膚の構造

　皮膚は、①表皮、②真皮、③皮下脂肪織、の3層構造よりなり、その下に筋肉、骨などの組織が存在している。皮膚には部位により特有な配列と形態をもって毛孔と汗孔が開口し、それらの孔からは皮脂、汗が分泌されている(図1)。

3．表皮

　表皮の厚さは0.06〜0.2mmであり、掌蹠は角層が厚い分0.6mmと厚くなっている。表皮真皮境界部は凹凸面を形成し、表皮の真皮に突出している部分を表皮突起(または網突起)、真皮が表皮に突出している部分を真皮乳頭という。
　表皮の細胞の大部分は角化細胞(ケラチノサイト)で、これにメラノサイト、ランゲルハンス細胞、α-樹枝状細胞、メルケル細胞が混在する。表皮の構成は5層に分かれ、下から順に基底層、有棘層、顆粒層、透明層、角層と呼ばれている(図2)。角化細胞は角化しながら上行し、基底層から顆粒層までに約1ヵ月間、角層通過に約14日間を要し表層から脱落する。

I 皮膚の解剖・生理、顔の解剖

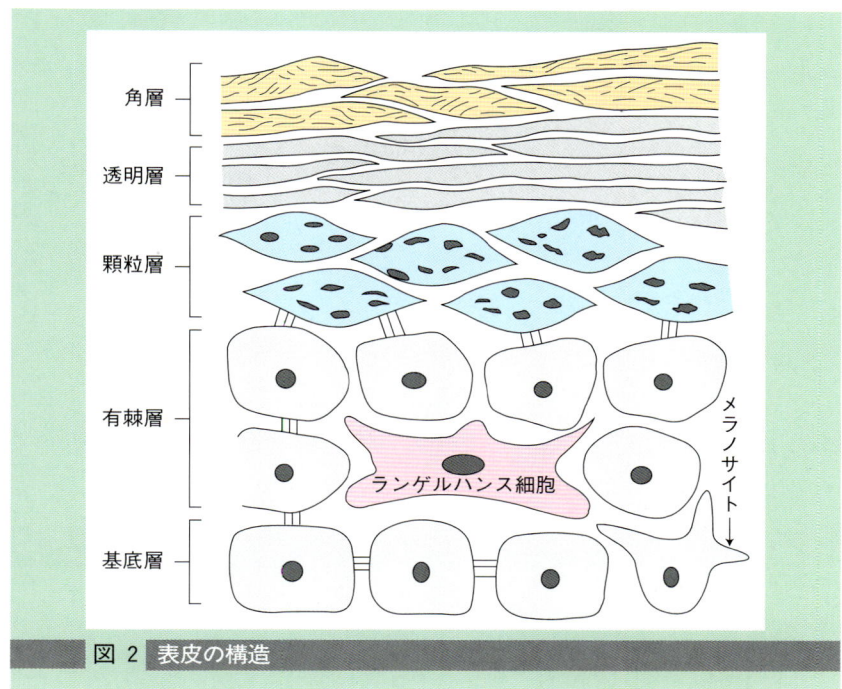

図2 表皮の構造

❶ 表皮の構造

a．基底層

　表皮の最下層で1層の円柱形の基底細胞からなる。基底細胞は3〜5％が有糸分裂し、上方に向かい角化細胞を産生している。約10個の基底細胞に対して1個のメラノサイトがあり、メラノサイトより基底細胞に移行したメラニン顆粒は、核の上部に密集し核帽を形成、これにより核が紫外線より保護されている。

b．有棘層

　基底層と顆粒層の間の有棘細胞の層で、表皮の大部分を占める。下方では多角形で上昇するに従って扁平になる。上層部では層板顆粒（オドランド小体）がみられる。

c．顆粒層

　ケラトヒアリン顆粒を有する1〜数層の扁平な顆粒細胞からなる。細胞膜は肥厚し始め、細胞膜内側に周辺帯を形成するようになる。

d．透明層

　手掌、足底など角層の厚い部分にのみあり、不完全な角化のため線維の電子密度が高く、光顕で光を強く屈折する層としてみられる。

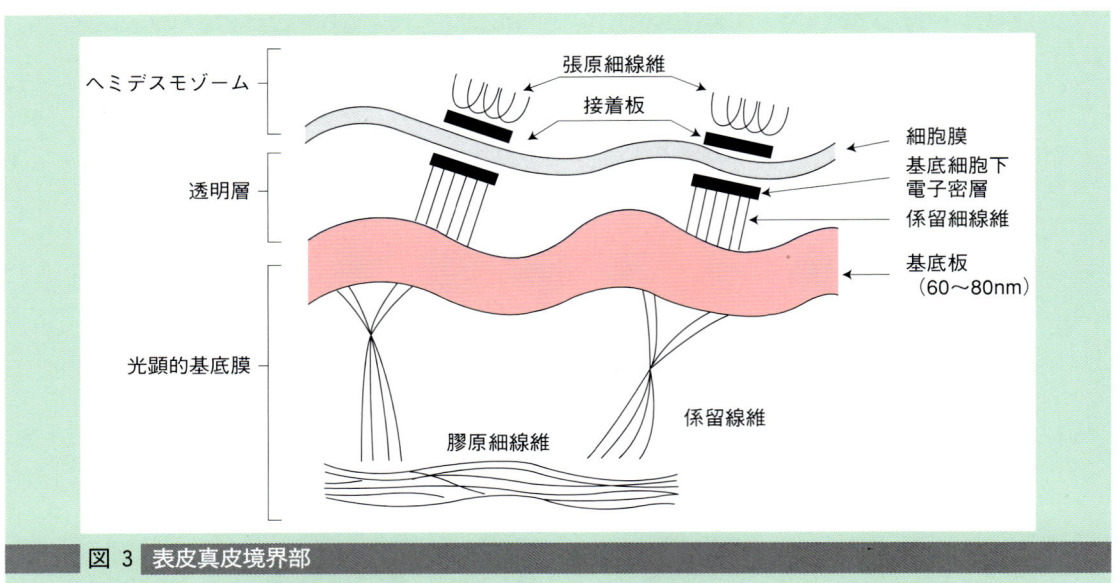

図3 表皮真皮境界部

e．角層

核や細胞内小器官が自己消化により失われ、光顕では好酸性の重層する薄膜状構造としてみられる。電顕ではケラチン模様がみられる。

❷ 表皮真皮境界部

基底層直下にPAS染色陽性の基底膜が存在する。これは表皮と真皮を結合するとともに、細胞や高分子物質を通さない役割をもっている。電顕でみると単純な膜ではなく、図3のような複雑な構造を有している。

❸ 表皮を構成する細胞

a．角化細胞（ケラチノサイト）

角化細胞はデスモゾームと張原線維を有する細胞で、中間径線維の1つであるケラチン線維を合成する。基底細胞は盛んに分裂増殖し、上方へ移動して有棘細胞、さらには角質細胞へと分化し、その後デスモゾームを失い脱落する。この角質細胞は物理・化学的に強靭で生体防御上重要である。

細胞間の接着は、光顕でいうところの細胞間橋に相当するデスモゾームや隣接する2枚の細胞膜が2～3nmの裂隙を隔てて相接する裂隙接合（gap junction）により結合している。基底細胞の表皮基底膜側にはハーフデスモゾームがある。このほかに密着接合（tight junction）、インテグリン、カドヘリンによる結合がある。

b．メラノサイト

色素産生細胞で、表皮では基底細胞間に存在して角化細胞の間に樹枝状突起を伸ばしている。数と分布は人種間で差がなく、ヒトでは平均1,500個/mm³存在する。部位によって密度に違いがみられ、陰部や顔面で多くみられる。表皮基底層以外では、外毛根鞘上部、毛母、脳軟膜、網膜色素上皮などに存在する。

c．ランゲルハンス細胞

基底層より上層に存在する樹枝状細胞で、表皮細胞全体の2〜5%を占めている。抗原提示能を有し、免疫、貪食に関係する組織球系細胞と解されている。

4．真皮

真皮は線維成分、基質、細胞成分からなる結合組織で、上から乳頭層、乳頭下層、網状層の3層に分かれている。

❶ 真皮の構造

乳頭層は表皮突起間に入り込んだ部分で、線維成分が疎で、毛細血管と知覚神経末端に富んでいる。乳頭下層は乳頭層と網状層の間の層で、脈管、神経系に富んでいる。網状層は真皮の大部分を占め、膠原線維、弾力線維の線維成分に富んでいる。

❷ 線維成分

線維成分には、①真皮の線維の90%を占めるコラーゲンという線維性蛋白からなる強靭な膠原線維、②エラスチンからなる伸展性のある弾力線維、③レクチリンという蛋白からなり乳頭層、毛包、血管周囲などに認められる細網線維、がある。細網線維は幼若な膠原線維と考えられている。

❸ 基質

線維および細胞間を満たす無定形物質で、有機物質、血漿蛋白、電解質、水からなる。有機物質はムコ多糖類、糖蛋白を主とし、酸性ムコ多糖類ではヒアルロン酸、デルマタン硫酸、コンドロイチン-6-硫酸、ヘパラン硫酸およびヘパリンが分離されている。糖蛋白のうち細胞と結合組織線維の親和性を有するものを細胞接着因子と呼んでおり、線維芽細胞由来のフィブロネクチン、上皮細胞由来のラミニン、軟骨細胞由来のコンドロネクチンが知られている。

❹ 細胞成分

　細胞成分には線維芽細胞、組織球、肥満細胞、形質細胞などがある。線維芽細胞は線維成分とムコ多糖類を産生する紡錘形の細胞で、組織球は血管周囲に存在する貪食能、T細胞への抗原提示能、IL-1、PGE_2、CSF（colony stimulating factor）などのサイトカイン産生能をもつ細胞である。肥満細胞は真皮および皮下組織の血管周囲に存在するヒスタミン、ヘパリンを含む顆粒を有する細胞で、種々の刺激でこれらを脱顆粒し放出する。形質細胞は抗体（免疫グロブリン）の産生能を有し、液性免疫に関与する。

5．皮下脂肪織

　脂肪細胞の集団で、線維性隔壁に囲まれ、大小の脂肪葉、小葉に区画されている。皮下組織の厚さは性、年齢、部位によって異なり、女性が厚く、中年にピークがあり、部位的には腹部が最も厚くなる。機能としては脂肪の貯蔵以外に、体温の遮蔽層、外力に対してのクッションの役割を果たしている。

6．皮膚付属器（図4）

　皮膚には毛、脂腺、汗腺、爪などの特殊な機能をもつ器官が存在し、これらを皮膚付属器と総称する。

❶ 毛と毛包

a．毛

　毛は外側から毛小皮、毛皮質、毛髄質の3層構造に分かれ、毛髄質はヒトでは頭毛と髭にのみ存在する。毛はその性状から軟毛と終毛に分けられる。軟毛は毛髄質を欠く色素が少ない細く短い毛で、終毛は毛髄質と色素を有する太く長い毛である。毛は手掌、足底、指趾腹側、指趾末端背側、口唇、亀頭、包皮内板、陰核、粘膜には欠如している。

　毛色は、毛皮質と毛髄質にあるメラニンによって規定されている。黒毛はメラノゾームが大きくかつ多く存在し、赤毛は鉄を含む色素が存在している。

b．毛包

　毛包は、上皮性毛根鞘と結合織性毛根鞘からなり、両者間は硝子膜で介されている。

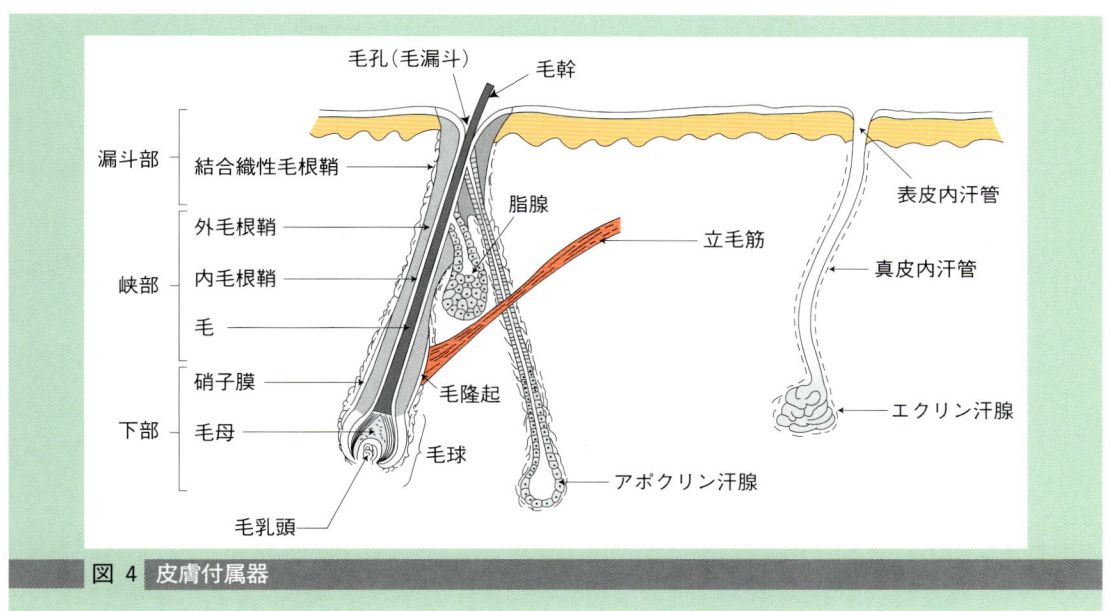

図4 皮膚付属器

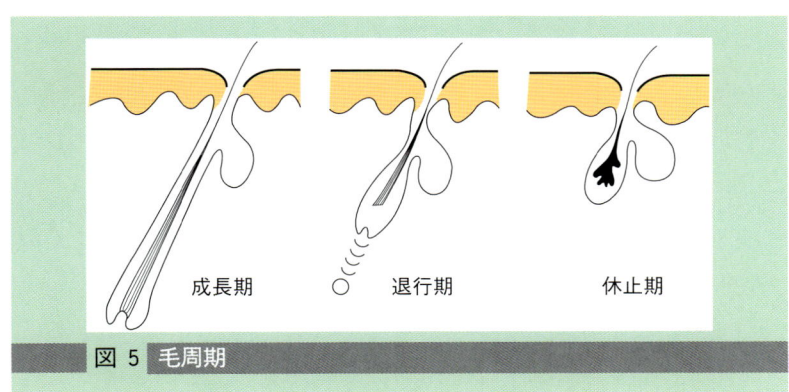

図5 毛周期

上皮性毛根鞘はさらに外毛根鞘と内毛根鞘に大別され、結合織性毛根鞘も縦走する外線維層と輪状の内線維層に分けられる。外毛根鞘は毛包の全長にわたって存在し、表皮と連絡している。内毛根鞘は外側からヘンレ層、ハックスレー層、鞘小皮に分かれ、表皮に近づくにつれてヘンレ層、鞘小皮、ハックスレー層の順に角化し、角化の際にトリコヒアリン顆粒が出現する。

c．毛周期

　成長期、退行期、休止期の3周期を繰り返している(図5)。退行期には、毛包は約1/3まで短縮して上方に上がり、休止期に入る。部位により周期の長さが異なる。頭毛では、成長期が数年、退行期が2〜3週、休止期が数ヵ月である。

❷ 脂腺

　毛包と脂腺は密接な関連を有し、毛包脂腺系という単位を形成している。毛漏斗部基部に1〜数個の分葉があり、導管は漏斗部に開口している。脂腺細胞は成熟すると、脂肪化して死滅し、排泄される。この排泄物を皮脂という。脂腺が豊富で大きく発達している部分を脂漏部位といい、頭、前額、眉間、鼻翼、鼻唇溝、頤、胸骨部、肩甲間部、外陰部、臍囲、腋窩がこれにあたる。皮脂の分泌はホルモンの支配を受け、男性ホルモンで増加し、女性ホルモンで抑制される。

　毛包に付属しない脂腺（独立脂腺）もある。口唇、頬粘膜、乳暈、小陰唇、腟、亀頭の脂腺がこれにあたり、直接表皮に開口する。独立脂腺の増殖した状態がいわゆるフォアダイス状態である。

❸ エクリン汗腺

　亀頭、包皮内板、小陰唇、陰核、口唇、爪床を除くほぼ全身の皮膚に分布し、大量の水分を分泌し、体温を調節している。交感神経節後神経が分布し、コリン作動性に機能している。分泌部（汗腺）と導管部（汗管）に分かれ、後者は被覆表皮に直接開口し、表皮内汗管および真皮内汗管とに分けられる。分泌部は腺腔を明暗2種の細胞（漿液細胞と粘液細胞）が囲み、その外側に筋上皮細胞が、さらにその外側を基底膜が取り囲んでいる。

　汗の生成は分泌部で等張性の前駆汗がつくられ、導管でNa、Cl、水などが再吸収され、酸性の最終汗となる。

❹ アポクリン汗腺

　腋窩、乳房、乳暈、外陰、会陰、肛囲に存在し、思春期に至って急激に発達する。乳腺、外耳道腺、睫毛腺（Moll腺）もこれに属する。分泌部は皮下組織中にあり、1層の分泌細胞が規則正しく並んで、腺腔を取り囲んでいる。その外側には筋上皮細胞、さらに外側に基底板がある。導管部は毛包内汗管と真皮内汗管に分かれ、毛包内汗管が脂腺導管開口部の上方で毛孔部に開口している。分泌様式には、分泌細胞の一部がちぎれる断頭分泌のほか、エクリン様式、全分泌様式などが推定されている。アポクリン汗腺は哺乳類の芳香腺の退化したものと考えられ、体臭の原因となる臭気を発し、その刺激は性的刺激にもなる。アドレナリン作動性の可能性が高いと考えられている。

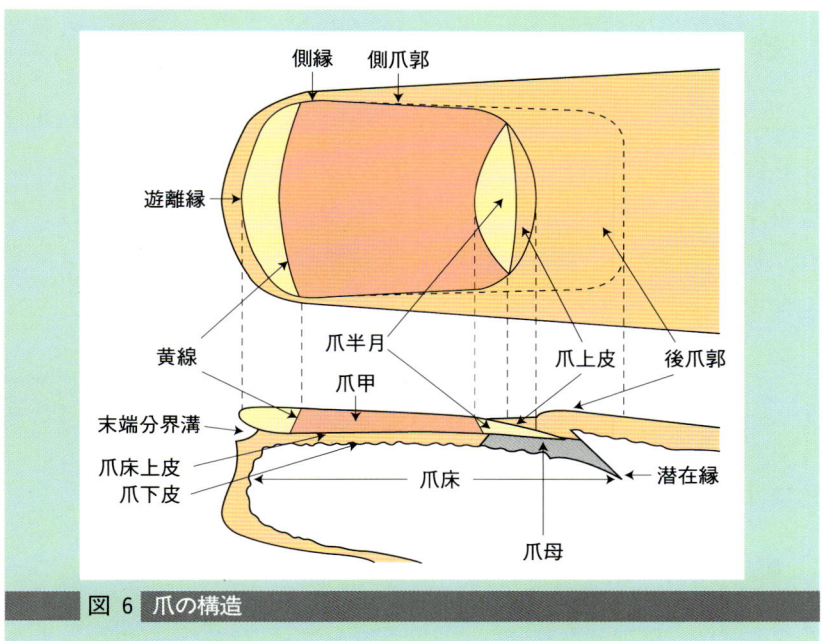

図 6 爪の構造

❺ 爪

爪は爪甲、爪郭、爪床、爪母からなる(図6)。爪甲は角層が特殊分化したもので、爪母細胞の角化で主につくられ、1日に約0.1〜0.15mm伸びる。爪床は表皮部と真皮からなる。爪郭は爪甲の両側縁と爪根を覆う。爪甲根部に爪半月と呼ばれる半月状の白色部があり、それより前方は爪下血管が透見され淡紅色を呈している。

7．脈管系

❶ 血管

皮膚の血管の走行は中動脈から小動脈が分岐し、真皮皮下脂肪織境界部で小動脈血管叢を形成、細動脈になり、さらに上行して、真皮乳頭下層で細小動脈よりなる乳頭下血管叢を形成する。これより乳頭層へ動脈側毛細血管が上行し、毛細血管係蹄を形成したのち静脈側毛細血管となって下行する。以下、再び、乳頭下血管叢、真皮皮下脂肪織境界部の小静脈血管叢を経て、皮静脈へと戻っていく。

特殊な部位として、指趾、爪下部では毛細血管を介さずに細小動脈と細小静脈が皮膚糸球(グロムス)を通して直接動静脈吻合を形成している。

❷ リンパ管

　リンパ管の走行は毛細リンパ管が真皮乳頭層で盲管から始まり、乳頭下層で浅層毛細リンパ管網を形成、毛細リンパ管は真皮を下行し、小リンパ管に移行しつつ真皮皮下脂肪織境界部で深層リンパ管網をつくっている。そして、さらに下行して集合リンパ管となり、所属リンパ節へとつながっていく。血管とリンパ管の走行は、毛細リンパ管では伴走せず、小リンパ管では伴走している。

8．神経系

　知覚神経（求心性）と自律神経（遠心性）がある。

❶ 知覚神経

　知覚神経は、真皮深層で深在性神経叢を、乳頭下層で浅在性神経叢を形成している。自由神経終末は真皮上層、乳頭層、毛包周囲、時に表皮内に分布し、痛覚、痒覚、触覚、圧覚、冷温覚を司る。被膜を有する特殊な終末小体には、マイスネル小体（触・圧覚）、ファーター・パチニ小体（変形・振動覚）、クラウゼ終末棍（冷覚）、陰部小体、ルフィニ小体などがある。

❷ 自律神経

　交感神経の節後神経で、エクリン汗腺、立毛筋、血管、陰嚢肉様筋に無髄神経として多数存在し、これらの器官を支配する。立毛筋、血管、陰嚢肉様筋は交感性（アドレナリン作動性）、エクリン汗腺は副交感性（コリン作動性）に分けられる。

9．筋肉系

　皮膚の筋肉としては、毛隆起に付着する立毛筋（収縮により鵞皮となる）、陰嚢・乳腺の乳頭などに分布する肉様筋、表情筋（真皮内の横紋筋）などが含まれる。

10．加齢および環境による皮膚の変化

　加齢に伴い、表皮は次第に薄くなり、真皮は水分量が低下して萎縮する。皮下脂肪も減少するため、皮膚は弾力性や柔軟性を失って、年齢に即した外観を示すようになる。

皮膚のたるみやしわ、色素斑、白髪などの変化を老徴という。

　皮膚はその人がおかれている環境によっても大きな影響を受ける。生活環境はその1つの大きな要素であり、例えば長時間にわたって直射日光の下で働く漁師や農夫などでは、年齢に関係なく老徴のような、露出皮膚の肥厚や深いしわ、色素沈着などがみられる。

2　皮膚の機能

❶ 保護機能

　角質細胞が物理的侵襲に対するバリアとして働き、皮膚の柔軟性と併せて外力から内部を保護している。また、角質細胞間にはセラミドをはじめとする種々の細胞間脂質が存在し、これらが中心となって外界からの水や化学物質の侵入を防いでいる。皮脂が分解され産生された遊離脂肪酸によって皮脂膜は酸性（pH 5.5〜7.0）となり、細菌、真菌の侵入も防いでいる。また、反射、散乱、吸収により光線の防御の役割も果たしている。

❷ 体温調節機能

　熱の不良導体としての存在とともに、血管の収縮・拡張、立毛筋収縮、発汗などにより体温調節を行っている。

❸ 分泌・排泄機能

ａ．皮脂の分泌

　皮脂分泌量は年齢・部位によって異なり、16〜30歳での分泌が最も多く、顔面、次いで胸部・上背部の順で多く認められる。この機能の亢進が脂漏であり、低下している状態を皮脂欠乏症という。

ｂ．エクリン発汗

　感知性発汗と不感知性発汗がある。前者は温熱と精神的刺激により起こり、後者は意識しない水分の蒸発で、1日 500 ml 以上が放散される。温熱性発汗はほぼ全身の汗腺から生じるが、精神性発汗は手掌、足底、腋窩など特定の部位からの発汗が主となる。そのほか、味覚刺激で起こる味覚性発汗がある。

c．アポクリン発汗

　アポクリン汗腺は思春期以後に著明に発達して、発汗を開始するようになる。分泌されたアポクリン汗は無臭だが、細菌の分解を受け特有の臭気を生じるようになる。

❹ 合成機能

　表皮細胞でコレステロール、プロビタミンD_3（7-デヒドロコレステロール）が合成される。後者は紫外線の照射によりビタミンD_3となる。

❺ 吸収機能

　毛包脂腺経路と表皮経路の2種類があるが、角層顆粒層間阻止柵のため大部分の吸収は毛包脂腺系を通して行われている。重金属、色素、ビタミンAなどが吸収される。

❻ 呼吸機能

　グルコースの代謝に関係して、わずかに外気とガス交換を行っている。

❼ 免疫機能

　ランゲルハンス細胞、組織球の存在、角化細胞からも各種サイトカインが分泌されるなど、免疫反応にも重要な役割を担っている。

● *Free space* ● ● ●

I 皮膚の解剖・生理、顔の解剖

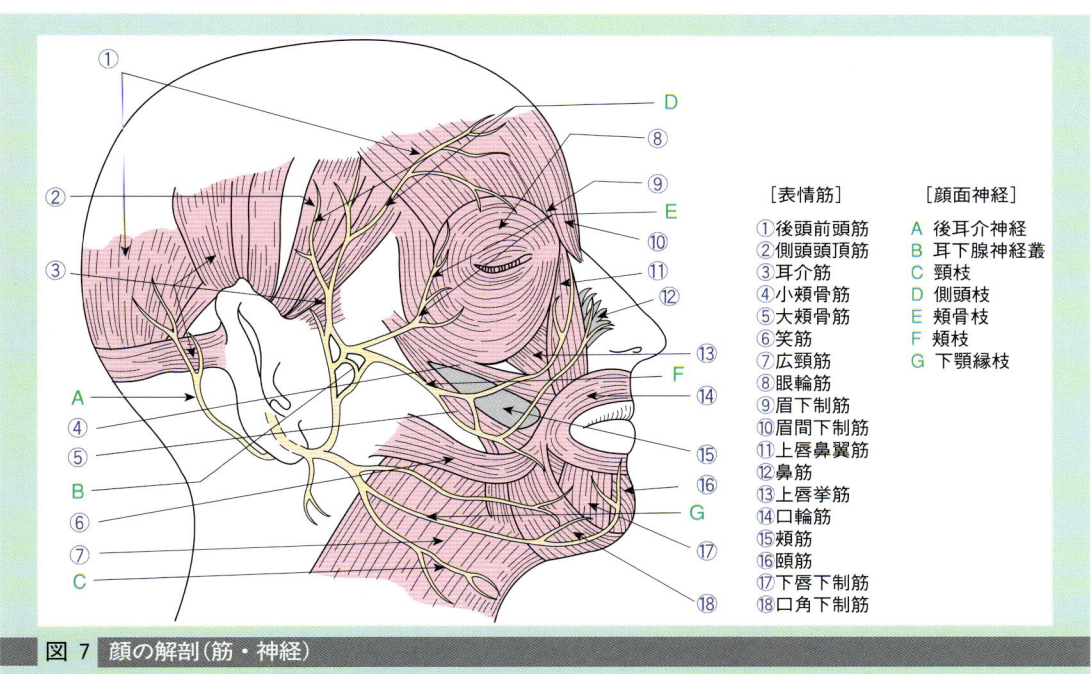

図7　顔の解剖（筋・神経）

3　顔の解剖（図7）

　顔の皮下脂肪織は他部位に比べて薄く、この薄い脂肪織の下に表情筋が存在している。表情筋は皮筋、すなわち、皮膚に由来、あるいは皮膚についていて筋膜を欠いている。関節には関係なく、それが逆に表情の強い造形性や顔貌の表現を可能にしている。表情筋は主に眼、鼻、口、耳の開口部の周囲に集中し、下は広頸筋、上では側頭筋膜と連なり1枚の膜状形態を形成している。頬の部分ではこの下にバッカルファットと呼ばれる脂肪の固まりとともに耳下腺（唾液線）や顔面神経などの重要な器官が存在している。

　第2鰓弓の誘導体として表情筋は顔面神経に支配されている。顔面神経麻痺の際には、麻痺側がたるんでみえ、眼瞼裂は拡大し、鼻が健側に歪み、口角が下がる。

（福田知雄）

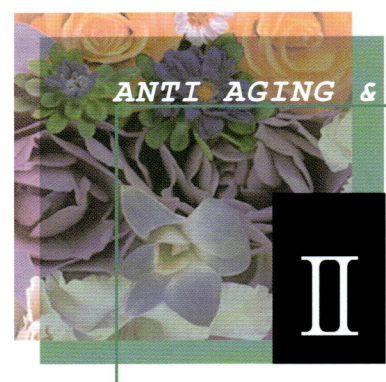

ANTI AGING & SKIN CARE

II 老化とは

●●● はじめに

　老化という言葉について辞書を引いてみると、「年をとるに従って肉体的、精神的機能が衰えること」と書かれている。

　老化は生を受けてから避けて通ることのできないものである。「老いる」ことに関しては人類史、哲学等々の中で多く語られ、膨大な書物が出されている。老いの美醜に限っても多くの考えが述べられている。身体の老化は体内では脳神経機能、心肺機能、消化機能、肝腎機能などの低下、体外では白髪・禿頭などの毛髪の変化、顔や頸部のシミ・しわ・たるみ、女性では乳房の萎縮・下垂、腹部の膨隆・たるみ、筋力の低下、関節の柔軟性の低下、などであるが、生活習慣病といわれる糖尿病や高血圧なども身体の老化と考えてよいように思う。心の老化も見逃せない。最近はこれらの症状を改善しようとするアンチエイジング（抗老化）医療が注目されている。本書で考えていくのは、まさにアンチエイジングで、「老化を止めることはできないが、適切なアドバイスや治療によって遅らせることができる」をテーマにしている。特に形態の変化、質感や色の変化に対する医療を中心に取りあげる。

　老化による変化は人の有り様が千差万別であるように個々で著しく異なる。女性は外観の変化が男性に比較して大きい。生活習慣や環境によっても大きく異なるが、老化を促進させる大きな原因は屋外の活動において避けることができない紫外線の影響である。オーストラリアやチリでは紫外線の害が数多く報告され、紫外線対策の認知度は高い。本邦においては太陽を浴びてまっ黒になることが、ステータスが高く、健康的という誤った考えが欧米から導入されたためか、近隣アジア諸国では考えられない日焼けが常識化して久しい。最近まで、いわゆる「日焼けサロン」の紫外線は安全であるとの誤った情報も信じられ、皮膚の乾燥、しわ、たるみ、シミが若年者でも問題になってきた。

　幼少期には皮膚に張りがありシミやしわはまったくなく、脂漏性角化症などの皮膚腫瘍もない（図1）。それが老人になると顔全体にしわが増え、シミや皮膚腫瘍が増加して

II 老化とは

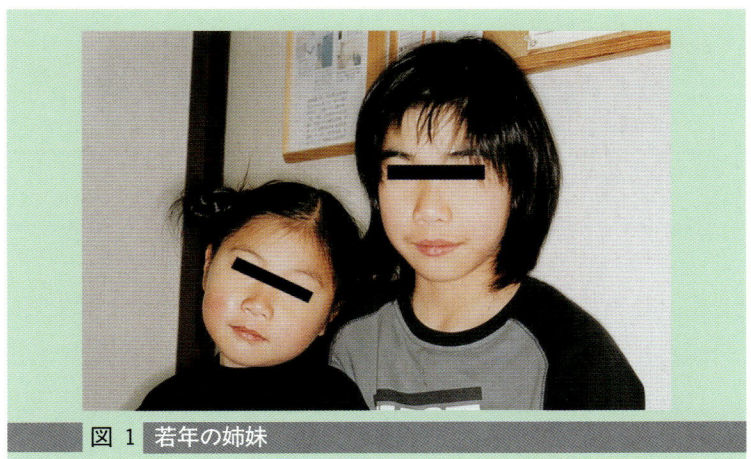

図 1　若年の姉妹

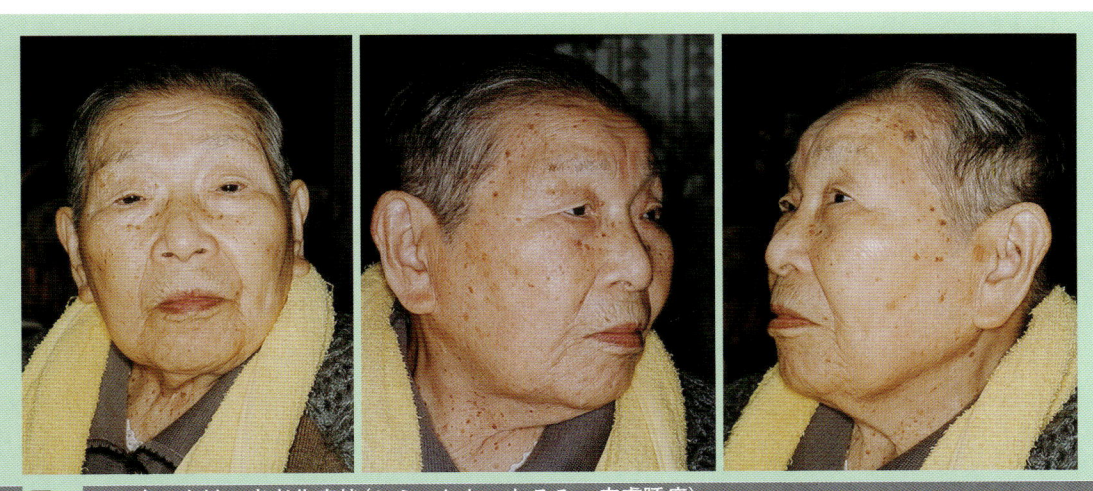

図 2　101歳、女性。光老化症状（シミ、しわ、たるみ、皮膚腫瘍）

くる（図2）。このような状態になる前に治療しようというのがアンチエイジング医療である。

治療法として、スキンケア化粧品（図3）、イオン導入法や超音波導入法によるビタミン導入、レーザー治療を含む光療法、各部のたるみ取り手術や乳房形成術などの若返り手術を組み合わせて目的を達する。

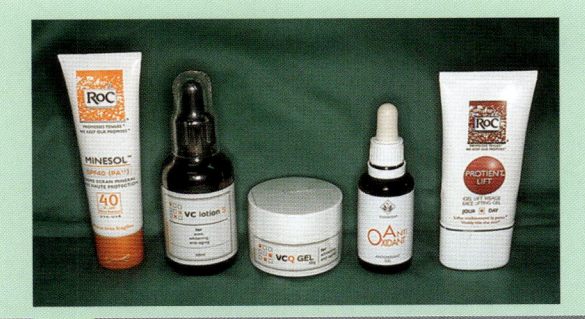

図 3　各種のアンチエイジング用スキンケア化粧品

ところで、本書では皮膚と日光について詳しく取りあげないので、以下に簡単に述べる。

1　皮膚と日光

日光光線はわれわれの生命にとって大切なものであることは周知の事実であるが、紫外線と分類される波長の光は、強く長く浴びると、皮膚の老化を促進することが知られている。これを光老化と称する。最近は可視光線、赤外線の害も報告されている。

1．紫外線

紫外線はビタミンDの生成や殺菌作用をもつが、過度に浴びると皮膚の細胞を傷つけ、免疫能を低下させる。紫外線は波長によってUVA（320〜390 nm）、UVB（290〜320 nm）、UVC（200〜290 nm）に大別される。UVAは表皮基底層から真皮まで達して、メラノサイトの働きが活発になり、多量のメラニンが放出する。また、真皮の細胞を傷つける。UVBはUVAより刺激が強く、皮膚に紅斑や水疱を引き起こす。さらに膠原線維や弾性線維を変性させる。これらによって、シミやしわが増加することになる。皮膚癌の発生にも関与する。UVCは細胞を破壊する作用が強く殺菌に応用されているが、自然界では幸いなことにオゾン層で散乱、吸収が起こり、地表には到達しない。今後オゾン層の破壊が進むと問題となり得る。

紫外線の量は季節や天候で変動するが、常に地表に到達している。最も紫外線の強い時期は夏至（6月22日頃）の頃で、弱くなるのは冬至（12月22日頃）の頃である。日内変動では午前10時〜午後2時頃がピークである。晴れた日に比較して、曇りの日が6割以上、雨の日でも約2割は地表に届くといわれている。特にUVAは雲を通り、ガラスを通ってしまうので、炎天下のみで日焼けするわけではないことを忘れてはならない。

2．皮膚と日焼け

長時間日光に当たっていれば、誰でも日焼けするが、皮膚のタイプによってその症状は若干異なる。主にUVBの作用で発赤・紅斑に続いて水疱形成に至り、疼痛を伴うようになる。これは熱傷（バーン）と同じ反応で、サンバーンといわれる。一般的に肌の色の白い人ほどサンバーンになりやすい。UVAは炎症を伴わずに皮膚を黒くする（サン

タン)ので有害ではないといわれていたが、真皮にまで達して老化を促進することがわかってきた。

　日焼けは有害であり、健康を維持するためには、1日20分程度日光を浴びるだけで十分であるから、積極的な日光浴は必要ないと考えられる。昔はビタミンDを合成するのに必要とされていたが、現在は食物から摂取できる。

　著しい日焼けは熱傷と同じである。また、紫外線は前述したとおり皮膚を老化させるので、紫外線の影響が少ない人に比較して、明らかにしわ・たるみやシミが多い。

　その他の皮膚の老化を促進する原因としては、風雨・寒冷、皮膚表面の汚れ、肌に合わない化粧品の常用、血行不良、栄養不良、ストレスなどが考えられる。外的要因は防ぐことができる。内的要因は食事、睡眠など規則正しい生活が重要といえる。無理なダイエットは皮膚の乾燥を招き、しわを増やし、老化を促進する結果となる。

＜しわのできる条件＞

1．表皮のケラチン産生能低下によって皮膚が薄くなる。
2．角質層の水分保持能低下によって皮膚表面が乾燥する。
3．真皮の膠原線維や弾性線維の変化で皮膚の弾力が低下する。
4．真皮の基質(ムコ多糖類)の水分量が低下する。

2　スキンケアの実際

　日焼けが著しい場合は熱傷の処置に準じて、冷たい水で絞ったタオルで湿布することが大変重要で、湿布の時間はほてりや痛みが治まってくるまでとし、その後は十分に保湿剤が配合されている薬剤や化粧品を使う。シミも増加するので美白効果のある薬剤や化粧品の使用を勧める。最近は皮膚の水分増加、コラーゲンの生成促進やメラニン抑制効果のある成分を含む化粧品が市販されている。

❶ 保湿維持のための成分

　①天然保湿因子：アミノ酸、ピロリドンカルボン酸、乳酸塩、尿素などで、角質を柔軟に保つ。
　②角質細胞間脂質：セラミド、コレステロールなどからなり、角質層の水分を溜める。
　③皮脂：汗と混ざり合ってクリームとなり、皮膚表面を覆う。皮脂分泌は30代を過ぎると低下する。特に女性は男性に比較して著しく低下する。

これらの成分が不足してくると、皮膚は乾燥してくるので、次に示すような保湿剤を使うことになる。ワセリン・親水軟膏、尿素製剤、ヘパリンナトリウム（ヒルドイド®）、そのほかにプラセンタエキス、コラーゲン、ヒアルロン酸、スクワラン、ホホバオイル、合成疑似セラミドなどが配合された医療用品や市販品がある。

❷ 美白効果のある成分

①チロシナーゼ活性阻害剤：ハイドロキノン、アルブチン、甘草エキスなど
②メラニン合成阻害剤：ビタミン C 誘導体（アスコルビン酸マグネシウムなど）
③角質剥離促進剤：プラセンタエキス、α-ヒドロキシ酸（乳酸に含まれる）、ビタミン A 誘導体（レチノール）

❸ 真皮構成物質に作用する成分

①コラーゲン生成促進剤：ビタミン C 誘導体、ビタミン A 誘導体（レチノール）
②線維芽細胞増殖促進：DMAE（ジメチルアミノエタノール）

　毎日の肌の手入れには、以上のような物質が含まれた外用剤を選択する。ケミカルピーリングでシミもしわも治るような宣伝が見受けられるが、誤りである。また、レチノールも然りであり、不適切な取り扱いをすると、色素沈着など症状を悪化させるので注意を要す（図4）。

（久保田潤一郎）

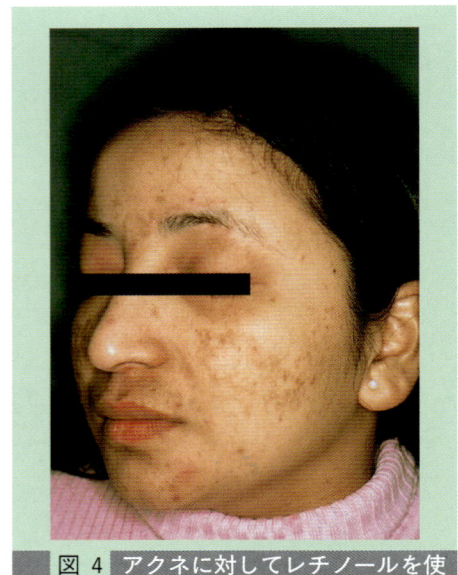

図4　アクネに対してレチノールを使用し、その後色素沈着した例

◆参考文献

1）安田利顕，漆畑　修：美容のヒフ科学．南山堂，東京，2000．
2）久保田潤一郎：実践皮膚レーザー療法；上手な使い方と治療法のコツ．永井書店，大阪，2001．

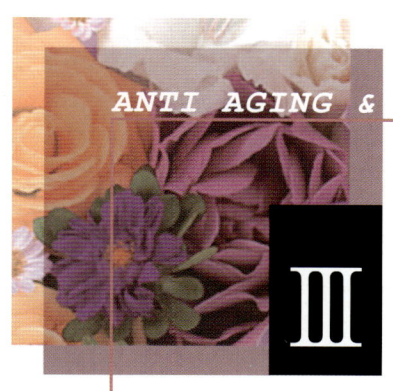

ANTI AGING & SKIN CARE

III Facial Rejuvenation

1 ケミカルピーリング

●●● はじめに

　ケミカルピーリングは、近年にきび治療をはじめ、アンチエイジング治療にまで広範囲に、美容治療法の1つとして用いられている。しかし、使用する薬剤により深達度も異なるため、治療目的、スキンタイプにより有効で安全なピーリング法を選択し施行することが重要となる。

1 分類

　薬剤の深達度分類は、**表1**の如く日本皮膚科学会ケミカルピーリングガイドライン2001にて示された。現在施行されているものは、安全性の高いレベルⅠ、Ⅱが多く、症例を選択したうえで、レベルⅢまで施行されている。**表2**に剥離深度と使用薬剤例を示す。同じ薬剤でも濃度により剥離深度が異なるため、疾患に対する剥離深度を目安に

表1　ケミカルピーリングの深達度による分類

レベル	剥離深度による分類名称	組織学的剥離の深さ
レベルⅠ	最浅層ピーリング	角層
レベルⅡ	浅層ピーリング	表皮顆粒層から基底層の間
レベルⅢ	中間(深)層ピーリング	表皮と真皮乳頭層の一部から全部
レベルⅣ	深層ピーリング	表皮と真皮乳頭層および網状層に及ぶ深さ

(日本皮膚科学会ケミカルピーリングガイドライン2001より抜粋)

表 2	剝離深度と使用薬剤例
レベルⅠ、Ⅱ	20〜30%グリコール酸 20〜30%サリチル酸 ジェスナー液 10〜20%TCA
レベルⅠ、Ⅱ、Ⅲ	50〜70%グリコール酸 35〜50%TCA
レベルⅢ、Ⅳ	ベーカーゴードン液 フェノール(濃度88%以上)

(日本皮膚科学会ケミカルピーリングガイドライン2004)

表 3　ケミカルピーリングの適応禁忌
- 適度の日光浴愛好者
- 妊娠/授乳中の患者
- ケロイドの既往
- 口唇単純ヘルペスの既往
- 自己免疫疾患の既往
- フェイシャルワックスまたは脱毛器具の使用者
- 最近における顔面手術の既往
- 光感受性を亢進させる経口薬の使用者

施行することが重要である。また、施行するにあたり、ケミカルピーリングの適応禁忌(**表3**)についても、具体的に理解しておくことが必要となる。本稿では、特に適応の多いグリコール酸、サリチル酸、TCAピーリングについて記述していく。

2　グリコール酸ピーリング

1．グリコール酸とは

グリコール酸は、α-ヒドロキシ酸(α-hydroxy acids：AHA)の1つでありサトウキビなどに含まれ、最も分子量の小さいものである(**表4**)。また、低濃度では化粧品などにも利用されている。一方、医療で用いる場合は、濃度20%以上の高濃度のことが多く、角質の代謝の促進、真皮細胞の活性化を目的として使用されている。

表 4	AHAの種類と起源
AHA	起源
glycolic acid	sugar cane
lactic acid	milk
tartaric acid	grapes
citric acid	lemons/oranges
malic acid	apples

2．方法

当院における施行例を示す。
①洗顔後、皮脂成分を除去するためにエタノール、アセトンなどで十分脱脂する。
②当院では、濃度20〜50%グリコール酸(Bioceutical社製・**図1**)を使用し、綿棒にて塗布をしていく。初回は、濃度を低めから開始し、適時濃度を上げていくことが安

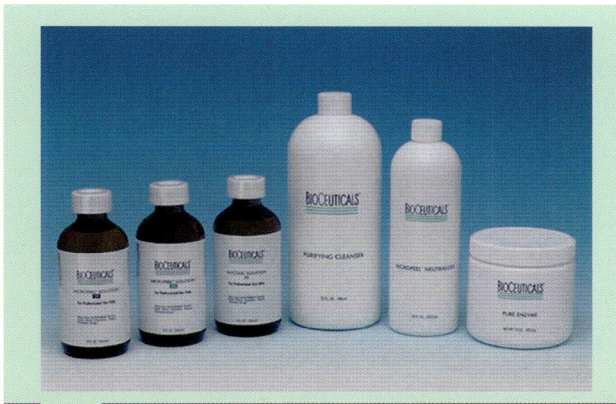

図 1 グリコール酸ピーリング一式
左より、グリコール酸 20、30、50％、sodium bicarbonate、ピュアエンザイム。

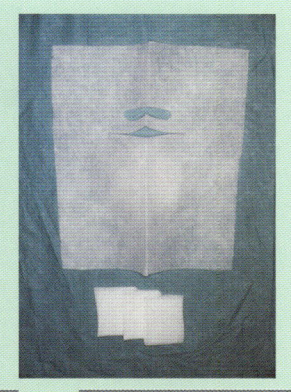

図 2 専用フェイスマスク
キノクロス製。

全である。グリコール酸ピーリングの深達度の決定因子は、主に濃度、pH、接触時間であり、それ以外に患者の皮膚の状態、使用薬剤の基材なども関与してくる。これらを念頭におき、使用薬剤の濃度、pHを認識のうえピーリングを施行していくことが重要である。

③中和の目安は、皮膚の色の変化（発赤）の時点であり、sodium bicarbonate（炭酸水素ナトリウム）にて中和を行う。当方法では、2分程度を目安としている。

④クーリング専用マスク（図2）にて10分程度冷却し、洗顔後、化粧水、UVクリームを塗布し終了させる。

脂性肌の患者では、グリコール酸塗布前に、前処置としてパパイヤ酵素由来の蛋白分解酵素によるマッサージ（ピュアエンザイム・図1）を施行し物理的な剥離（exfoliation）を施行する。この前処置をすることにより、むやみに濃度を上げることなく安全に有効性を得ることができる。

● **One point Advice 1** ● ● ●

中和時、sodium bicarbonate 使用により、中和熱が発生し、疼痛や発赤を増強することがある。場合により、濃度30％程度までなら水による拭き取りを十分施行後、クーリングに移行することも可能である。

3．施行後のケア

❶ 術後経過

　発赤や熱感は、2～3時間から長くて1日程度継続するため、低刺激の化粧水、保湿剤を使用して鎮静させる。また、2～3日間乾燥することもあり、当日～1週間が過敏な時期となり、以下のことに注意が必要である。

- 機能性化粧品（ハイドロキノン、レチノイン酸、レチノール、AHA含有化粧品、ビタミンC）、パック、スクラブ剤の使用は、5～7日間中止させる。個人差もあるので、適時医師が指導することが望ましい。
- UVクリームは、当日から使用を勧める。
- プール、温泉、ドライサウナ、パーマ、顔の剃毛も5～7日間は避ける。
- 初回のピーリング時に、mildステロイド剤を処方し、治療継続中の発赤時に対処できるようにしておく。

❷ ホームケア

　アンチエイジング治療においては、ピーリング＋ホームケアの相乗効果が重要となる。ホームケアとして、1週間後より、レチノイン酸、レチノール、ビタミンC、ハイドロキノン、アセチルヘキサペプチド3などを使用し、しわ、シミの改善を図る。また、老人性色素斑などには、レーザー治療などを施行しピーリング治療と組み合わせる。

❸ 治療プログラム

　2～4週間間隔で6～10回の医院内の治療を行い、適時必要なホームケアを行っていく。

3　サリチル酸ピーリング

1．サリチル酸とは

サリチル酸の角質溶解作用により表皮を剥離できるため、ピーリング剤として使用さ

れている。エタノール溶液とマクロゴール溶液があり、剥離レベルが異なるため使用目的により選択が必要である。若返り目的では、エタノール溶液の方が、剥離深度が深く、グリコール酸ピーリングの次のステップとして施行可能である。

2．方法

①皮膚を洗浄し皮脂成分を取り除く。

②外眼角部、鼻翼部など皮膚の弱い部分にワセリンを塗布し保護する。また、眼部をプロテクトにて覆っておく。

③20〜30％のサリチル酸エタノール溶液を綿棒にて塗布。1分後ぐらいより白いサリチル酸の膜（図3）を形成し、2〜3分後に疼痛が消失してくるため、その時点で温水ガーゼにて膜を取り除く。

④グリコール酸ピーリング同様に、10〜20分冷水湿布し、洗顔後終了となる。

表5	サリチル酸ピーリングの深達度決定因子
・基材の種類（エタノール溶液など） ・濃度 ・塗布するコート数 ・患者の皮膚の状態	

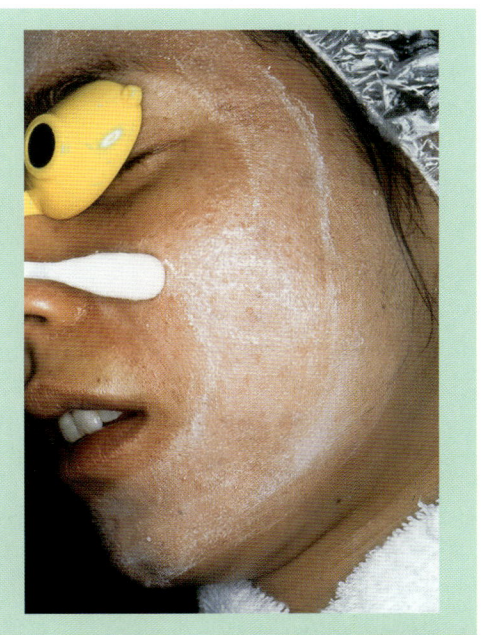

図3　サリチル酸ピーリング（サリチル酸塗布時）

● **One point Advice 2** ●●●

サリチル酸エタノール溶液の深達度決定因子は、**表**5に示すように、濃度と塗布するコート数が大きく関与している。初回は20％を使用し、塗布するコート数にて強さをコントロールし、術後4〜5日目の患者の状態により次回の濃度、コート数を決定していく。

3．施行後のケア

❶ 術後経過

　当日〜2日目にかけ、皮膚のつっぱり感、こわばり感が出現する。4〜5日目に、皮膚が茶褐色に痂皮化し（図4）、7日目までにすべて剥離が終了する。1週間は化粧が不可能であり、ハイドロキノンやレチノイン酸も使用できない。剥離が終了するまでは、低刺激の化粧水、保湿剤のみの使用となる。スキンタイプにより一過性の色素沈着が起きるが、1ヵ月程度で消失する。

❷ ホームケア

　施行2週目より、レチノイン酸、レチノール、ビタミンC、ハイドロキノン、アセチルヘキサペプチド3などを使用し、しわ、シミの改善を図る。また、一過性の色素沈着出現時には、速やかにハイドロキノン、レチノイン酸を使用する。

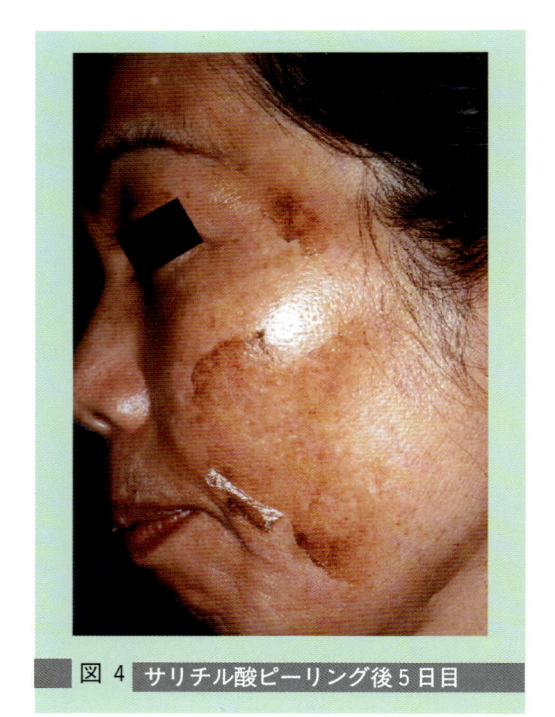

図4　サリチル酸ピーリング後5日目

❸ 治療プログラム

2〜3ヵ月間隔で3〜5回の医院内の治療を行い、適時必要なホームケアを行っていく。

III Facial Rejuvenation

<症例1>
　48歳、女性。顔面の色素斑、小じわの治療目的にサリチル酸ピーリングを1回施行。図5でも明らかに、色素斑、小じわの改善が認められている。

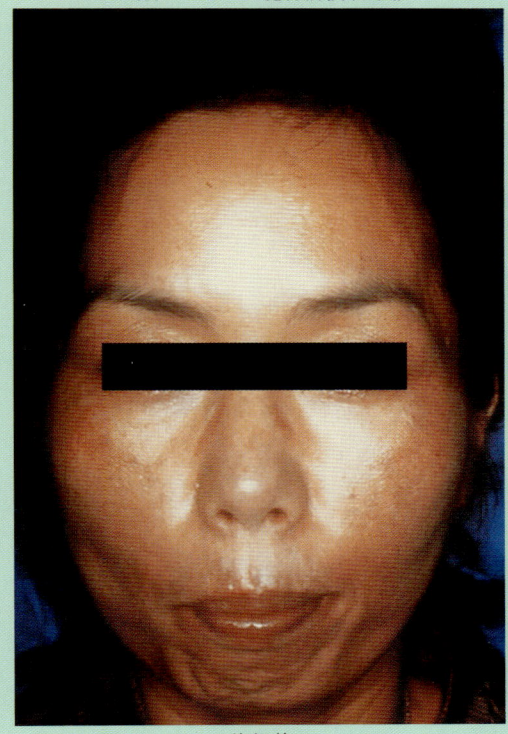

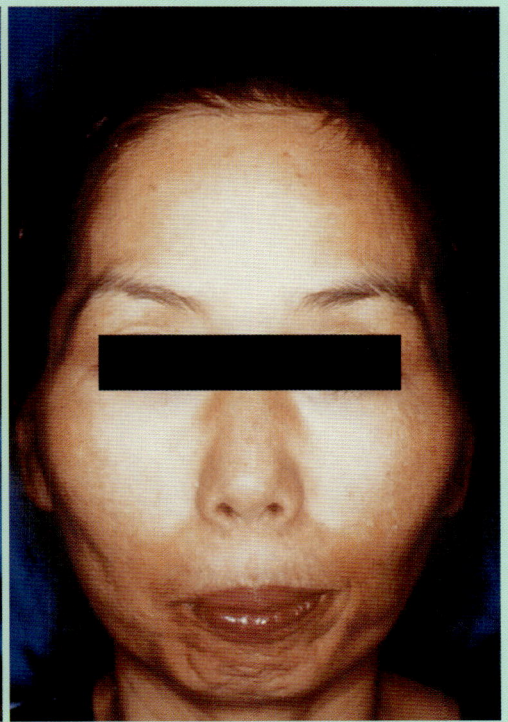

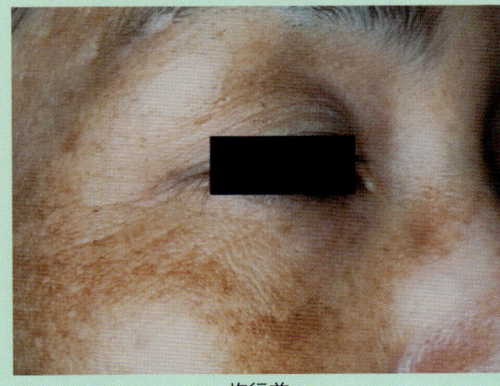

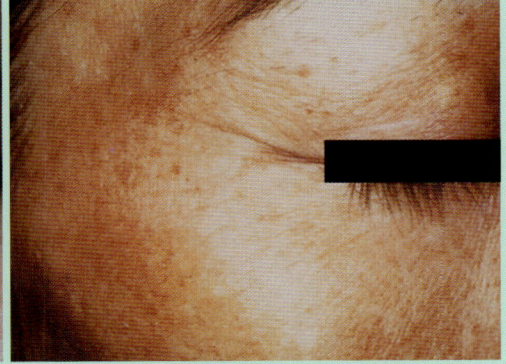

A：サリチル酸ピーリング施行前後（正面）

施行前　　　　　　　　　　施行後

B：サリチル酸ピーリング施行前後（下眼瞼のしわ）

施行前　　　　　　　　　　施行後

図5　48歳、女性。顔面の色素斑・小じわ

4　TCAピーリング

　TCA（トリクロル酢酸）は、腐食作用、蛋白変性作用をもち、国内では劇物に指定されているものである。欧米では、レベルIIIの治療目的に濃度30％以上のものが多く使用されていたが、近年では、濃度を低くし他剤との合剤とした、低濃度のTCAが使用されていることが多い。国内でも高濃度のものはスポット的に使用し、低濃度TCAが主に使用されている。

1．患者の選択

　Fitzpatric分類のスキンタイプI～IIIまでが、安全に施行できると思われる。また、ダウンタイムが2週間あり、施行後の色素沈着期間も長いため、性格的に神経質で自己責任の認識ができないタイプは適応外と考えている。

2．当院の施術法

　①施術2週間前より、ハイドロキノン、レチノイン酸を使用。
　②当日は、1～2時間前より、局所麻酔剤を塗布しておく。
　③当院では、Biomedic社製のpigment peel plusを使用。30％のTCAに20％のサリチル酸を混ぜ15％TCAとしたものである。
　④皮膚を脱脂後、綿棒にて薬剤を1回塗布する。1～2分後から白い膜ができ、発赤が認められる（図6）。冷水湿布にて20分クーリングし終了となる。

3．術後経過

　施術2～4日目に茶褐色の痂皮や浸出液が認められ、10～14日で剥離する。剥離後、アフターケアとして、ハイドロキノン、レチノイン酸、ビタミンCの外用剤を2ヵ月間使用する。

Ⅲ Facial Rejuvenation

<症例2>

　54歳、女性。しわ、シミの治療目的に施行。施術中の写真では、サリチル酸の膜が形成され(図6-A、B)、2日目には、茶褐色の痂皮が認められた(図6-C、D)。

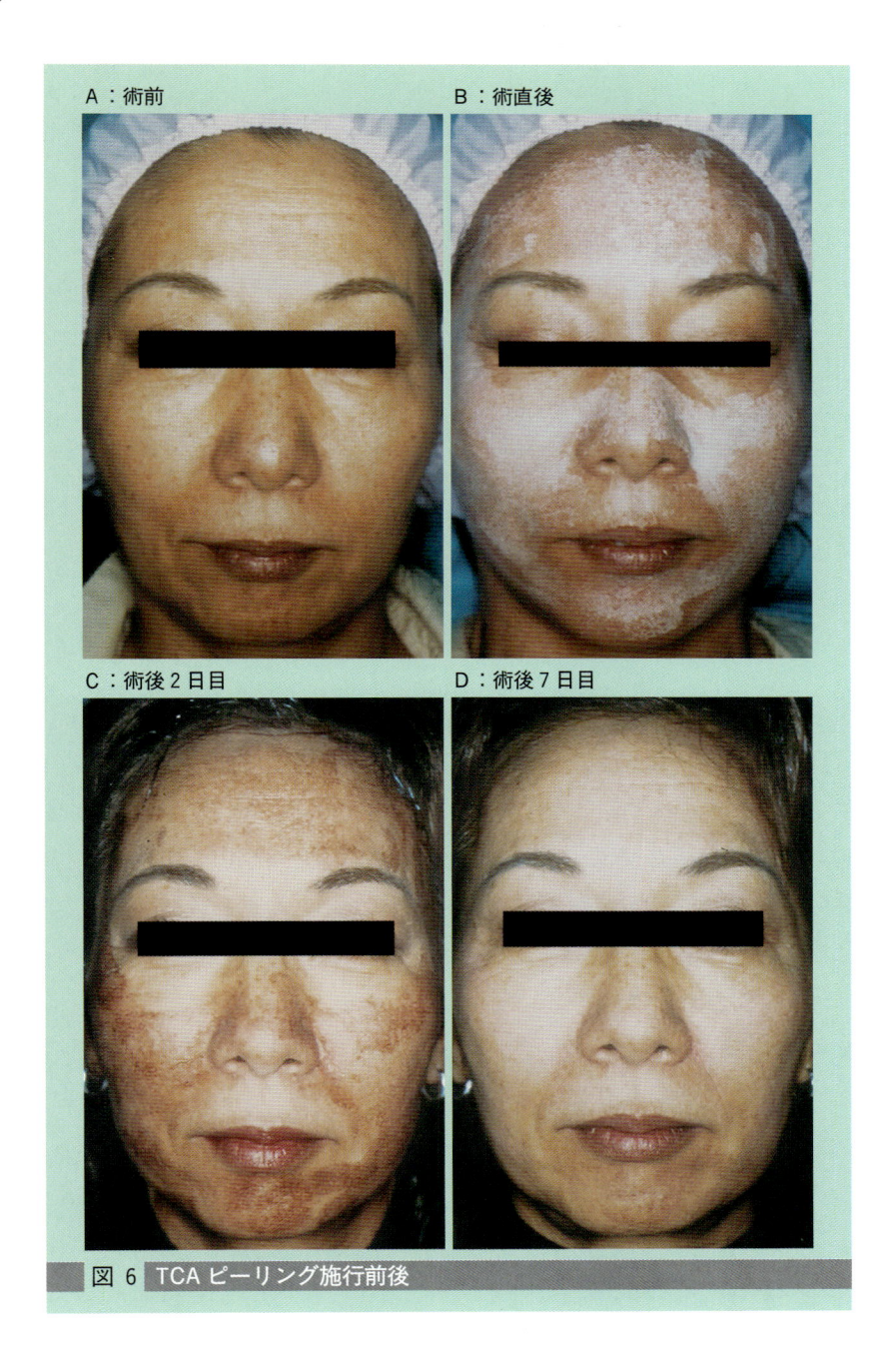

A：術前　　　　　　　　　B：術直後
C：術後2日目　　　　　　D：術後7日目

図6　TCAピーリング施行前後

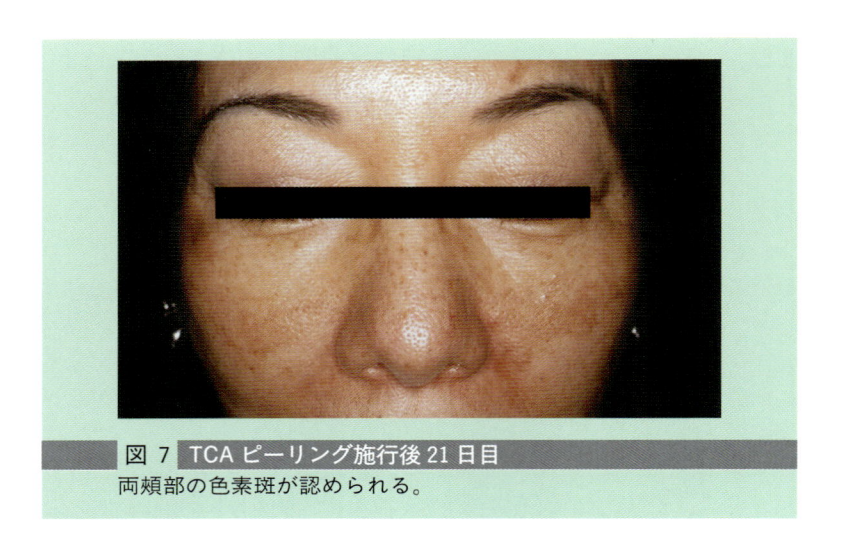

図7 TCAピーリング施行後21日目
両頬部の色素斑が認められる。

10日目で剝離は終了するも、21日目には、鼻唇溝部、下眼瞼に色素沈着が出現し(図7)、レチノイン酸、ハイドロキノン、ビタミンCの外用剤の3ヵ月使用で改善した。

●●● おわりに

　国内では、ダウンタイムのないグリコール酸ピーリングを施行される比率が高いが、若返り目的では、ピーリング単独での効果には限界があり、ビタミンA・C、アセチルヘキサペプチド3などの外用剤併用が不可欠である。一方、サリチル酸はダウンタイムがあるため、深達度が深く、しわなどにも有効性が高い。また、TCAに比較し色素沈着の頻度も低く、短期間で消失するため、黄色人種では使用しやすい薬剤である。TCAは、施行前後の制約期間も長く適応可能な患者も限られてしまうのが現状である。ピーリング治療において、各ピーリング法の利点、欠点を理解し黄色人種の特性を踏まえて、各個人に適応したピーリング法を選択していくことが重要である。
　近年、当院では、グリコール酸やサリチル酸ピーリングとマイクロダームアブレージョンの組み合わせ治療を行い、良好な結果が得られている。
　ケミカルピーリングは、アンチエイジング治療の1つとして有用な治療法であるが、ほかの外用剤・レーザーなどと併用することでより一層効果を上げられ、有効であり、今後の治療の展開が期待される。

（戸佐眞弓）

2 マイクロダームアブレージョン

●●●はじめに

　マイクロダームアブレージョンは、1985年イタリアにおいて、化学物質ではなく酸化アルミナ（Al_2O_3）を用い機械的に皮膚を剥離する方法として開発されたものである。1997年より米国で紹介され現在20社以上のメーカーで販売されている。国内においても各種器械が普及しているが、現在、主に使用されているものは、酸化アルミナ、塩（NaCl）などを使用した器械である。

1 器械の原理と特徴

　現在、酸化アルミナ、塩を用いたものや、物質を介さず直接的に皮膚を剥離する器械などがある。酸化アルミナ、塩を用いたものは、直接的に剥離するものより、安定した一定の圧力により均一な剥離が得られる。器械の原理としては、150ミクロンの酸化アルミナや塩を、高圧で皮膚表面に吹きつけ、皮膚を剥離していくものである。器械の種類により多少機能が異なり、吹きつけた酸化アルミナを剥離された皮膚と一緒に吸引するタイプと、塩を陽圧のみで吹きつけるものとがある。通常1パスの治療により約15ミクロンの皮膚が剥離されるといわれているが、パワーの調節により剥離深度の強弱が可能である。このパスを複数回施行することで、治療目的に応じた剥離のコントロールが可能である。また、塩の粒子の方が酸化アルミナより小さいため、より一層キメの細かい剥離が可能である。一方、欠点として、酸化アルミナでは、眼内への混入による炎症や吸入による肺線維症、アルツハイマー病への関与が挙げられており、後者においては、dose dependentであることより医療従事者側の問題として認識しておく必要がある。また、剥離した皮膚の中に酸化アルミナの粒子が残存し線維化する可能性も示唆されている。これらのことより、米国では、オーガニックや塩を用いた器械が利用されるようになってきた。

　一方、塩の問題点は、刺激性であり、酸化アルミナと同様と認識している。剥離効果としては、一定の圧力で小さな粒子を用いたものが特に優れており、瘢痕などの治療を行ううえでは、ある程度の強力なパワーが必要となるため、パワーにバリエーションの

ある器械の方が、治療上有用性が高い。

　実際の皮膚への作用としては、角質の代謝の改善や凹凸の改善が挙げられるが、文献的には、施行後7日目に水分喪失の減少、角質水分量の増加が有意に認められたという報告もある[1]。また、病理学的には、角質の均一化、メラニン生成の減少、また一部エラスチンの増加などの報告がある[2]。これらの点より、光老化、にきび瘢痕などが治療の適応とされている[3]。

2 当院における治療プログラム

　当院で施行している塩を用いたマイクロダームアブレージョン治療（salt-A-peel）について具体的に方法を示す。Dr McDanielの提案するanti-aging researchによるマイクロダームアブレージョン（ソルトピーリング）と超音波療法（sonophoresis）を組み合わせた治療法を施行している。

1．超音波療法（sonophoresis）とは

　既知の温熱作用、振動作用による、血流、リンパの流れの改善のほかに、以下のようなdrug delivery systemへの応用が期待され、sonophoresisとして用いられている。また、脂溶性の物質も皮膚への導入が可能となる。
・薬物の組織内移動を促進
・生体自体の膜透過性を変化させる
・超音波による薬物の励起

2．手技

①事前に、コンタクトレンズは外しておく。
②洗顔後に、Integre-Med社製Derm Master™ II（図1）を用い36～44PSIの高圧で塩を皮膚に吹きつける。通常、2～3コート重ねて施行する。利き手でハンドピースを持ち、もう一方の手で、施行部位の皮膚に緊張をかけるために周囲の皮膚の伸展を行う。皮膚のリンクルラインの走行に沿ってハンドピースを滑らせていく（図2）。にきび瘢痕などでは、適時52～56PSIで行う。図3に示すように、パウダー状の塩を皮膚表面に吹きつけ、その後、濡れガーゼにて、皮膚の上の塩を拭き取る。

III Facial Rejuvenation

図1 Derm Master™ II

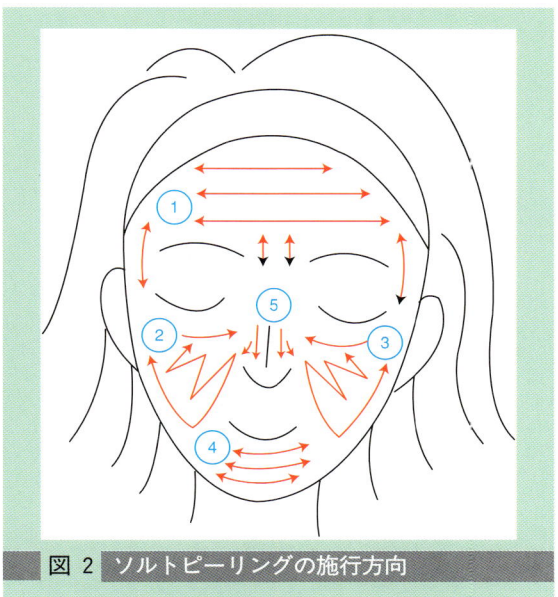

図2 ソルトピーリングの施行方向

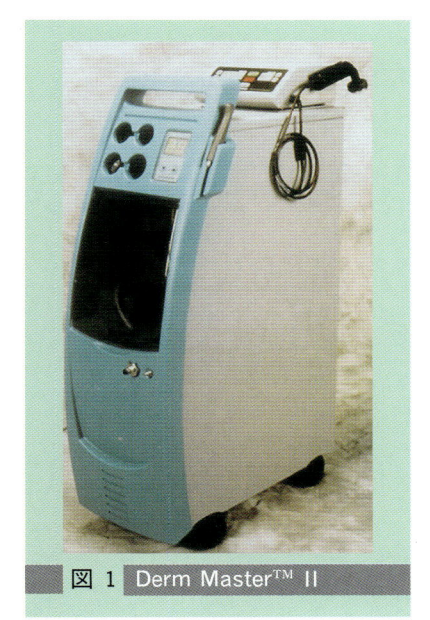

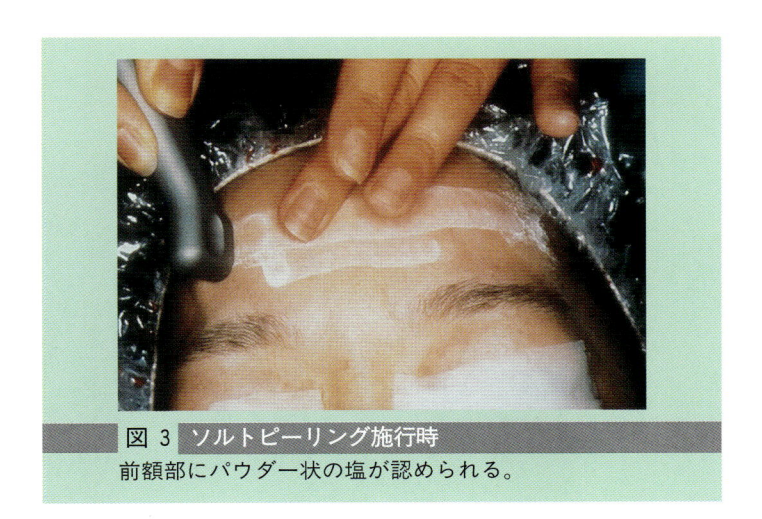

図3 ソルトピーリング施行時
前額部にパウダー状の塩が認められる。

　この器械では、圧力を70 PSIまで上げることが可能であり、適時疾患によりパワーの調整を行っていく。

● **One point Advice** ● ● ●
　同じパワーでも、ハンドピースを動かすスピードによりかかる圧力が異なるため、一定のスピードで動かさなければ結果にムラが生じるので注意が必要である。

次に、ビタミンA、C、E、K成分、AHA（グリコール酸）含有の専用クリーム（図4）を顔面に塗布し、3MHz、1.5w/cm²の超音波器械（図5）を用い3～5分間、マッサージを施行する（図6）。
　これにより、ミクロマッサージ、温熱効果を得ることができるが、超音波ハンドピー

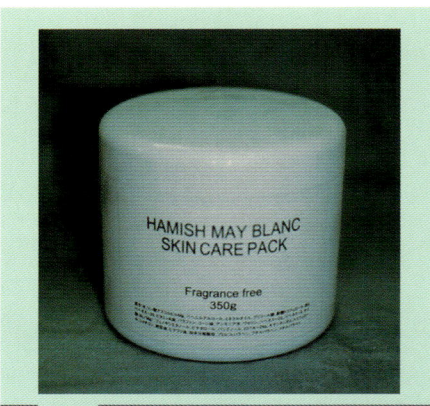

図4　超音波療法専用クリーム
（Hamish May Blanc Skin Care Pack）

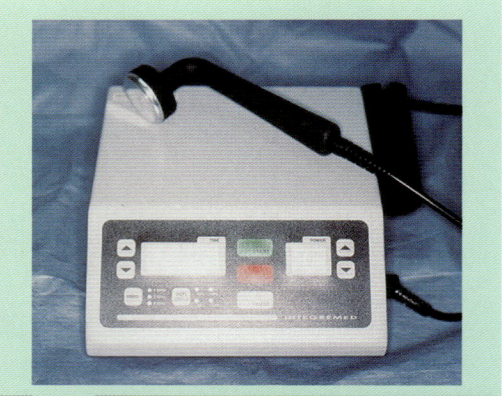

図5　超音波器械

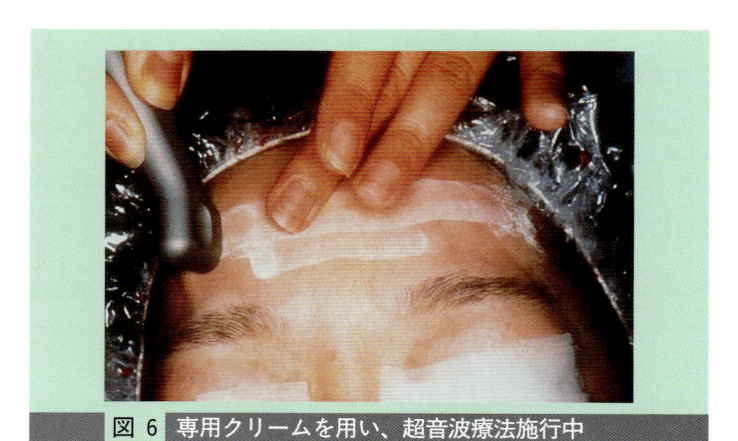

図6　専用クリームを用い、超音波療法施行中

● **Attention 1** ● ● ●
　パワーの目安として、皮膚の変化が発赤レベルであれば、術後経過としてダウンタイムは必要ないが、施行後、滲出液や赤紫状の変化、出血がみられた場合は、痂皮形成などで1週間程度のダウンタイムが必要となる。

スを常に動かしていなければ皮膚との接触面の温度が上昇し、サーモスタットが作動して停止するので注意が必要である。

● Attention 2 ● ● ●

　この際、超音波器械のfrequency（頻度数）は適時20%～continueの状態まで調節が可能であるが、患者が熱さや痛みがないか確認し、段階的に上げていくことが必要である。

3．適応症例

①小じわ、しわ、老人性色素斑
②紫外線ダメージを受けた皮膚
③瘢痕、くすみ、にきび、皮膚線条

4．治療間隔

　2～3週間間隔で6～7回施行し、その後メンテナンス目的に、2ヵ月に1回程度施行する。疾患により10回以上の治療が必要となってくる。また、1週間に1回のペースで超音波療法のみをソルトピーリングの治療の合間に施行することも可能である。また、ホームケアとして、専用クリームで週2回程度パックを行うことを勧めている。

5．利点

・パワーの強弱によりダウンタイムがない治療が可能である。
・光老化症例や瘢痕などでは、グリコール酸ピーリングに比較し患者側の認識する1回あたりの有効性が高い。
・医者、患者双方の経済的負担が少ない。

3 症例

1．酸化アルミナを用いた器械の症例

<症例1>

33歳、女性。年齢に伴い毛孔の開大が気になり3回の治療を施行。施行時を図7に示す。前額部の酸化アルミナは吸引されるため、皮膚に残存する量は少ないが、塩に比較し粒子の大きいことが確認できる。

施行前後の鼻尖部をマイクロスコープで確認すると、図8に示すように表面がスムーズになり、毛孔の角栓の減少が認められた。

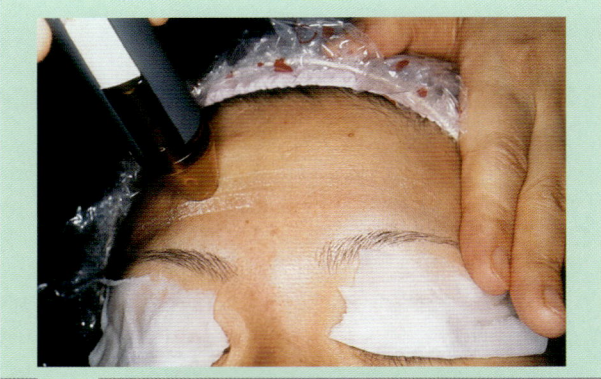

図7　酸化アルミナを用いて施行した症例

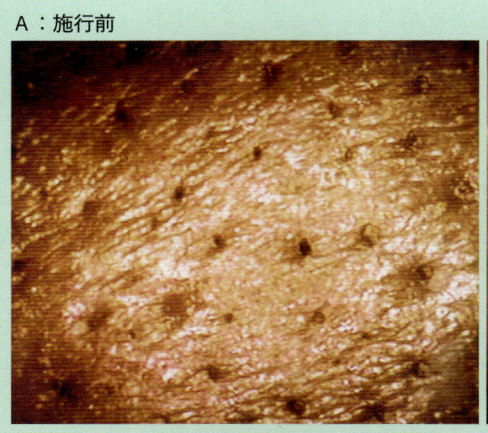

A：施行前　　　B：施行後

図8　鼻尖部の毛孔

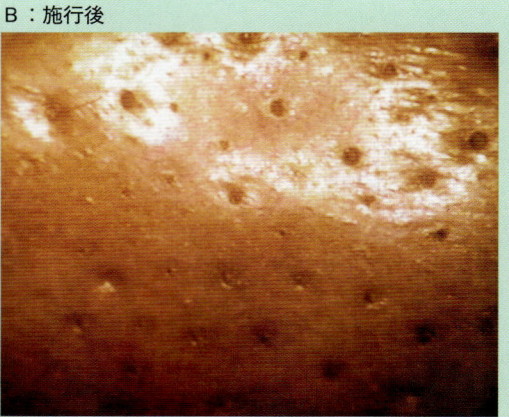

III Facial Rejuvenation

2．ソルトピーリングの症例

＜症例2＞
　35歳、女性。右頬部、こめかみ部分の痤瘡後瘢痕が気になり当院を受診し、ソルトピーリング(36 PSI)3コート＋超音波療法を3週間間隔で6回施行。**図9**が頬部の施行前後の写真である。陥凹が浅くなり表面が滑らかになっていることが認められる。また、色素沈着などの副作用は認められていない。

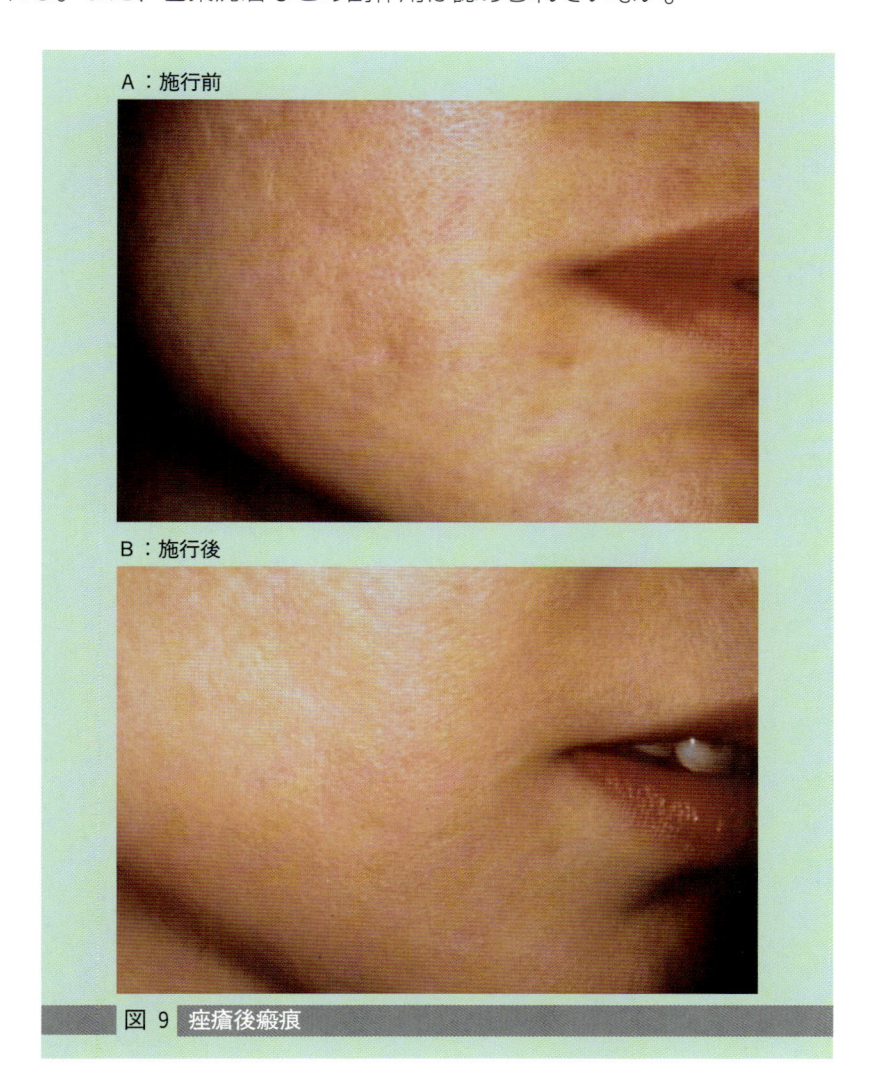

A：施行前

B：施行後

図9　痤瘡後瘢痕

＜症例3＞
　39歳、女性。主訴は上下眼瞼のしわおよび下眼瞼、頬部の色素斑。

　2週間間隔で6回のソルトピーリング(32 PSI)2コート＋超音波療法施行。また、ホームケアにて専用クリーム(ビタミンA、C、E、K、AHA)を使用。図10の施行前後の写真でも、しわの改善、色素斑の軽減が認められた。顔面全体のスキントーンの改善も認められ患者の満足度も高いものであった。図11は小じわの測定をレプリカを用いて行い、施行前後を比較したものである。同様に改善がみられている。

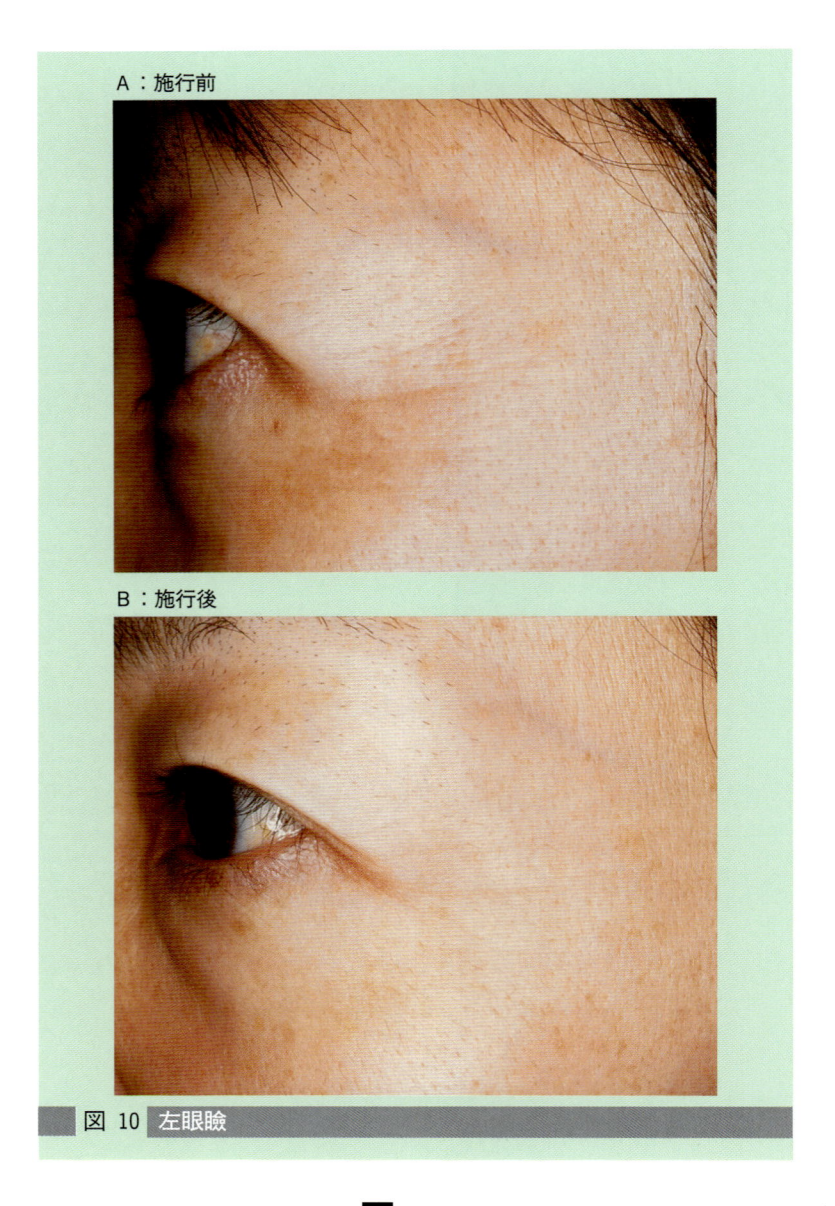

図 10　左眼瞼

図 11　眼瞼部のレプリカ像

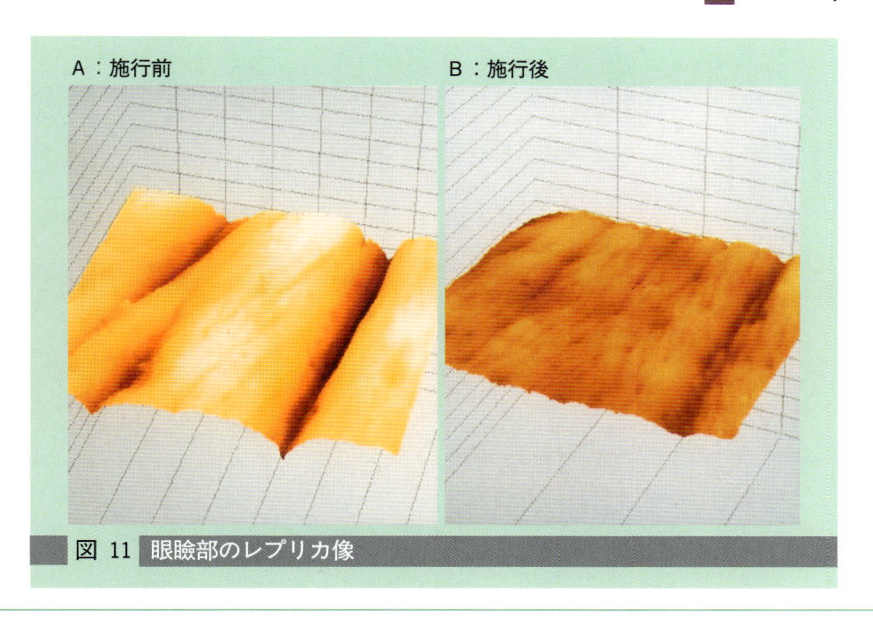

＜症例 4＞
　28 歳、女性。主訴は鼻部の毛孔の開大、くすみ。
　鼻部の毛孔の開大に対し、2 回のソルトピーリング (36 PSI) 2 コート＋超音波療法施行。肉眼的にも改善は確認できたが、定量的評価を施行した。図 12 は、インフォワード社製ロボスキンアナライザーにて撮影したものである。くすみが取れ、色が白くなっているのが確認できる。図 13 において施行前後の毛孔の数を抽出し、定量的測定をしたところ、明らかに抽出数が減少し、改善が認められた。

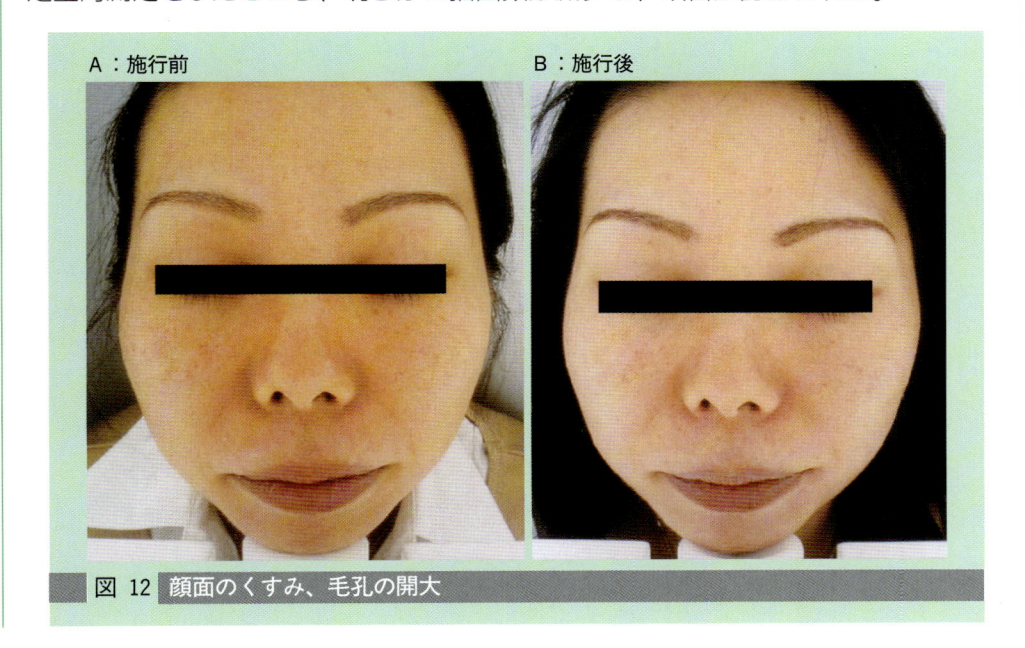

図 12　顔面のくすみ、毛孔の開大

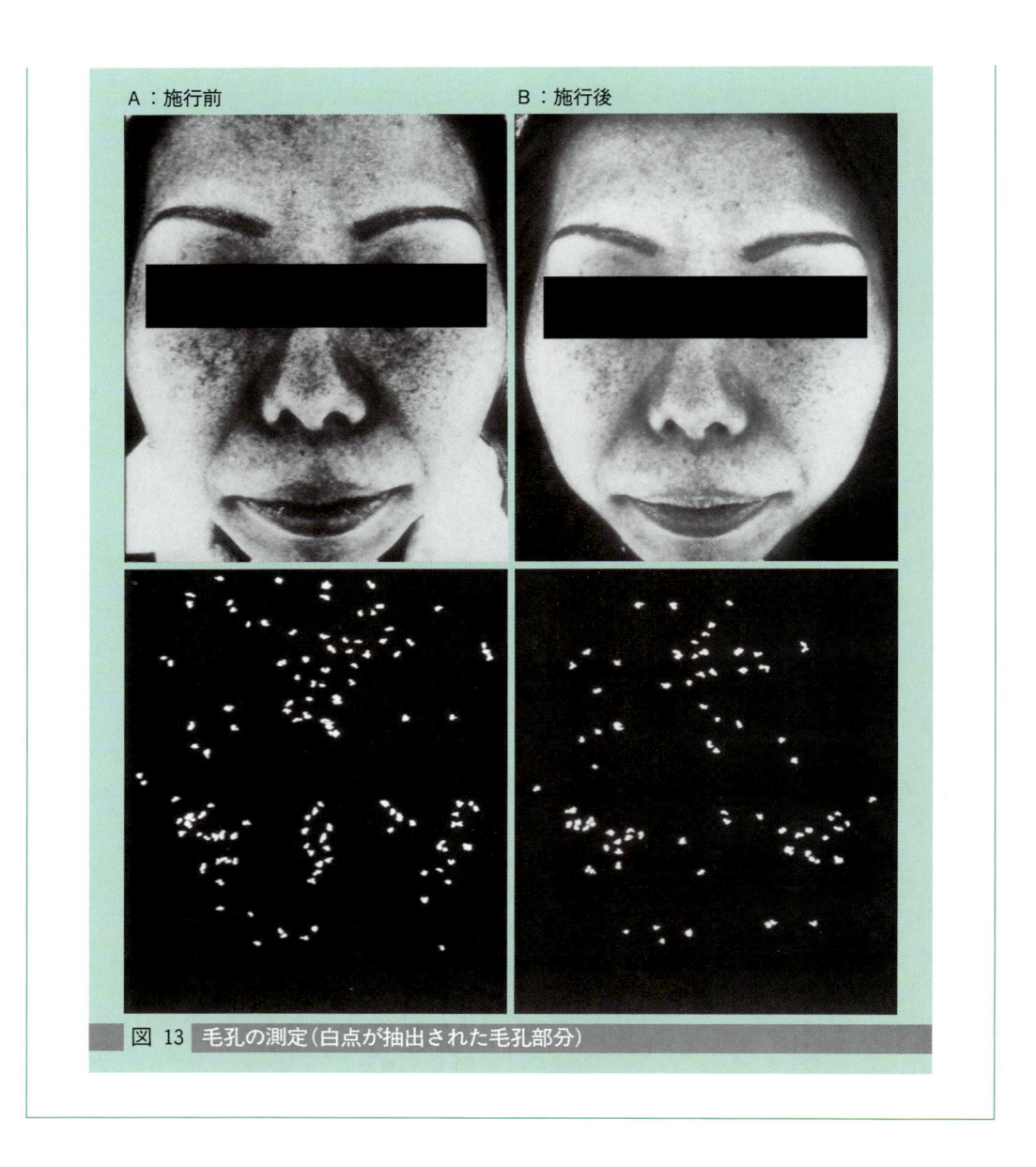

図 13　毛孔の測定（白点が抽出された毛孔部分）

3．マイクロダームアブレージョンを積極的に選択する症例

1．グリコール酸ピーリングの次のステップとして考える場合。
2．グリコール酸ピーリング施行後の発赤、ヒリヒリ感を好まない症例。
3．超音波効果によるリフティングや皮膚の張りなどを目的とする場合。

4 合併症

①色素沈着：パワーを強力にすれば、術後の色素沈着は生じるが、施行時にコントロールすれば回避可能である。生じた場合は、ハイドロキノン、レチノイン酸の使用が必要となる。

②瘢痕：色素沈着同様に、施行時にコントロールすれば、回避できるものである。生じた場合は、シリコンシート、ステロイド含有テープ、圧迫療法などで数ヵ月必要である。

5 インフォームド・コンセント

1．施行時に軽度疼痛があることを確認する。
2．効果発現には、複数回（2～3週間間隔）の治療が必要である。特にダウンタイムがない弱いパワーで施行する場合の瘢痕などの治療では、10～20回程度必要となる。
3．施行後のUV対策は、必要不可欠である。
4．パワーを強くすれば、色素沈着、瘢痕形成の可能性がある。

以上のことを患者に認識してもらい、自費診療のエンドポイントの判断を患者自身の責任の下に行っていくことを説明し、治療を進めていく。

●●● おわりに

マイクロダームアブレージョンは、欧米に比較し国内ではまだ認知されていない部分が多いが、ダウンタイムが少なく有効性の高いアンチエイジング治療の1つとして期待されるものである。

（戸佐眞弓）

◆ 文　献

1) Poonam R：Skin barrier changes induced by aluminum oxide and sodium chloride microdermabrasion. Dermatol Surg 28：390-393, 2002.
2) Freedman BM：The epidermal and dermal changes associated with microdermabrasion. Dermatol Surg 27：1031-1034, 2001.
3) Mei-Heng Tan：The evaluation of aluminum oxide crystal microdermabrasion for photodamage. Dermatol Surg 27：934-949, 2001.

3　ビタミン導入法

1　イオン導入とは

　イオン導入とは、イオン化した物質を皮膚に塗布し弱電流を作用させることで無痛的に経皮吸収を高めることのできる方法である。例えば水溶性でマイナスイオンとなった物質を塗布した場合、皮膚表面からマイナスの電荷を作用させると反発によって吸収が高まり深部へ押し入っていく。そして対極のプラス極に向かって引き寄せられる。このことを利用し、通常単純塗布では吸収されにくい物質の吸収を高め、また、深部へ作用させることにより治療または美容目的を高めようとするものである(図1)。

　イオン導入は美容医療に取り入れられる前から医療の現場には利用されてきた。帯状疱疹後の神経痛に対してステロイドや麻酔薬の導入[1]や多汗症には水道水や塩化アルミニウム液をイオン導入する[2]ことの有効性も報告されている。

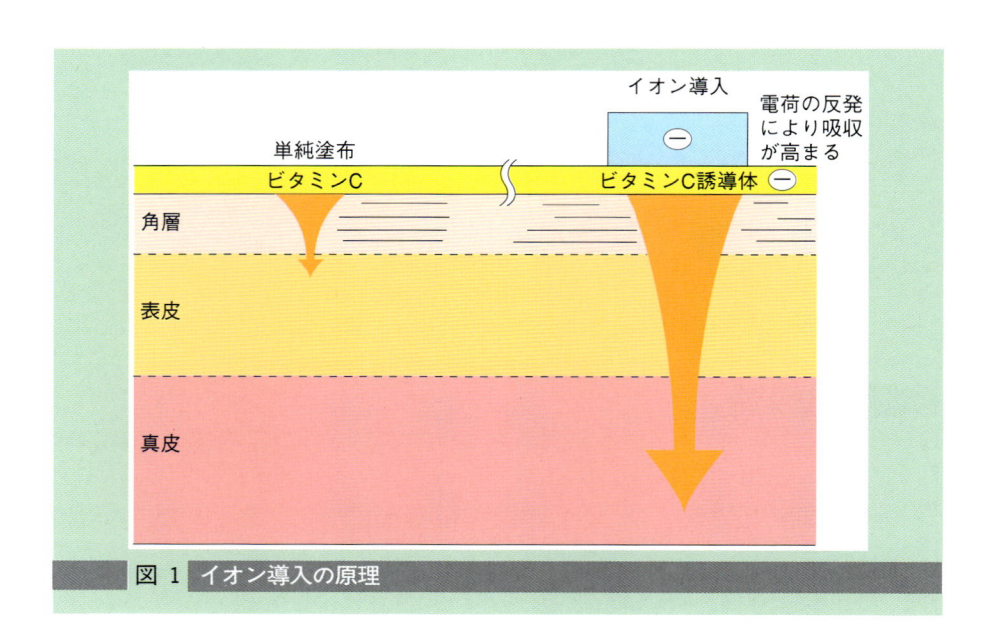

図1　イオン導入の原理

美容医療の分野で導入される物質は、水溶性でイオン化するアスコルビン酸リン酸ナトリウムまたはマグネシウムが最も代表的な物質である。そのほか低分子量のアミノ酸や有機酸、電気的な特性には不明な点もあるがプラセンタエキスなども用いられる。導入しにくいかまたは不可能なものとしては、高分子量のコラーゲンなどの蛋白質、ヒアルロン酸など多糖類、電気を通さないオイルなどである。

2 ビタミンCの働きとイオン導入

ビタミンC（アスコルビン酸）はそのままでは吸収しにくい物質である。それに比べてアスコルビン酸の誘導体であるアスコルビン酸リン酸ナトリウムまたはマグネシウムは経皮吸収に優れ、皮膚に吸収された後アスコルビン酸に変換されて働く（図2）。アスコルビン酸2リン酸は水溶液中ではマイナスイオンであるから、それらの溶液を皮膚に塗布し、上からマイナス極性にてイオン導入をすれば、外用として単に塗布した場合に比べ吸収率は格段に高まる（図3）。

ビタミンCの主な働きとして、
①皮脂腺分泌抑制──→痤瘡の改善
②活性酸素除去──→紫外線から肌を守る
③メラニン色素生成抑制（酸化型メラニン色素還元とチロジナーゼ活性阻止）──→美白
④コラーゲン合成促進──→しわ、毛孔の改善
⑤組織修復（テロメア短縮による細胞老化を食い止める）──→抗老化
などが挙げられる。

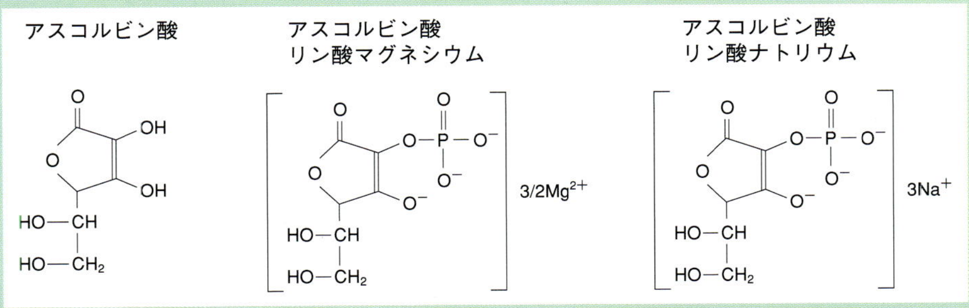

図2 ビタミンCおよびその誘導体

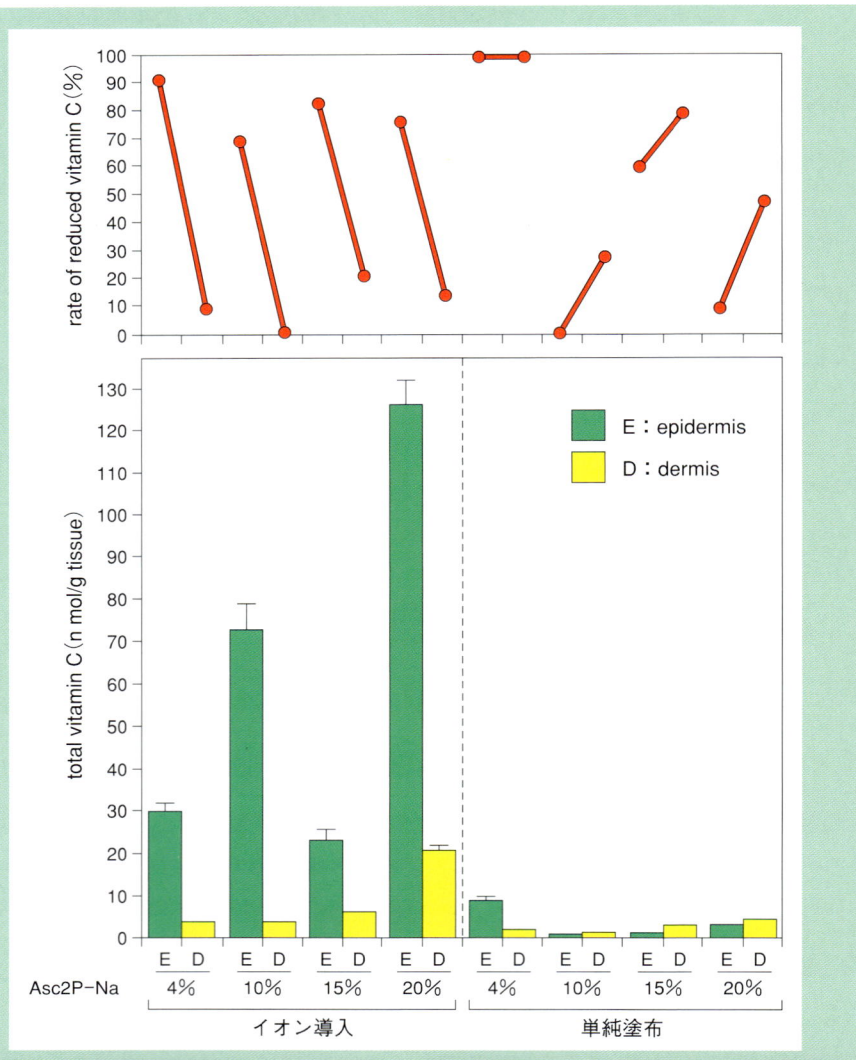

図 3 　イオン導入と単純塗布におけるビタミンC誘導体濃度の違いによる表皮、真皮内ビタミンC浸透量の変化

ハイビタリオン®（インディバ・ジャパン社）使用によるイオン導入。
使用皮膚片：右上腕（33歳女性）
皮膚厚：表皮 0.095 mm、真皮 1.32 mm
電流値：皮膚片実測電流 0.3 mA、表示電流 1.0 mA
イオン導入で投与するプロビタミンC(Asc 2 P-Na)濃度は従来 4％が多かったが、プロビタミンCを10％、20％と高濃度で投与すると、表皮とともに真皮へのビタミンC浸透量が増大する。外用塗布ではほとんど増大しない。
（赤木訓香，中島紀子，三羽信比古，ほか：イオン導入による皮膚深部へのプロビタミンCの浸透促進．日美外科雑誌 25(3)：13-21, 2003 より引用）

3　イオン導入の適応疾患

　禁止事項に当てはまらなければ、イオン導入はすべての人に有効といえる。なぜならビタミンCの効果は前述したように多岐にわたり、かつ導入も極めて安全な手技だからである。
　①特に有効なもの：肝斑、炎症後色素沈着症
　これらはレーザー治療で悪化することが予想され、治療に苦慮する点でイオン導入のよい適応となる。
　②有効とされるもの：尋常性痤瘡、痤瘡後瘢痕、老人性色素斑、小じわ、くすみ、肌の老化、毛孔の開き
　③禁忌：ペースメーカー、金属アレルギー

4　イオン導入の実際

1．導入液の用意（図4）

　導入液は保存剤を含まない純粋な溶解液を用いる。ビタミンCローションとして化粧水タイプになったものも導入は可能であるが、その場合は保存料やその他の物質も吸収されることを考慮に入れるべきである。また、導入液はつくり置きせず、使用する分だけその場で溶解して用いることが望

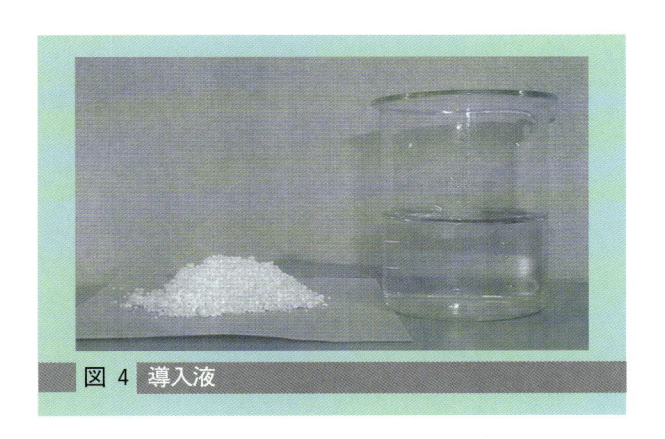

図4　導入液

ましいが、既に水溶液となっているものを用いる場合は必ず冷蔵保存とし、早めに使い切るように注意する。
　筆者は通常5％のアスコルビン酸リン酸ナトリウム溶液を用いている。ナトリウム塩のものはマグネシウム塩のものに比べやや安定性が劣るが、溶解性が高く精製水に容易

に溶ける。導入液の濃度に関してはさらに高濃度のものを用いれば吸収量も増えるとの報告もあるが、あまり濃度が高いと導入後の肌のつっぱり感も増し、水分が蒸発して肌の上に白い結晶として残ることもある。3.5〜8％程度が臨床的に用いられる濃度として適当であろう。

2．導入機の準備と出力

著者はインディバ・ジャパン社のHigh Vitaliont®（ハイビタリオン®）(図5)を用いている。パルス電流を用い、出力はlowで0〜1.2mA、highで1.3〜2.4mA。最大15分のタイマーが終了を知らせる。通常顔では0.5〜1.0mAで5〜7分行う。初めての患者にはやや低い出力で始め、違和感（ピリピリ感）を確かめながら徐々に出力を上げていくとよい。但し、機械の性能向上により以前に比べピリピリ感がしないこともある。無用に高出力にならないようにする。

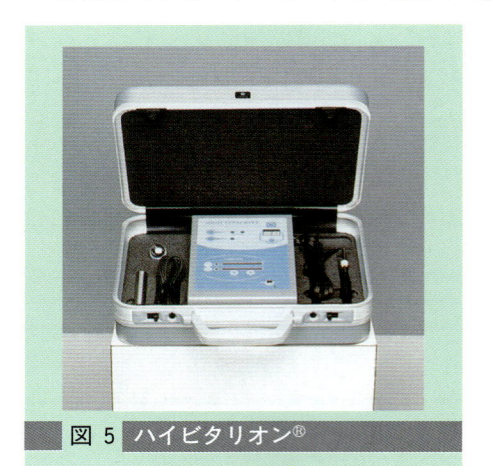

図5　ハイビタリオン®

3．施術(図6)

①クレンジング、洗顔：清潔な皮膚に導入することが必要である。患者はベッドに寝かせる。

②金属電極にコットンを巻く：均等な太さに巻き、金属部分の露出がないように注意する。

③ニュートラル電極棒を濡れガーゼで巻き、患者に握らせる。

④導入液をコットンにたっぷり含ませる。

⑤電極棒を肌に置き出力は0のままスイッチを入れる。出力は電極棒を動かしながら徐々に上げて

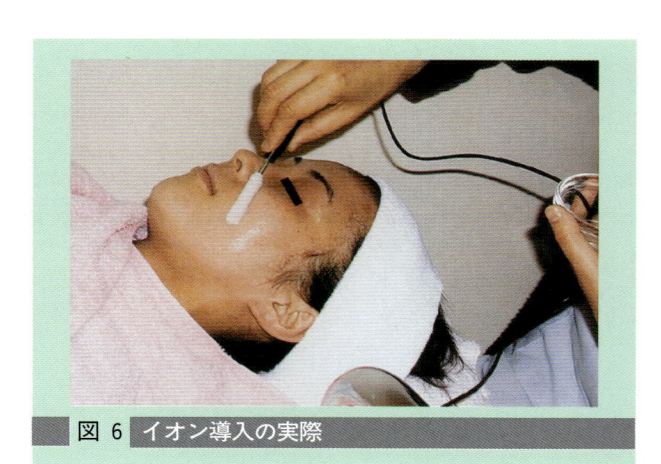

図6　イオン導入の実際

いく。はじめから出力を上げて肌につけるとピリピリとした刺激がある。肌から電極を離すときは、電力を0に戻すか、電極棒をさっと肌から離すように持ち上げる。

⑥電極棒は滑らかに動かし、一つところにとどまらせず、電極棒の接着面積はなるべく広くなるようにする。導入液は必要に応じて足しながら行う。

⑦終了後肌に残った導入液は拭き取らず、そのまま馴染ませる。但し水分が蒸発した後は乾燥感、つっぱり感が生じるので、保湿剤を塗り、遮光クリーム（日焼け止めクリーム）を塗って終了とする。終了直後でも化粧は可能である。

4．施術のコツと工夫

　導入液の量が少ないとコットンが乾き、肌の上で滑りが悪く患者に不快感を与えるので、随時溶液を足しながら施術を行う。

　男性でヒゲが濃い場合はコットンを巻いた電極棒がヒゲに引っかかり、滑らないことがある。このような場合は顔用シートパックにビタミンC溶液を染み込ませて顔面に置き、上からローラータイプの電極棒を用いて行う（図7）。

　胸、背中など広い範囲を行う場合もローラータイプが便利である（図8）。

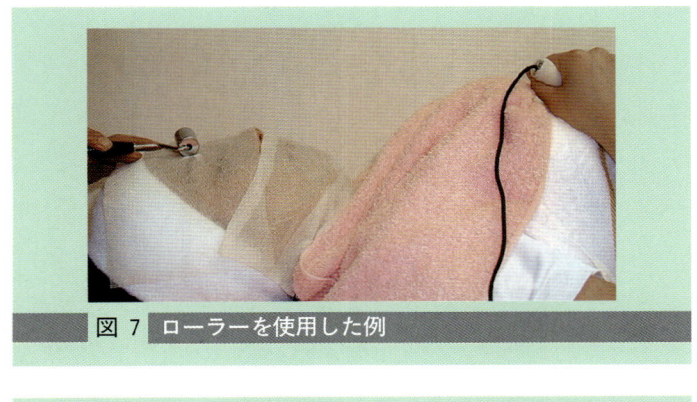

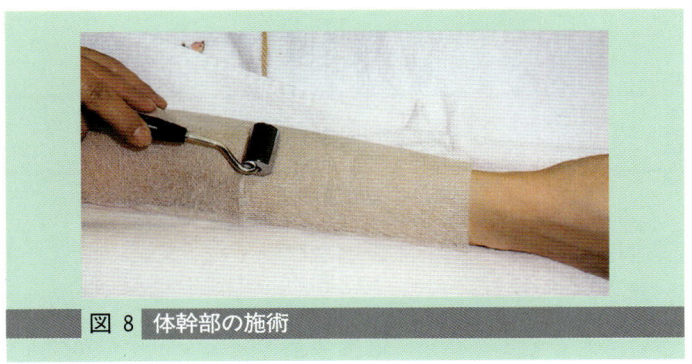

図7　ローラーを使用した例

図8　体幹部の施術

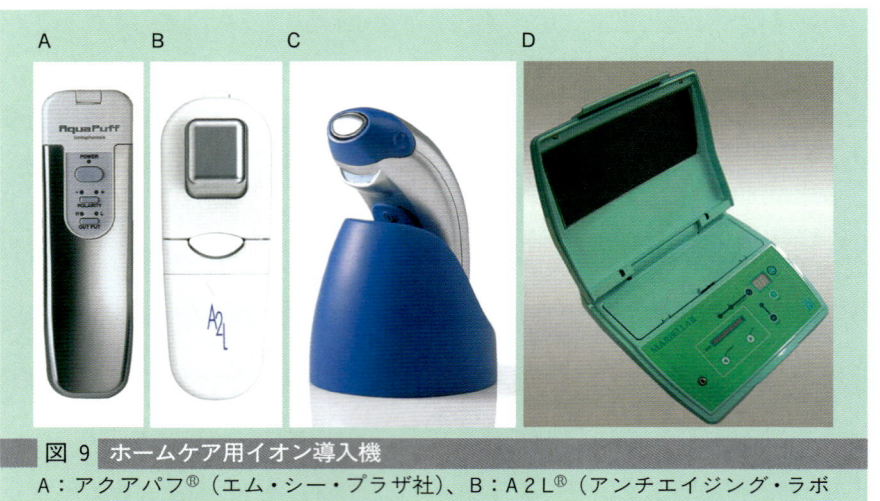

図 9 ホームケア用イオン導入機
A：アクアパフ®（エム・シー・プラザ社）、B：A2L®（アンチエイジング・ラボ社）、C：up-5®（ジェイメック社）、D：マルページャ®（インディバ・ジャパン社）。

5　ホームケア用イオン導入機(図9)

　最近さまざまなホームケア用導入機が発売されている。よく、「クリニックでの導入とホームケア機による自宅での導入のどちらがよいですか？」と聞かれるが、業務用の機器では当然のことながら出力が高く、安定効率的な導入が確実に行える。しかし、ホームケア機の利用によって出力は及ばなくとも、毎日継続できる利点がある。できれば来院可能なときはクリニックでの導入を行い、そのほかの日は自宅で行えれば理想的である。
　ホームケア機を指導する場合忘れてはならないのが導入液である。導入可能なものを説明し、その人に合った導入液を指導する。導入の主役は電流を流すことではなく、何を導入するかの物質にあることを確認しなければならない。

6　イオン導入の利点、欠点

　利点は安全性が高く、痛み、副反応がないことである。また、器具も小型、安価で操作も容易である。
　欠点としては治療効果を得るには多数回の施術が必要で効果がすぐには感じられない

ことである。改善は徐々にしか現れずレーザーのように目に見える変化がないため、諦めずに治療を継続させるには、患者への説明と医師やスタッフの励ましが不可欠である。

（佐藤　薫）

◆文　献

1) 小澤　明：帯状疱疹後神経痛に対するイオントフォレーシス療法．日本醫事新報 3841：27-30, 1997．
2) 横関博雄, ほか：掌蹠多汗症のイオントフォレーシス療法の効果の定量的評価．日皮雑誌 102：583-586, 1992．
3) 赤木訓香, 中島紀子, 三羽信比古, ほか：イオン導入による皮膚深部へのプロビタミンCの浸透促進．日美外科雑誌 25(3)：13-21, 2003．

4 生体用注入剤—コラーゲン・ヒアルロン酸

はじめに

　顔面各所(眉間、額、目尻、下瞼、鼻唇溝、口角、口唇、顎などの部位)のしわや陥凹に対して注入剤を患部に注入することでしわを減少させ、老化に対処している。コラーゲンおよびヒアルロン酸製剤の注入材料として、ウシの皮膚由来のコラーゲン製剤(Zyderm I®、Zyderm II® や Zyplast® およびアテロコラーゲン® の1、2、3%)・ヒト由来コラーゲン製剤(Cosmoderm I® と Cosmoplast®)・ヒアルロン酸(Restylane® と Hylaform®)などを用いて治療を行っている。

1 注入材料

1．コラーゲン

　皮膚の成分として多量に含まれる蛋白質で、しわや陥凹部分に注入して使用する。ウシ由来とヒト由来のコラーゲンがあるが、ウシ由来のものは事前に皮内テストが必要である。ヒト由来のコラーゲンは2003年3月から販売が開始されたばかりである。各種の現在入手可能なコラーゲン注入剤は下記のとおりである。

1．米国 Inamed 社製のウシ由来コラーゲン(図1)
　・Zyderm I® …3.5%
　・Zyderm II® …6.5%
　・Zyplast® …3.5%の架橋製品
2．米国 Inamed 社製のヒト由来コラーゲン(図2)
　・Cosmoderm I® …3.5%
　・Cosmoplast® …3.5%の架橋製品
3．日本高研社製のウシ由来コラーゲン(図3)
　・アテロコラーゲン® の1、2、3%

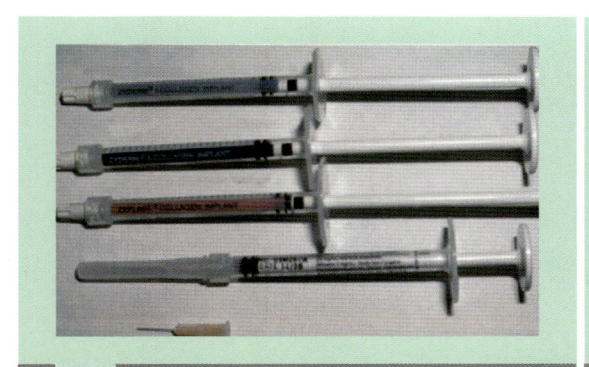

Ⅲ Facial Rejuvenation

図1 ウシ由来コラーゲン製剤（Inamed社）
上からZyderm Ⅰ®、Zyderm Ⅱ®、Zyplast®、テストシリンジ、30ゲージ針。

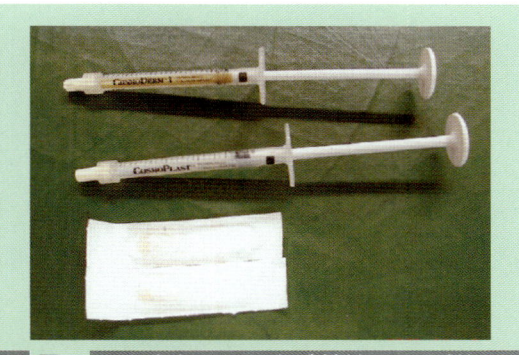

図2 ヒト由来コラーゲン製剤（Inamed社）
Cosmoderm Ⅰ® とCosmoplast®。

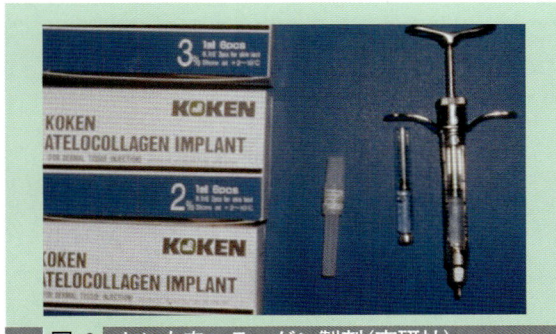

図3 ウシ由来コラーゲン製剤（高研社）
アテロコラーゲン® 1、2、3％。注入用注射器と30ゲージ針。

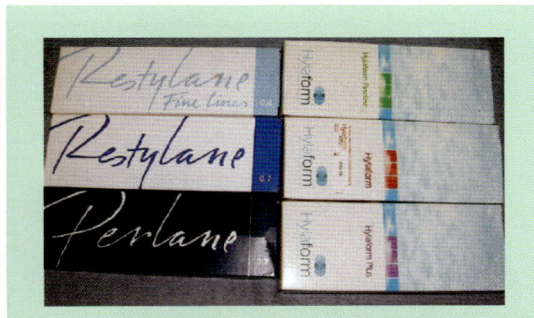

図4 ヒアルロン酸製剤
Restylane®（Q-med社）とHylaform®（Genzyme社）。

2．ヒアルロン酸

　皮膚に少量存在し、関節や眼球などに多く存在する。コラーゲンと同様にしわや陥凹部分に注入して使用する。蛋白質ではないので皮内テストは不要である。現在入手可能なヒアルロン酸製注入剤は下記のとおりである（図4）。

1．スウェーデンQ-med社製
　①Restylane fineline®
　②Restylane®
　③Perlane®
2．米国Genzyme社製

①Hylaform fineline®
②Hylaform®
③Hylaform plus®

上記2社の①、②、③はそれぞれ同等品で①が一番粒子が小さく細かい部分の治療に向いており、③は粒子が大きいため、持ち上げの力が大きいといわれている。実際の使用ではコラーゲンのときほどの製品間の違いは認められないことが多い。

● **One point Advice 1** ● ● ●
ヒアルロン酸製剤は国内では未認可なので、個人輸入の手続きにより入手する。

2 手技の実際

1．準備

事前に用意するものは、注入材料、ガーゼ、生理食塩水などを含んだ綿球、マーカーなどである。治療の前に 35 mm カメラにて患部を撮影しておく。最近ではデジタルカメラを用いることが多い。術後の効果を確認できるように照明の状態と撮影距離を注入前後で同一にしておく。

● **Attention 1** ● ● ●
しわが改善したかどうかがはっきりわかるような写真を残しておくことが、治療後のトラブルを回避する手段である。

2．手技および術後管理

❶ コラーゲン

ウシ由来コラーゲンを用いる場合は事前に皮内テストを実施し4週間の観察を行い、アレルギー反応がないか確かめておく(図5)。またリドカインの過敏症もないことを問

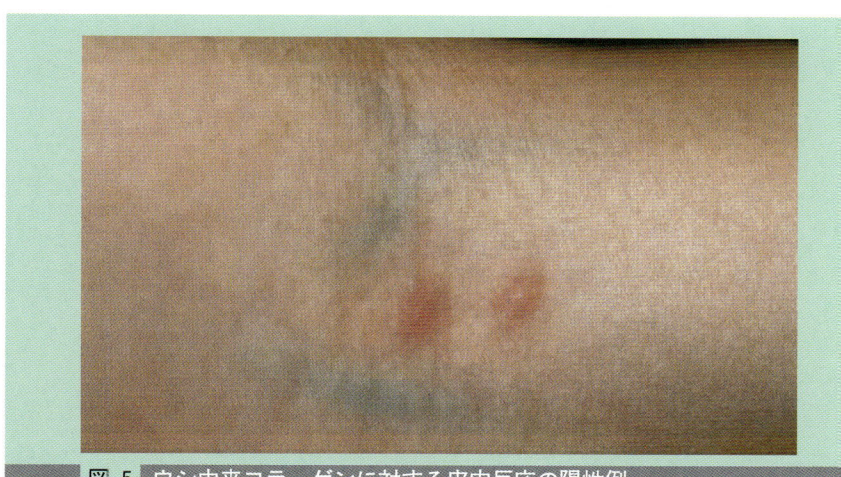

| Ⅲ Facial Rejuvenation |

図 5　ウシ由来コラーゲンに対する皮内反応の陽性例
アテロコラーゲン® と Zyderm® の両方に対して発赤、腫脹を示した。

診にて聞いておく。疼痛緩和のためにペンレス®（図6）などを注入前に貼っておくとよい。30ゲージの針でコラーゲン製剤を注入する。真皮浅層に 0.003〜0.01 mℓ 程度ずつ注入する。注入と同時に皮膚が少し白くなり、わずかの隆起が認められる程度がおおよそ適切な量である（図7）。使用できるコラーゲンは8種類あるが、皮膚の厚みや硬さに応じて濃度を選択している。注入2週間後に注入部位を観察して、注入が不足している部分にはさらに追加注入する。効果が少ない場合は濃度の高いコラーゲンを注入する。効果期間は数ヵ月程度で、長い場合は1年を超えることもあるが、患者本人が気になったときに次回の治療を行う。

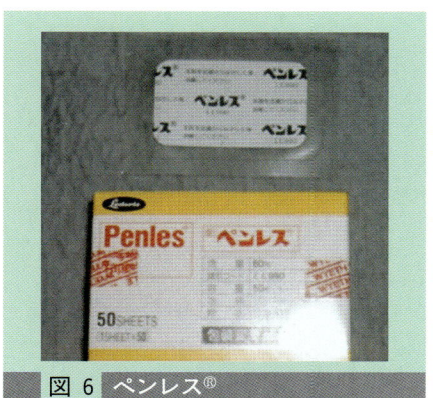

図 6　ペンレス®
貼付式局所麻酔剤。1時間程度皮膚に密着させることにより皮膚の真皮中層程度まで痛みを感じにくくする。

● **One point Advice 2** ● ● ●
　注入はできるだけ浅い層に注入すること。あまり深いとほとんど効果がみられなかったりすぐに戻ってしまう。

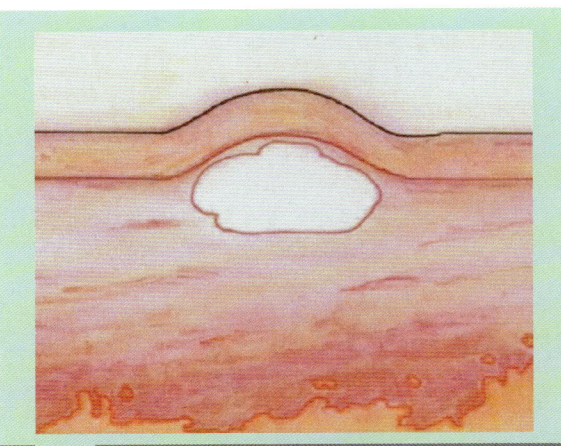

図7 真皮浅層にコラーゲンを注入した直後の状態
白い部分がコラーゲン。やや隆起している程度に注入。

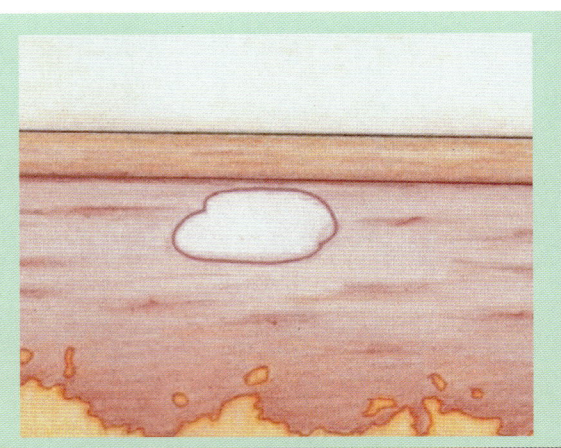

図8 真皮浅層にヒアルロン酸を注入した直後の状態
白い部分がヒアルロン酸。ほとんど隆起しない程度に注入。

● Attention 2 ● ● ●

　副作用として注入部位の壊死や、遅延陽性反応をみることがある。遅延陽性反応とは、テストが陰性と判定されても治療部位が注入の数週間後に、皮内テストの陽性反応と類似した発赤や腫脹が出現することである。ウシ由来コラーゲンを使用するときは、2回の皮内テストを行うことが大切である。また皮膚の壊死を起こさないためには、はじめから濃度の高いコラーゲンを使用しない方がよい。

❷ ヒアルロン酸

　コラーゲンと同様にしわや陥凹部分に注入して使用する。蛋白質ではないので皮内テストは不要である。注入手技と術後管理はコラーゲンとほぼ同じであるが、注入直後に盛り上がりを控え、ちょうど皮膚が平坦になる程度注入するのがよいと思われる(図8)。効果持続期間はコラーゲンより若干長く、部位にもよるが1年程度が多い。

● Attention 3 ● ● ●

　ヒアルロン酸を薄い皮膚に注入すると凹凸や色素沈着などがみられ、その副作用が消失するまで1年程度を要することがある。皮膚の厚い部分に限定した方がよい。

Ⅲ Facial Rejuvenation

3　症例

1．コラーゲン

<症例1>
　額と眉間のしわにZyderm Ⅱ®、鼻根部のしわにZyderm Ⅰ®を注入した。2週間後にはしわが目立たなくなった（図9）。

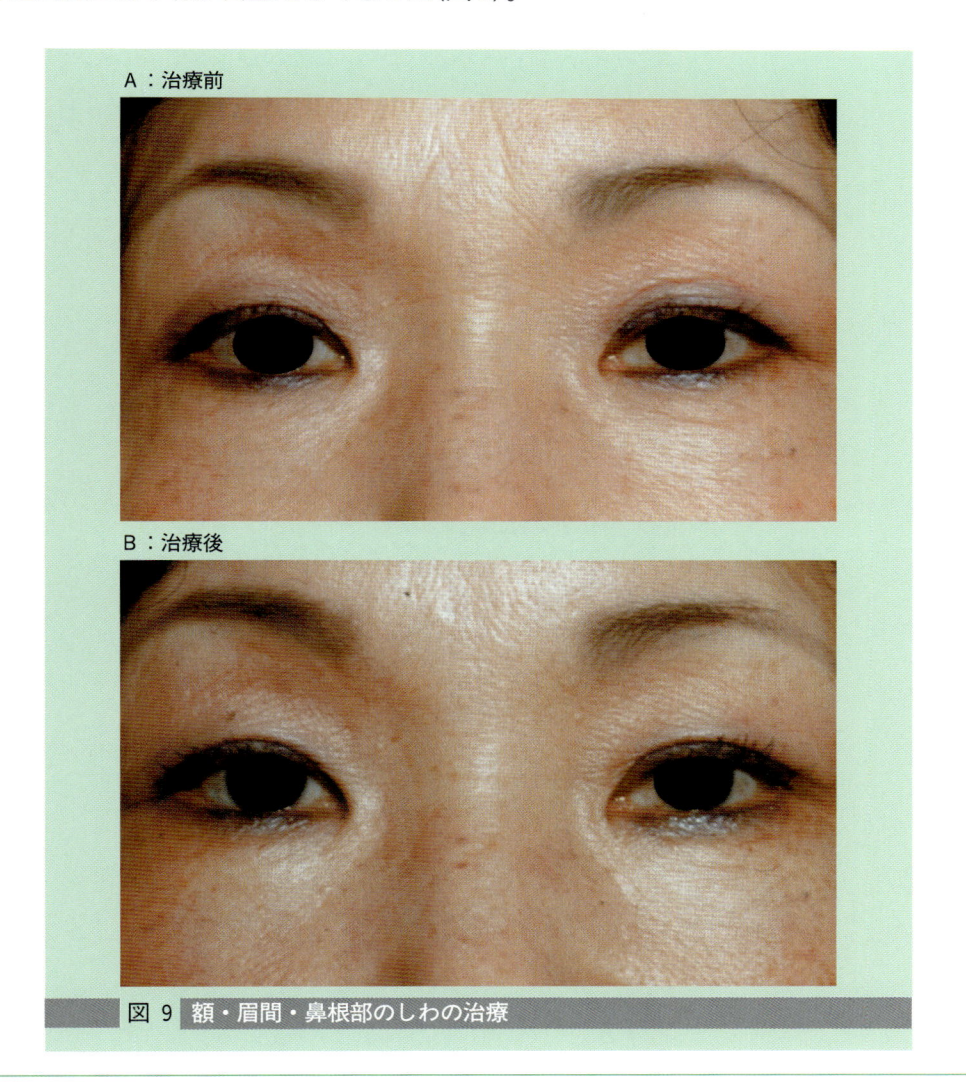

A：治療前

B：治療後

図9　額・眉間・鼻根部のしわの治療

<症例 2>

　下眼瞼陥凹。アテロコラーゲン® 2%を注入した。2週間後には陥凹が目立たなくなった(図 10)。

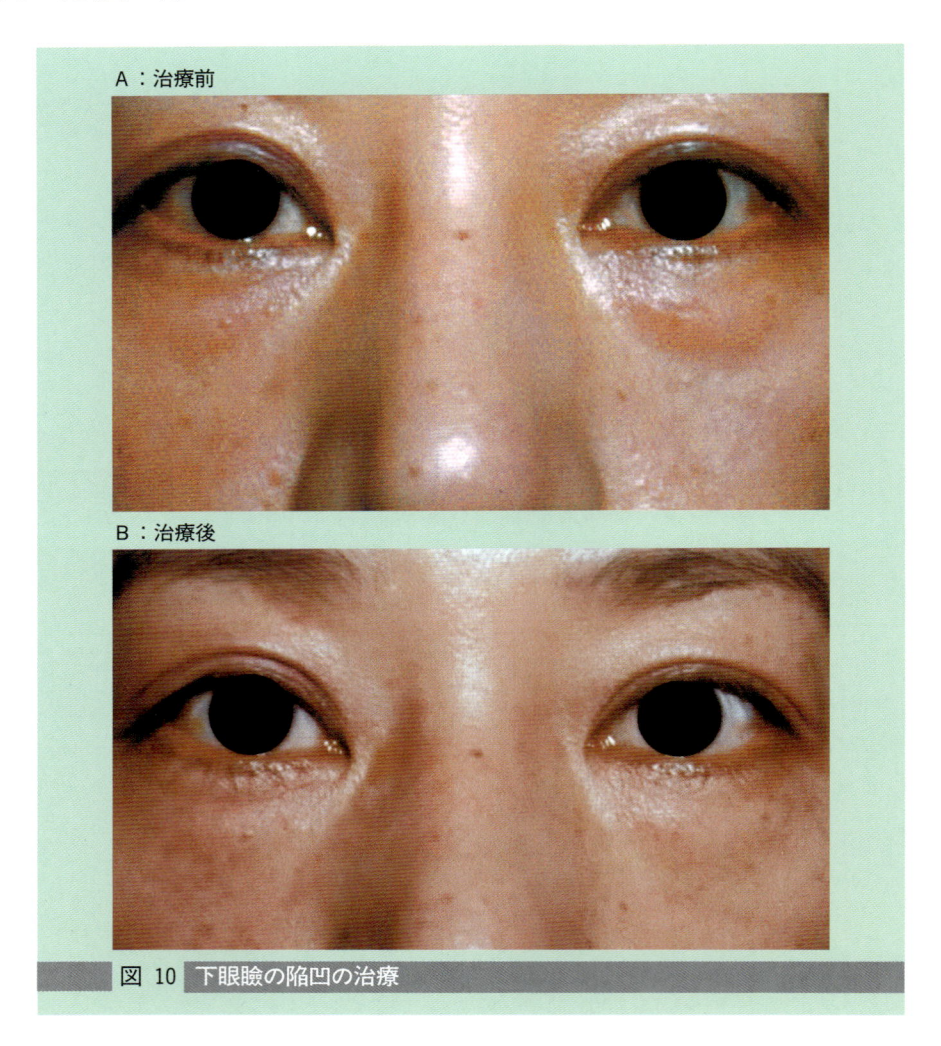

A：治療前

B：治療後

図 10　下眼瞼の陥凹の治療

<症例3>
　目尻、下眼瞼のしわ。Zyderm Ⅰ®とアテロコラーゲン® 2%を注入した。2週間後にはしわが認められなくなった(図11)。

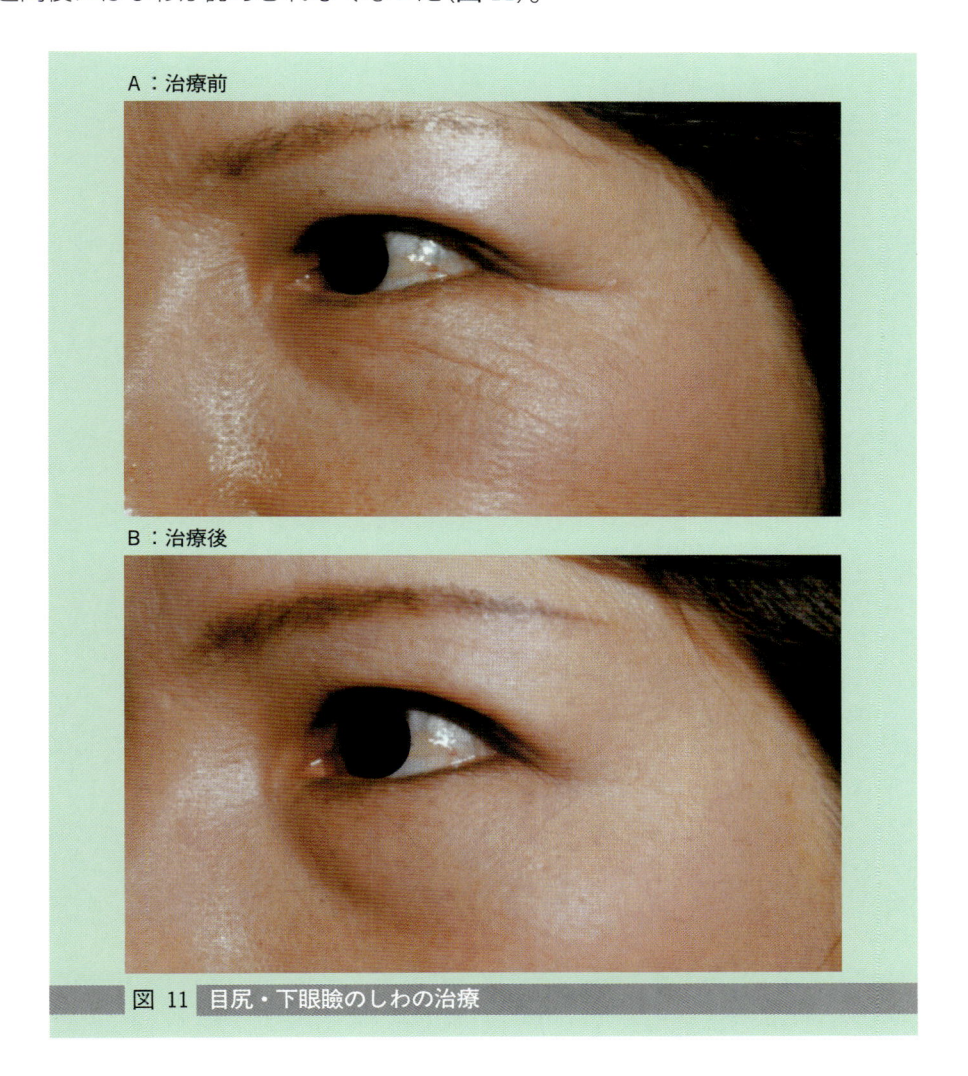

A：治療前

B：治療後

図 11　目尻・下眼瞼のしわの治療

<症例4>

鼻唇溝のしわ。Zyderm II® を注入した。2週間後にしわは浅くなった(図12)。

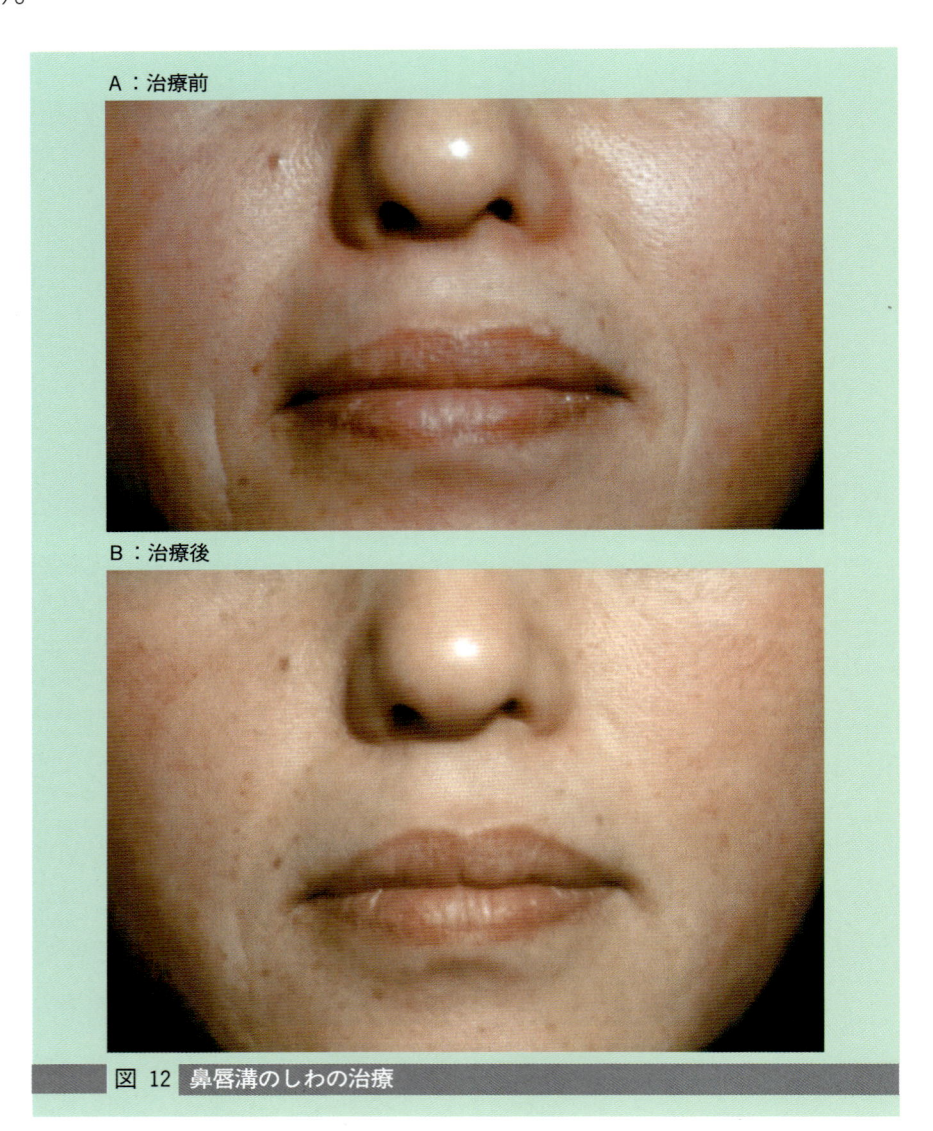

図 12 鼻唇溝のしわの治療

<症例5>

　眉間のしわ。右のしわにZyplast® を、左のしわにCosmoplast® を注入した。左右ともに同程度のしわの軽減を示した。2ヵ月以上後にも効果が持続している(図13)。

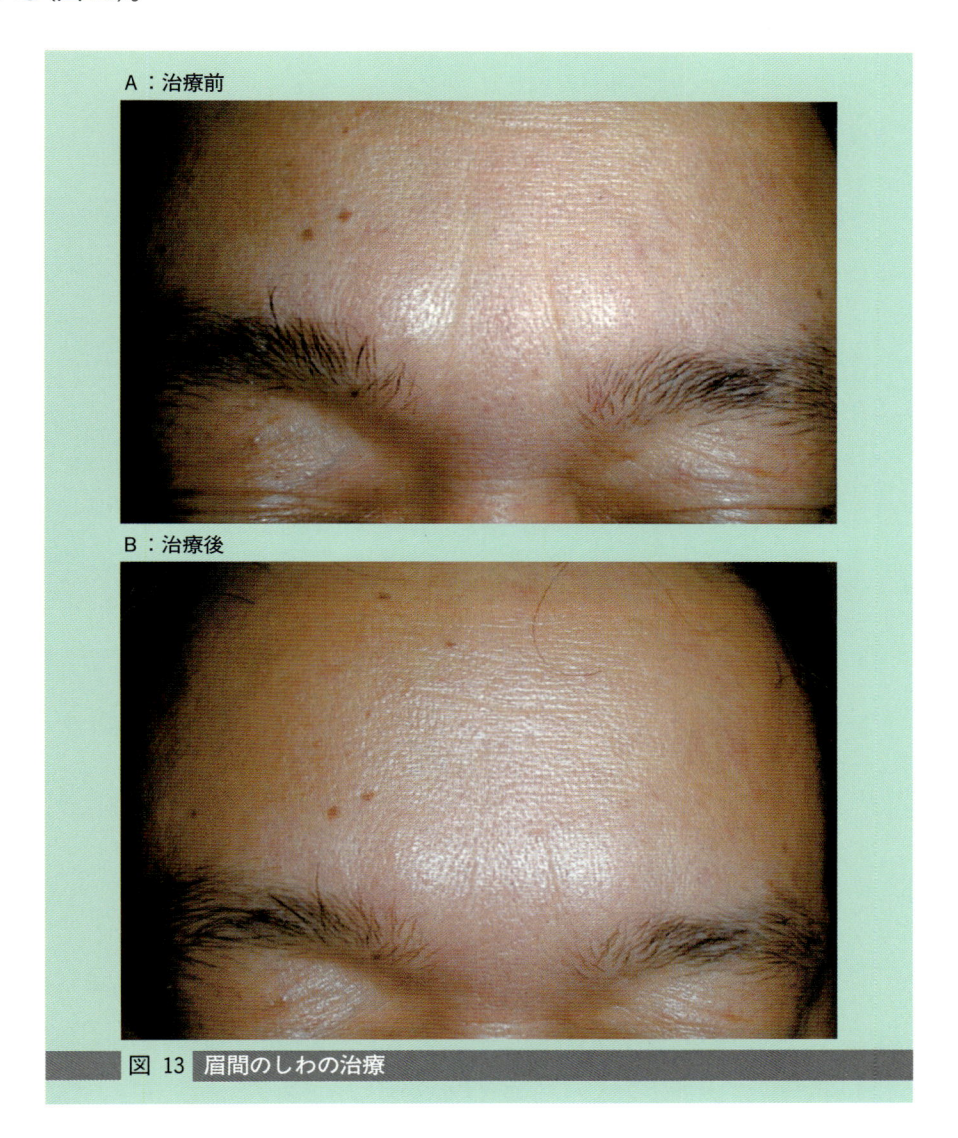

A：治療前

B：治療後

図 13　眉間のしわの治療

2．ヒアルロン酸

<症例6>

　額のしわにHylaform®を注入した。1ヵ月後には患部はやや隆起がみえるが、しわは目立たなくなった（図14）。

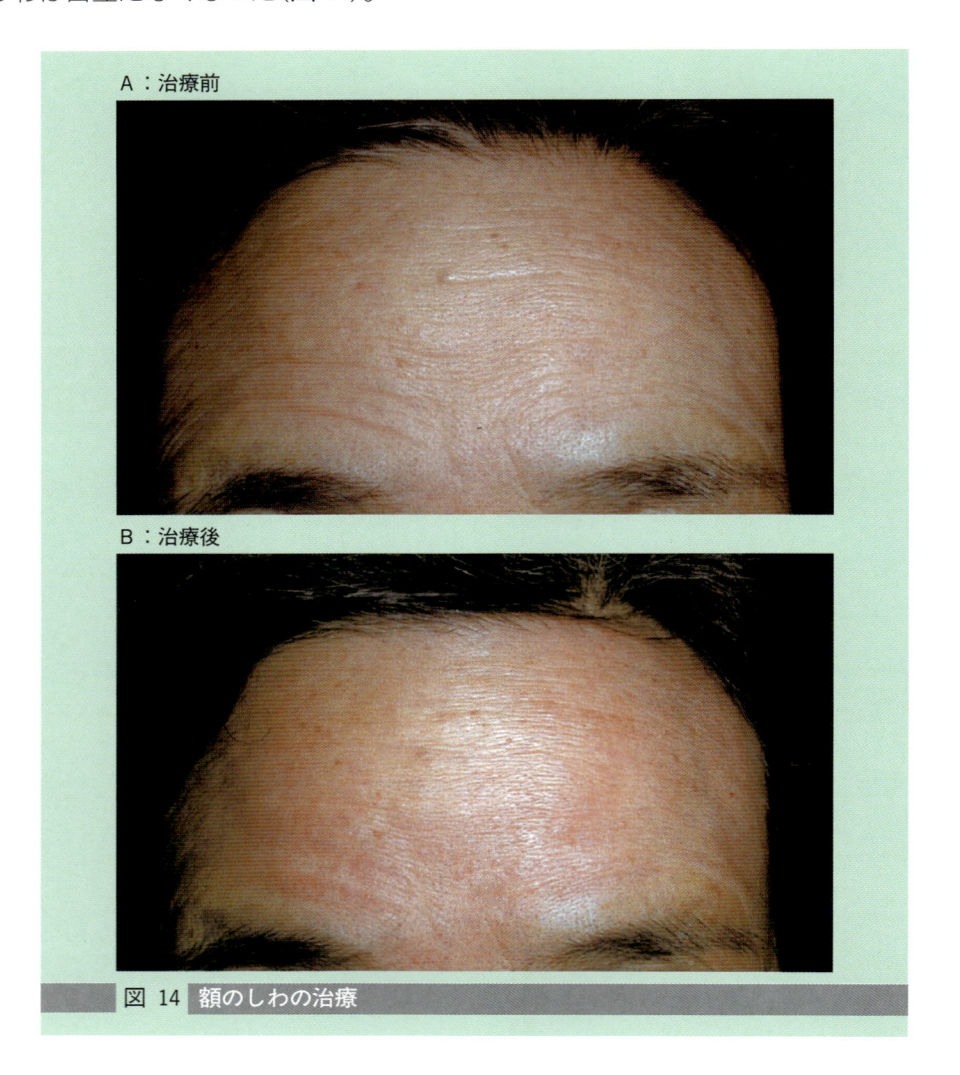

A：治療前

B：治療後

図 14　額のしわの治療

Ⅲ Facial Rejuvenation

<症例7>

　鼻唇溝のしわ。Restylane® を注入した。2週間後には深い溝が目立たなくなった(図15)。

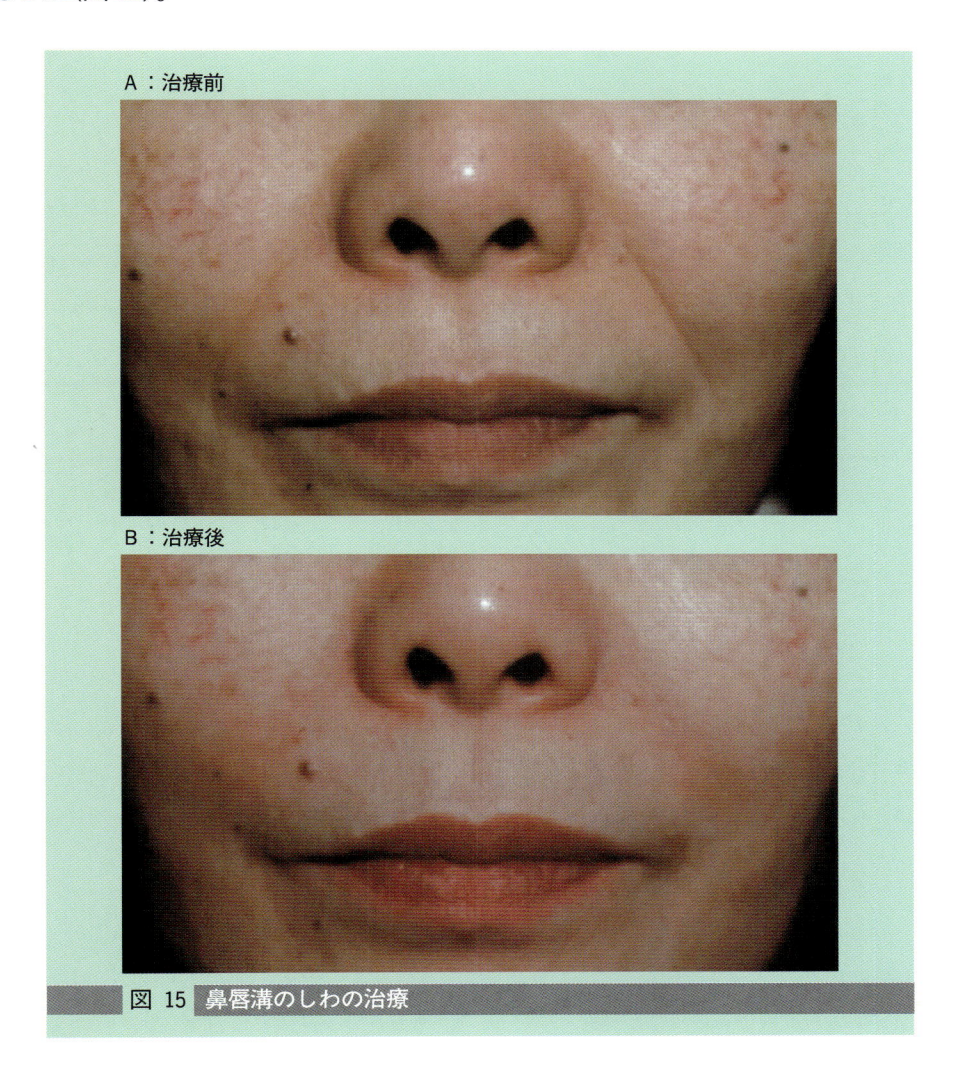

A：治療前

B：治療後

図 15　鼻唇溝のしわの治療

（征矢野進一）

5 ボツリヌストキシン注射

●●● はじめに

　重大な食中毒の原因となるボツリヌス菌は体外毒素としてボツリヌストキシンを分泌することにより、呼吸筋に作用して窒息を起こし、人体を死に至らしめる。この毒素が顔面の表情筋と神経末端の接合部分に作用して、筋肉の収縮を弱くすることにより表情筋によるしわを目立たなくする。他の注入材料との併用で効果がより大きくなる。

1 種類

　ボツリヌストキシン製剤の注入材料としてはアイルランド Allergan 社の Botox® (図1) と英国 Ipsen 社の Dysport® (図2) がある。

❶ Botox®

　現在1バイアルに100単位を含むビン入りの形態で販売されている。以前は冷凍保存で6ヵ月程度の有効期限であったが、現在は冷蔵保存となっている。水で溶解して注射器に取り患部に注入するが、いったん溶解すると有効期限は冷蔵保存で数日となり、常温におくと1日で失効するといわれている。

図1　Botox® (Allergan 社)

図2　Dysport® (Ipsen 社)

❷ Dysport®

　Botox® と同様の保存と取り扱いであるが、販売単位は2バイアルで最小単位となっている。また1バイアルが500単位であるが、使用効果に関しては Dysport® が3～5単位で Botox® の1単位と同等といわれている。

> ● **One point Advice** ● ● ●
> 　Dysport® は日本国内ではまだ未認可であり、また Botox® もしわなどの美容目的の使用に対しては未認可となっているため、入手する際は個人輸入を行うしかない。

2 対象疾患

❶ 顔面痙攣

　眼瞼痙攣などに有効で、現在保険適応となっている。

❷ しわ

　表情筋によりできるしわに有効である。既に溝となっている深いしわにはあまり効果が期待できない。この場合は他の注入剤（例えばコラーゲン注入剤やヒアルロン酸製注入剤など）で治療する。

❸ エラの突出

　咬筋が発達していると、エラが目立つ場合がある。ここにボツリヌストキシンを注射することにより咬筋の萎縮を促し、エラの突出を目立たなくすることができる。

❹ 多汗症

　脇や手掌から汗を多量に分泌する場合は、この分泌を少なくすることができる。直接患部に注射することにより治療されている。

❺ その他（脳性麻痺の歩行障害や痙性斜頸）

　筋肉が不随意に収縮することにより障害が起きる場合は、その収縮を抑えることにより治療できる。

3　準備

❶ 必要器具

　ボツリヌストキシン、生理食塩水、マーカー、アルコール綿球、小ガーゼ、注射器、30 ゲージ針などである。

❷ 取り扱い

　ボツリヌストキシンは前述のように熱に弱く、すぐに失効してしまうので取り扱いは素早くしなければならない。生理食塩水などで溶解するときもその生理食塩水を冷蔵保存したものを使用するとよい。また溶解量は 1 バイアルに対して 2～20 ml と差があるが、使いやすい量で溶解している。筆者は 15 ml 程度で溶解することが多い。溶解して 1 ml のシリンジに詰めたら残りはすぐに冷蔵庫に保存すると何回か使用可能である。

4　手技

　ボツリヌストキシンの場合は頻回に使用すると抗体ができて効果がなくなることが知られているので、その使用の既往も問診にて確認する必要がある。
　目的となる収縮する筋体に注入する。例えば額のしわなら前頭筋に、目尻のしわなら眼輪筋に注入する。注入の深さは真皮深層から皮下の表情筋部分である(図3)。1ヵ所あたり 0.1 単位（Botox® 換算）～1 単位を注入する。眉間などは数ヵ所の注入を要する。3～5 日くらいで効果が発現するため 1 週間後に診察して、効果が弱い場合はさらに追加注入を行う。効果持続期間は 3～6ヵ月程度のため、効果が弱くなったときに再度注入を要する。

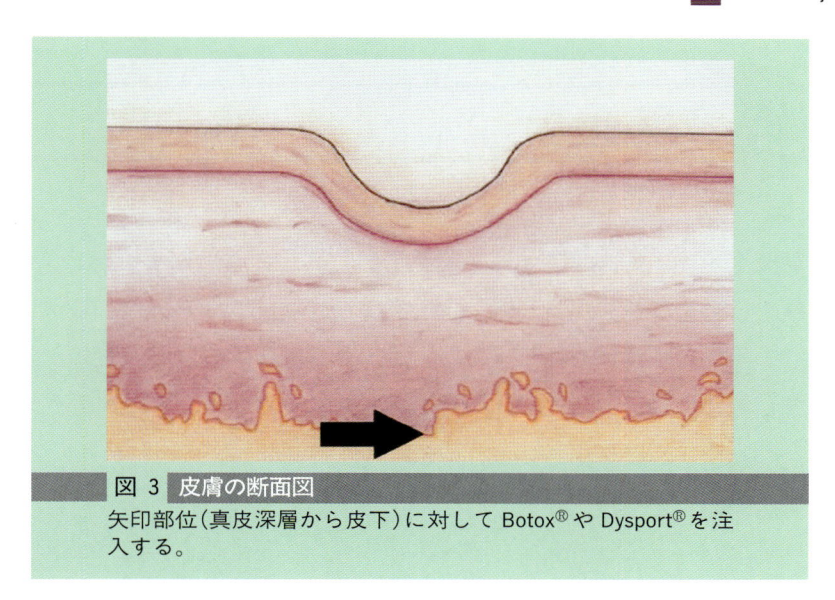

Ⅲ　Facial Rejuvenation

図 3　皮膚の断面図
矢印部位（真皮深層から皮下）に対して Botox® や Dysport® を注入する。

● ***Attention*** ● ● ●

　注入する際は作用部位以外に注入しないように慎重に行う必要がある。深い層に多量に注入した場合、眼瞼周囲では眼瞼下垂などが合併症として起こることがある。

● ***Free space*** ● ● ●

5　症例

<症例1>

　額のしわ。これは上方を見るとき額にしわが目立つもので、表情しわと呼ばれている。額の真皮深層から皮下にBotox®を10単位注入した。8日後には針跡も消失し額のしわも上方視によっても目立たなくなった(図4)。

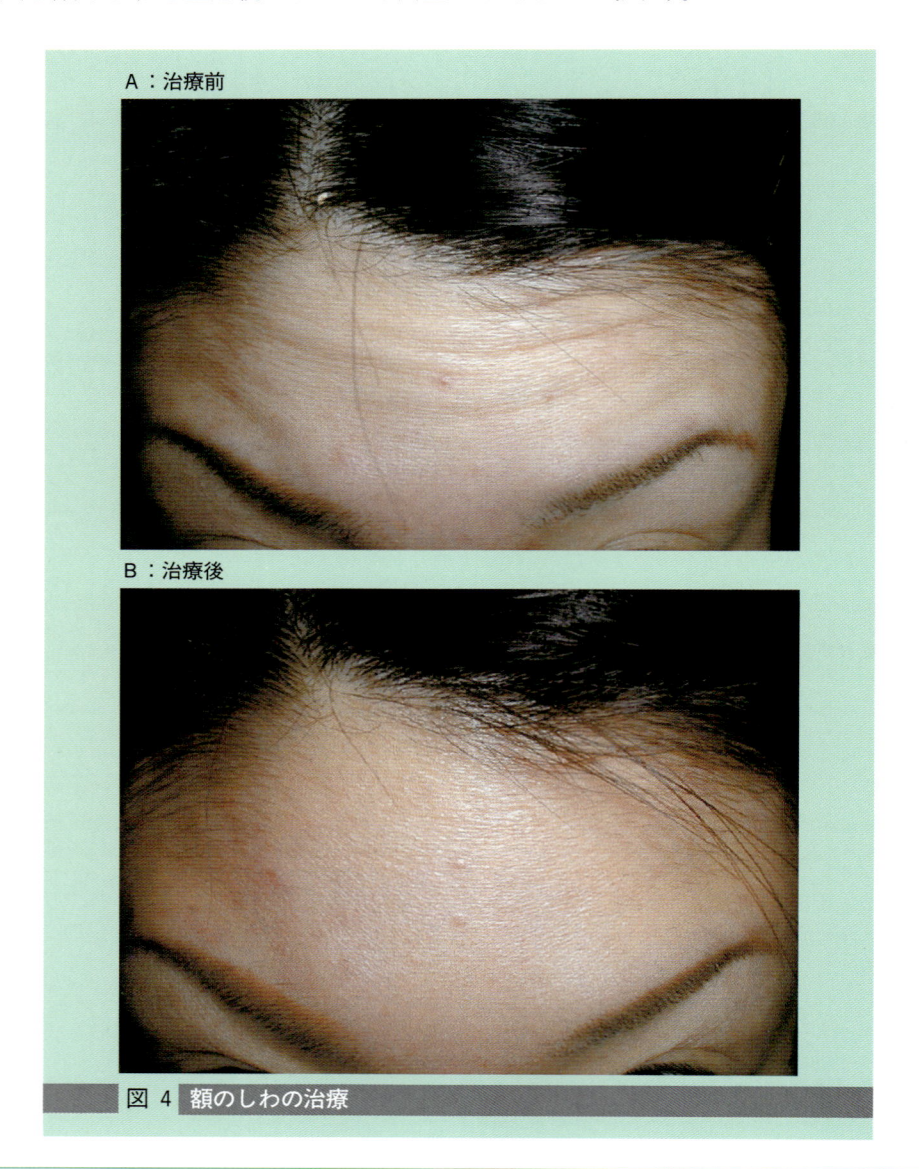

A：治療前

B：治療後

図4　額のしわの治療

III Facial Rejuvenation

＜症例 2＞
　眉間のしわ。光が眩しいときや、険しい表情をすると眉間にしわがよる場合。眉間の筋肉に Botox® を 5 単位注入した。8 日後にはしわのでき方が軽減した（図 5）。

A：治療前

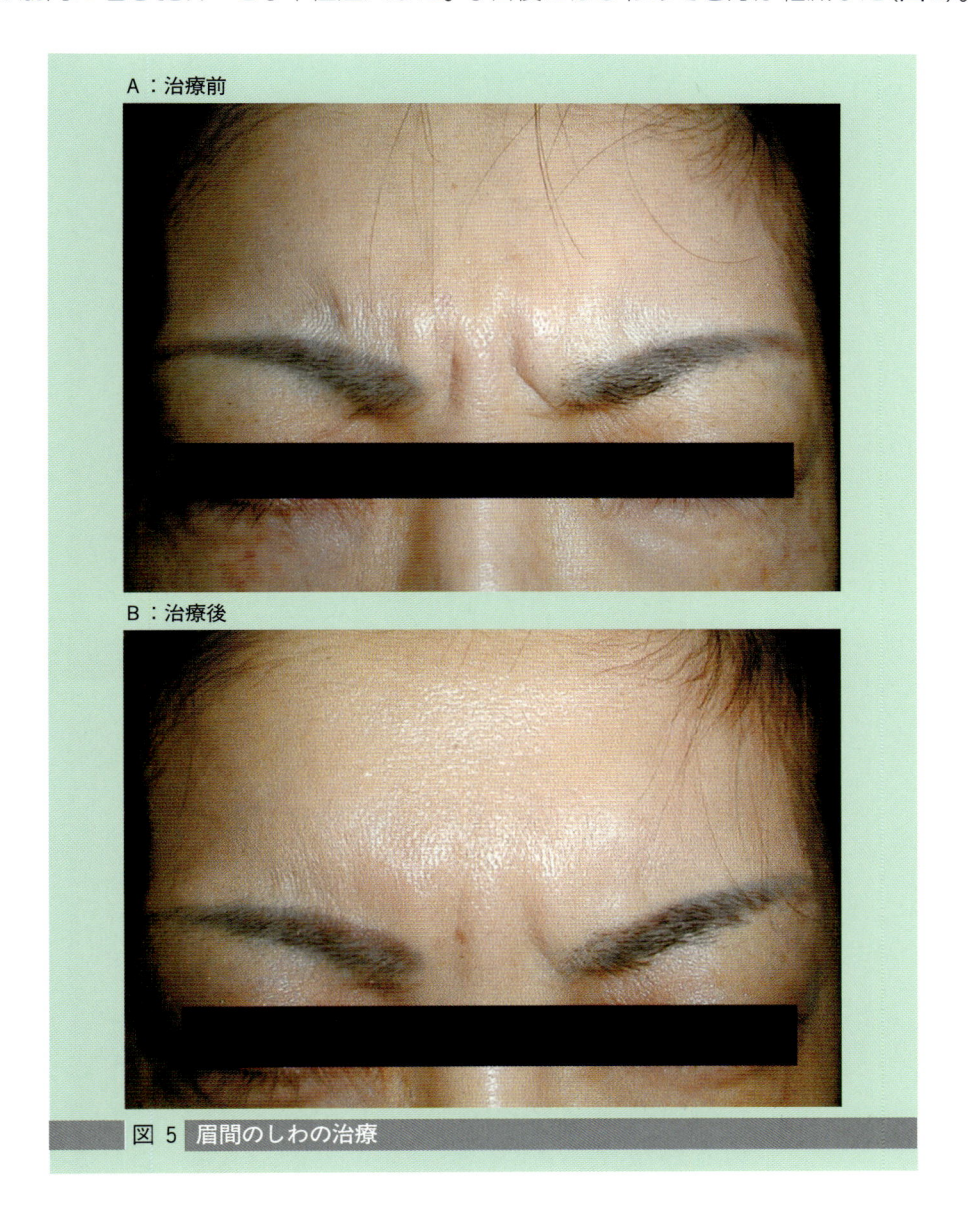

B：治療後

図 5　眉間のしわの治療

＜症例3＞
　エラの突出。咬筋が太く、正面からみた顔面のエラの部分の出っ張りが気になるそうであった。咬筋の筋腹にBotox® 10単位を数ヵ所に分けて注入した。1年2ヵ月の間に2回注入し、3回目の注入直前にはエラの突出は小さくなった(図6)。

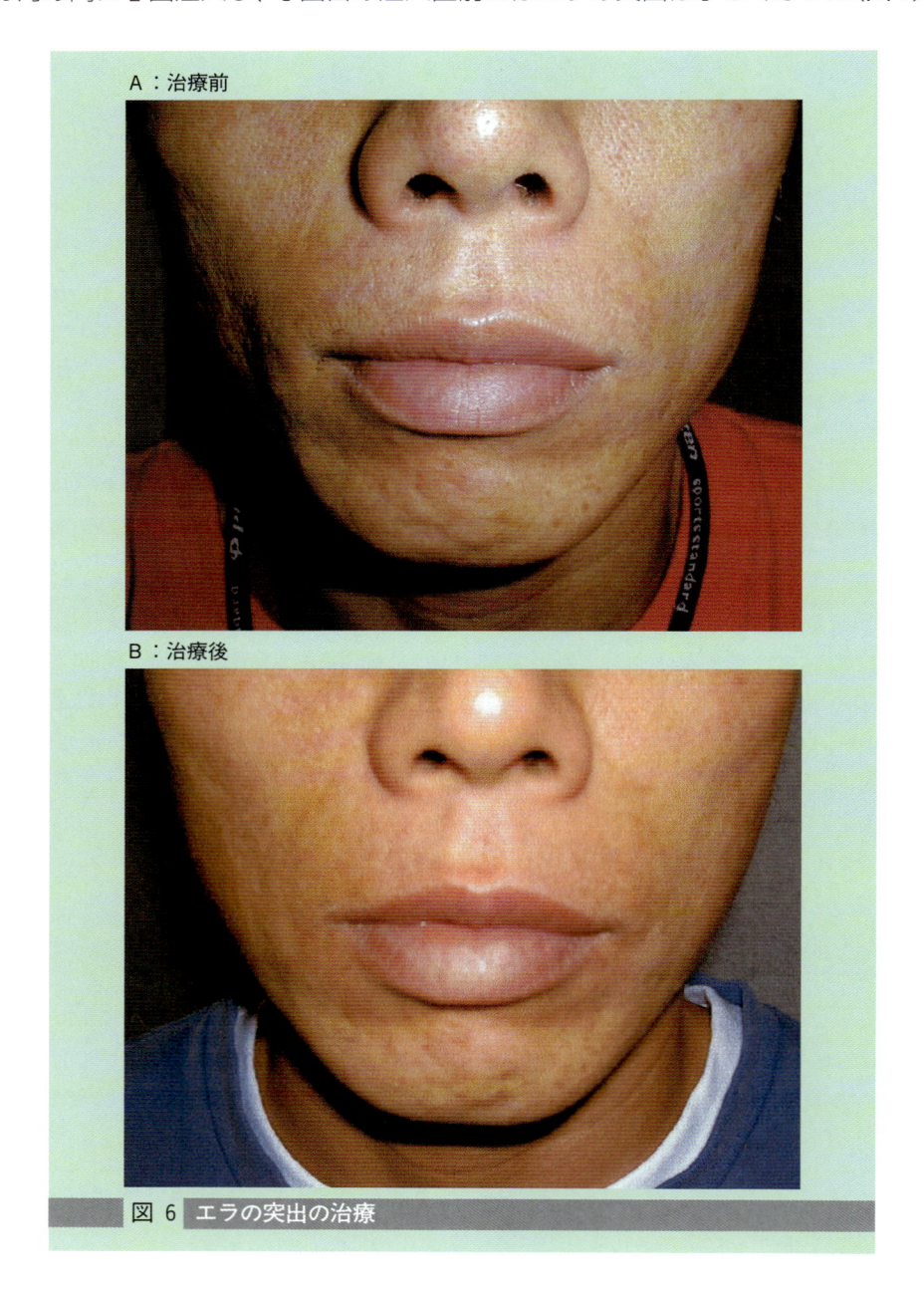

A：治療前

B：治療後

図6　エラの突出の治療

（征矢野進一）

6 Skin Rejuvenation 概説

●●●はじめに

　Skin resurfacing（スキンリサーフェイシング）ともいわれているskin rejuvenation（皮膚の若返り）について概説する。本法は欧米を中心にアンチエイジングのための美容形成術として急速に普及した。レーザー、IPL®（intense pulsed light®）タイプのパルスライトやLEDなどの光を応用して、しわやたるみ、老人性色素斑や疣贅（ゆうぜい）、アクネスカー、瘢痕などの治療、修正を行うものである。皮膚を薄く広範囲に蒸散させ、皮膚の再生を期待するablative skin rejuvenationと皮膚を蒸散させずにコラーゲンの再生を促そうとするnon-ablative skin rejuvenationに大きく分けることができる。

1 しわ・たるみ

　しわやたるみは老化によって起こってくる変化であることは明らかである。

1．しわのでき方

　皮膚の表面は細い線が網目状に拡がっており、皮溝と呼ばれている。皮溝が深くなったものをしわという。顔のしわは表情筋によってできるもので、感情を伝えるのに役立っているが、表皮の水分が少なくなって乾燥状態になるといわゆる小じわがみられる。また、紫外線によって真皮が損傷すると弾力性を失い、弛緩した皮膚になり、これが大きなしわの原因となる。紫外線の中の波長が長いもの（UVA）は真皮にまで到達してコラーゲンやエラスチンを変性させることが知られている。

2．たるみの生じ方

　紫外線によって皮膚内では活性酸素・フリーラジカルが生じ、脂質の過酸化、DNA損傷、蛋白変性、代謝異常などの光酸化障害をもたらし、光老化が進むと考えられる。

活性酸素・フリーラジカルがコラーゲンに直接作用してポリペプチド鎖を分断することは広く知られている。また、ムコ多糖類の産生能が減少することで皮膚(真皮)の水分量が減少し、重力に負けることでたるみを生じる。

2 Ablative Skin Rejuvenation

リサーフェイシング手術によって、肥厚性瘢痕などの合併症を起こさないために、手術にあたっては、レーザーで蒸散する皮膚の深さや熱凝固層の厚さを正確にコントロールする必要がある。

リサーフェイシング用レーザー装置は、レーザー光1発による皮膚の蒸散域下層に生じる熱凝固層を薄いものにする工夫が施されている。通常、しわおよびphoto damaged skinのリサーフェイシング治療では、全身または局所麻酔下で眼球保護用のコンタクトシールドを挿入し、スキャナーを使用して重ならないように、口唇部を除く顔面全体にレーザーを照射する。あらかじめ、レーザーの照射出力、スポットの重なり度合などのパラメーターを設定しておき、照射パスの回数で蒸散する深さを調節する。

組織蒸散に適したレーザー装置として、代表的なものに炭酸ガスレーザー(CO_2レーザー)がある。波長10,600 nmをもつCO_2レーザー光は、細胞の約90％を占める水分に吸収されて熱エネルギーに変わり、一瞬で生体組織を蒸散するのである。

CO_2レーザーの場合、パルス幅を1 msec以下にして照射すると、約90％のエネルギーが深さ20～30 μmの皮膚層に吸収され、下層への熱の拡散が少なくなることが実験的にわかっている。また、この厚みの皮膚組織を蒸散するために必要なエネルギーの閾値は、5 J/cm^{2}とされている。したがって、理論上、1パルスのエネルギー密度を5 J/cm^{2}とし、1 msec以内のパルス幅で照射すると、20～30 μmの厚さの皮膚を蒸散し、下層の熱凝固層を薄くすることができるわけである。1パス目で表皮をきれいに蒸散できるように設定し、2パス目以降で真皮層に対して蒸散と適度な熱収縮を与える。術中、レーザー光の熱損傷により、コラーゲン線維が収縮し、皮膚が引き締まり、しわが消えていくことを観察することができるが、より強い効果を求めてパス数を繰り返すと、創の潰瘍化、瘢痕化などの合併症が発生するので注意が必要である。通常、CO_2レーザーの場合は2～3パス程度の治療にとどめておくことが望ましいとされている。

リサーフェシング用のCO_2レーザーの代表的なものを以下に述べる。

UltraPulse 5000 C®（ルミナス社）のパルス幅は 600 μsec であり、スポットサイズ 2.25 mm、エネルギー密度 5〜7 J/cm² で照射できる。また、CPG と呼ばれるスキャナーが装備されており、スキャンする形を選択することもでき、各々のスポットの重なり度合いを設定することで、1 回のパスで蒸散する深さを調節している。

Surg Touch™（ルミナス社）は、連続波を採用しているが、コンピュータスキャナーを使用して、125〜200 μm にフォーカスした小さなレーザースポットを用いて、皮膚の上を高速にスキャンすることで、皮膚に対する見かけ上の照射時間を短くしている。

Nova Pulse™（ラクサー社）と Uni Pulse COL™1040（ニデック社）は、機械的なシャッターを使用して連続発振のレーザー光を間欠的に遮ることで、ミリセコンド・オーダーのパルスを照射できるスーパーパルスを採用している。

一方、エルビウム・ヤグレーザー（Er：YAG レーザー）は波長 2,940 nm を有し、水への吸収率が CO_2 の 10 倍以上あるレーザー光である。一般的なパラメーターの設定下では、1 回のパスによる蒸散の深さが 10 μm であり、熱凝固層は 10 μm 以下とされている。Er：YAG レーザーでリサーフェイシングを行うと、表皮基底層まで蒸散したときに点状出血が観察される。これは CO_2 に比べて熱凝固層が薄いため、毛細血管が収縮せずに開放されたままであるので、出血すると考えられる。1 回の蒸散深度が浅いことは CO_2 に比べて創傷治癒がかなり早く、一般に色素沈着や瘢痕形成などの副作用のリスクも低いとされているが、実際には凝固層を確認できないために、予定より深くまで蒸散してしまうことがある。最高の臨床結果は、常にリスクと背中合わせであり、なかなか両方を取ることができないのは、リサーフェイシング術も同様である。

実際に治療を行うと（図 1）治療後に必ず皮膚の被覆が必要なこと、上皮化まで 7〜10 日かかること（図 2）、上皮化後も発赤を伴うこと（図 3）、その後長期間の色素沈着を覚悟しなければならず（図 4、5）、ダウンタイムのある治療といえる。

図 1　治療前

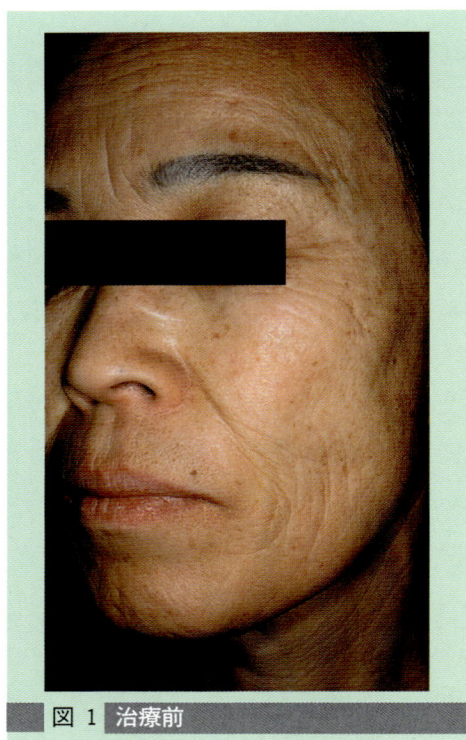

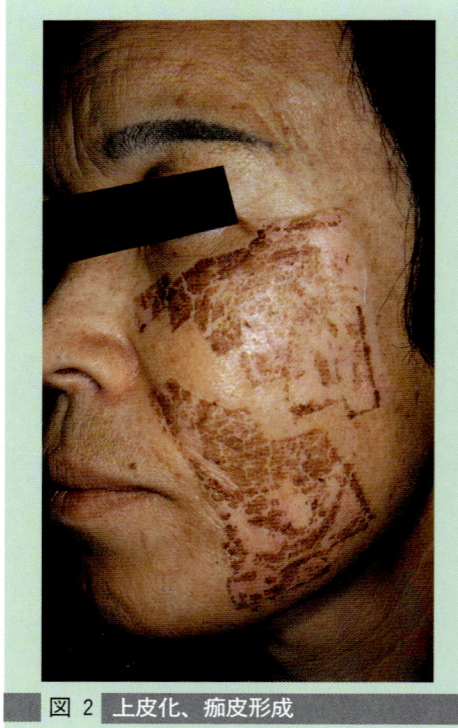

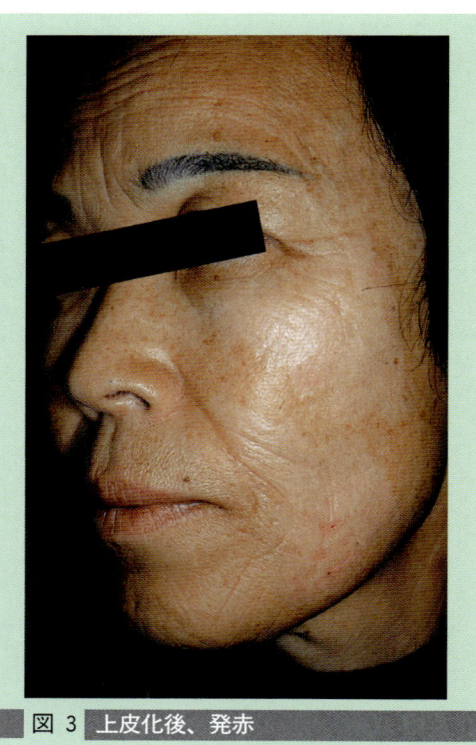

図 2　上皮化、痂皮形成

図 3　上皮化後、発赤

III Facial Rejuvenation

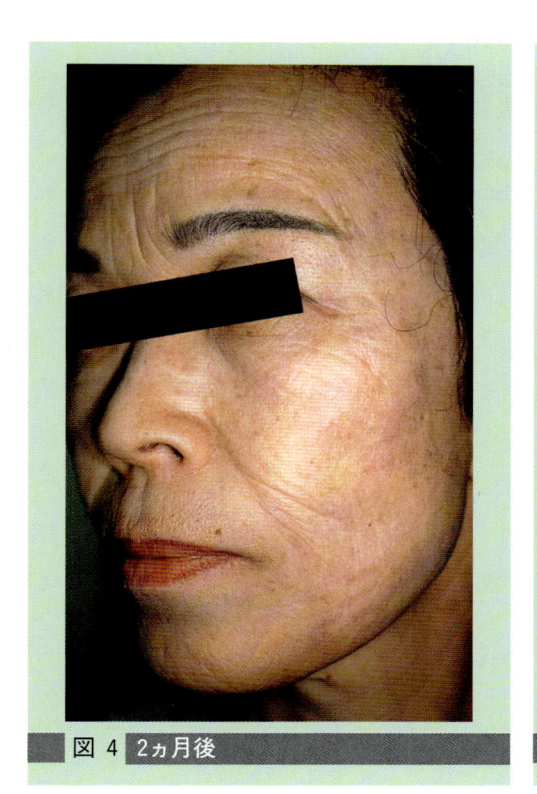

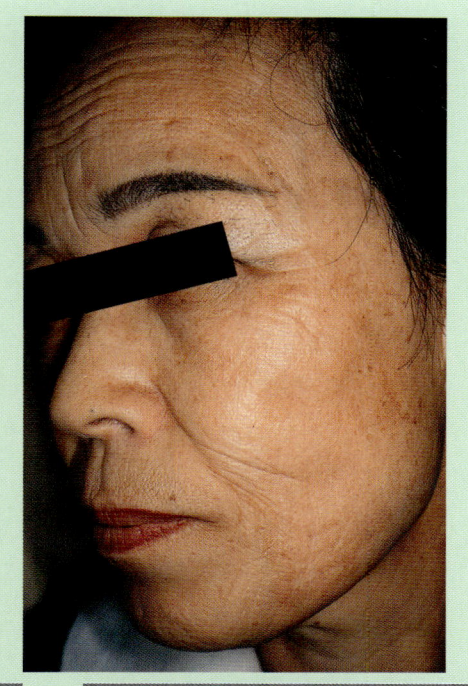

図4 2ヵ月後

図5 8ヵ月後

3　Non-ablative Skin Rejuvenation

　皮膚を蒸散する ablative skin rejuvenation では、治療後のガーゼ被覆が約10日間必要で、上皮化後も発赤と色素沈着が長期間続くため、ダウンタイムの多い治療といえる。そこで、皮膚を蒸散させずにコラーゲンの産生を促し、皮膚のしわ、たるみやアクネスカーを治療しようとしたのが non-ablative skin rejuvenation である。

　この方法は真皮層に光エネルギーを与え、光生物学的活性化といわれる弱い炎症反応を引き起こすことでコラーゲン産生を促そうという理論である。生体組織の光生物学的活性化温度は、36.5〜40℃といわれている。使われる機器は従来からあるパルスレーザーやフラッシュランプ装置を改良したり、表皮を熱傷から守るために冷却装置を追加している。色素レーザー(585 nm・595 nm)、Nd：YAG レーザー(1,064 nm・1,320 nm)、半導体レーザー(980 nm・1,450 nm)、エルビウムグラスレーザー(1,540 nm)、

IPL®タイプのパルスライト（500〜1,200 nm・560〜1,200 nm・530〜730 nm など）などの光治療器が製品化されている。また半導体レーザーを応用した BuffLight™も設置し、症状によって使い分けている。レーザーピーリングもこの範疇に入る。過去には NLite™、Cool Touch™、TERABYTE™、およびパルスライト各種を試みているが、はっきりとした優位性は各製品に見い出せていないのが現状である。文献的にもその有意差はほとんど見い出せない。最近では PDT（photo dynamic therapy）用に開発された高輝度 LED 装置の応用も試みられ効果が期待されている。その作用機序は真皮上層から深層に蛋白変性を起こさない程度の光エネルギーが到達し、血管から各種の化学物質が漏出し創傷治癒機転の過程でコラーゲンやムコ多糖類が増生するというものである。ダウンタイムはないが、1回の照射で結果を出すことはできない。

最近は単独使用ではなく、ビタミン導入法などの組み合わせ治療が必要との報告が増えている。

4 患者の選択

本法を施行するうえで、以下の項目を理解してもらうことが必要である。
①しわとたるみの違い
②コラーゲン産生に時間がかかること（3〜4ヵ月）
③保湿剤、ビタミン C、レチノールなどや遮光剤の必要性
また、効果を過度に期待している患者は適さない。

＜しわの予防＞

サンスクリーン剤の使用は光老化に対して有効と考えられている。皮膚の角質層は身体の内部の水分が蒸発するのを防ぐために必要である。

保湿を維持している成分は以下のとおりである。
①天然保湿因子：アミノ酸乳酸塩、尿素などからなる水様性の成分
②角質細胞間脂質：セラミド、コレステロールからなり角質層の水分を貯留する
③皮脂：皮脂腺より分泌し、汗と混ざってクリーム状になり皮表を覆う

年齢とともに各成分は減少するので、スキンケアを正しく行うことが重要となる。すなわち、皮膚の汚れをよく落とし、保湿効果のある材料（保湿剤）を外用することで、角質に十分な水分を保持させて、小じわを防ぐ。

<代表的な保湿剤>

- ワセリン・親水軟膏：皮脂の代用。べとつくのが難点。
- コラーゲン製剤：定着がよく、皮表を覆う。
- 尿素製剤：角質蛋白の水結合能を増加。
- ムコ多糖類：ヘパリンナトリウム（ヒルドイド®）、ヒアルロン酸。給水力に優れる。

保湿剤は角質層までの水分をコントロールできるが、真皮にまで作用させることはできない。最近はビタミンAやCの研究が進み、レチノール誘導体や持続活性型のビタミンC誘導体が真皮まで浸透し組織修復が期待できる製品が注目されている。

<レチノール、レチノイドとは>

レチノイドはレチノール（ビタミンA）そのものの生物活性をもつ物質である。現在多数の誘導体がつくられている。

- 効能効果：角質層剥離・表皮肥厚・表皮ターンオーバー促進・ムコ多糖類沈着・真皮乳頭層血管新生・コラーゲン産生促進・脂腺機能抑制
- 光老化に対する効果：皮膚の水分量増加・表皮再分化増生
- しわ防止効果
- アクネ・毛嚢過角化に対する効果
- 酒皶(しゅさ)に対する効果
- 色素沈着に対する効果
- 肝斑に対する効果：ハイドロキノンと併用
- 老人性色素斑に対する効果
- 老人性乾皮症に対する効果
- 創傷治癒促進効果
- その他

<副作用>

- 催奇性：過去30年報告なし
- 皮膚の発赤・肥厚
- 接触性皮膚炎後の色素沈着

<ビタミンC>

化学的に安定したビタミンC誘導体（リン酸アスコルビン、アスコルビン酸グルコシ

ド、テトラヘキシルデカン酸アスコルビルなど）がつくられ、皮膚内におけるビタミンCの働きが飛躍的に亢進した。
・効能効果：メラニン生成抑制（チロジナーゼ活性阻害）・コラーゲン産生促進・活性酸素消失・皮脂酸化防止・その他

（久保田潤一郎）

◆参考文献

1) Anderson RR, Parrish A：Selective photothermolysis；precise microsurgery by selective absorption of pulsed radiation. SCIENCE 220：524-527, 1983.
2) Grema H, Greve B, Raulin C：Facial rhytides-subsurfacing or resurfacing?　a review. Laser Surg & Med 32：405-412, 2003.

7 [Ablative Skin Rejuvenation] CO₂レーザー、Er：YAGレーザー

●●●はじめに

　1980年代に入り、Andersonらの選択的光加熱分解（selective photothemolysis）および熱緩和時間（thermal relaxation time）の概念が炭酸ガスレーザー（CO_2レーザー）の改良にも組み込まれ、パルスCO_2発振システムが開発された。このパルス発振のCO_2レーザーによりレーザーリサーフェイシング（laser resurfacing）という新しい手法が現れた。1995年頃より米国では老化した皮膚を均一に剝削することで、凹凸を除去し、さらにコラーゲンやエラスチンなどの線維組織の再構築を起こす効果により、若返り治療の一方法としてレーザーリサーフェイシングを行うようになった。2000年代初めより、筆者はウルトラパルスCO_2レーザーを用いたレーザーリサーフェイシングを積極的に行い、黄色人種に対する治療マニュアル作成および有効性を報告してきた。

　現在、レーザーリサーフェイシングに使用されている装置は、ウルトラパルスおよびスーパーパルスシステムのCO_2レーザー、エルビウム・ヤグレーザー（Er：YAGレーザー）などである。本稿では、ウルトラパルスCO_2レーザーによるリサーフェイシングに関して述べる。

1　スキンリサーフェイシングに使用されるレーザー装置

　現在、レーザーリサーフェイシングには、パルス発振（ウルトラパルスおよびスーパーパルス）のCO_2レーザーとEr：YAGレーザーが使用されている。

1．CO_2レーザーの特徴

　CO_2レーザーは波長10,600 nmのレーザー光を発振し、水に吸収される。1968年に医学用としてPatelらにより連続波CO_2レーザーが開発された。連続波CO_2レーザーは、蒸散能を有し、切開を主とするレーザーメスとして使用された。現在でも皮膚の小腫瘍や疣贅などの治療に使用されている。その後、高エネルギーのパルス発振

図1　UltraPulse 5000 C®（Lumenis 社）

図2　Surg Touch™（Lumenis 社）

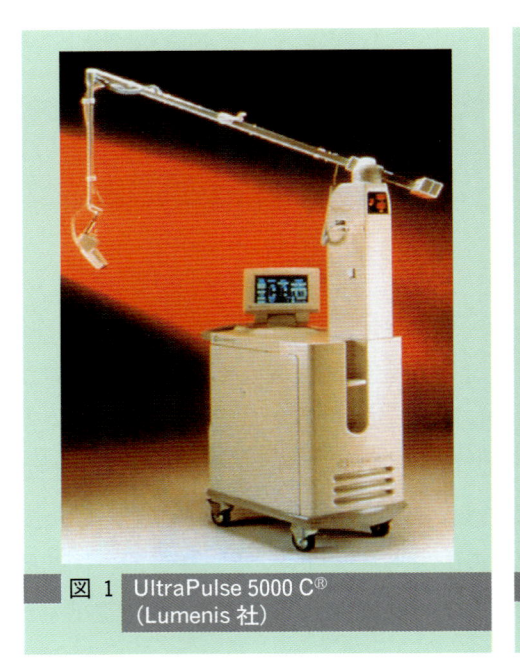

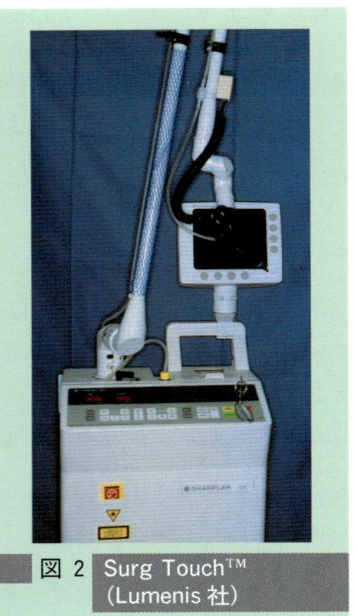

のCO_2レーザーが開発され、皮膚を均一に薄く蒸散できるためスキンリサーフェイシング（skin resurfacing）に使用されている。種々のパルス波CO_2レーザーが販売されているが、中でも、米国 Lumenis（旧 Coherent）社製 UltraPulse 5000 C®（図1）は組織の熱損傷が最も小さく、コンピュータ制御スキャナーが装備されているため、高価で機器が大きいという欠点はあるが、レーザーリサーフェイシングには一番向いている。そのほか、米国 Lumenis 社製 Surg Touch™ のスーパーパルスCO_2レーザー（図2）も、レーザー光がスキャナーでコントロールされ本邦では最近よく使用されている。

2. Er：YAG レーザーの特徴

Er：YAG レーザーは波長 2,940 nm、パルス幅は約 350 μsec であり、水に対する吸収率はCO_2レーザーの 10 倍以上である。CO_2レーザーに比べ、周囲組織への熱損傷が少なく、創傷治癒も早くさらに合併症も少ないが、臨床効果や止血機能はCO_2レーザーよりは劣る。しかし、最近はこの欠点を改善した、米国 Cynosure 社製 CO_3 system® などのような凝固機能がついたレーザーも登場してきている。

● *One point Advice 1* ● ● ●

　レーザーリサーフェイシングには、皮膚面を均一に剥離できるコンピュータ制御が装備された機器がよい。

2　ウルトラパルス CO_2 レーザー装置の特徴

　米国 Lumenis 社製 UltraPulse 5000 C® は、通常の連続波のほかにウルトラパルスといわれる可変式高エネルギーの短パルス波が照射される。パルスエネルギー量は1〜500 mJ/pulse で周波数との調整が可能である。パルス幅が 314 μsec と短いため、照射した周囲に熱が拡散されにくく、熱損傷を起こしにくいのが利点である。

　ハンドピースは4種類あり、手軽に交換ができる。0.2 mm 径と1 mm 径の固定焦点型、3 mm 径の視準ハンドピース(TrueSpot™)、および Lumenis 社(開発当時は Coherent 社)特有の1994年に開発された2.25 mm 径の UltraScan™ CPG(Computed Pattern Generator)の水平照射型である。固定焦点型ハンドピースは蒸散だけでなく、0.2 mm は切開、および切除にも使用され、ウルトラパルスモードで使用すれば、切開と凝固が同時に可能であり、主に眼瞼形成に使用している。水平照射型では、パルスモードのみ使用することができ、組織を均一かつ迅速に蒸散することが可能である。特に CPG はコンピュータ制御によりあらかじめ設定したパターンに則り照射ができる。

　CPG は、
・パターン：照射形状は7種類
・サイズ：スポットの数は9種類
・密度：スポット内の密度は−10〜＋60%であり 10〜30%の密度が最適

以上の3つによりコントロールされる。これにより 550 通り以上の組み合わせが可能であり、照射形が決められる(図3)。

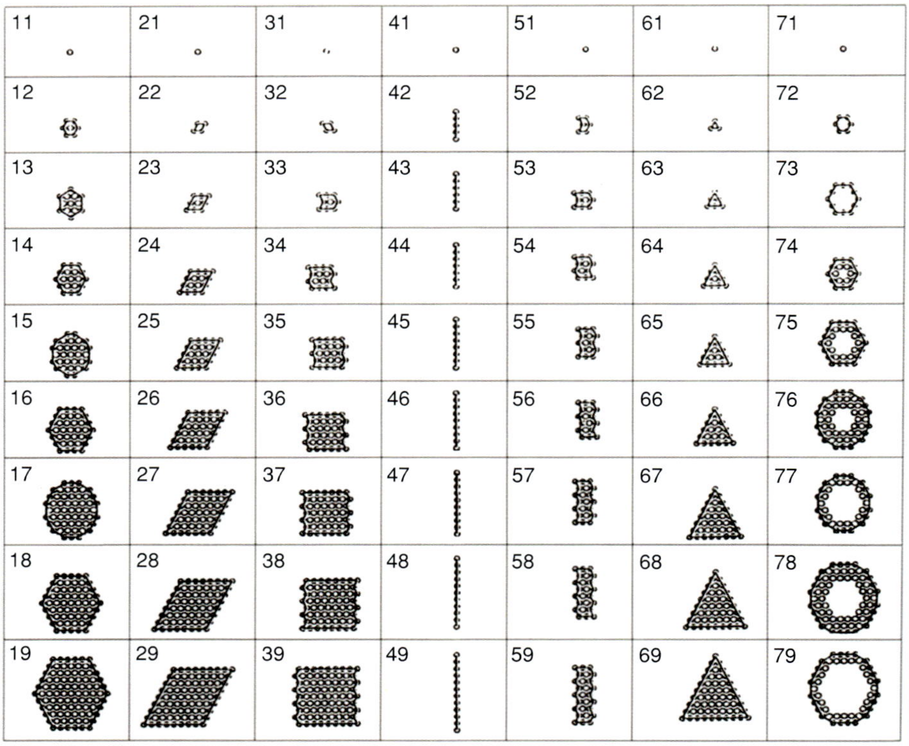

Pattern Density Number	1	2	3	4	5	6	7	8	9
Pattern Density Percentage	－10%	0%	10%	20%	30%	35%	40%	50%	60%
Available Pattern Sizes	1〜5	1〜6	1〜7	1〜8	1〜9	1〜9	1〜9	1〜9	1〜9

図3 ウルトラパルス CO_2 レーザーの CPG Scan のパターンと密度

3 患者の選択および術前の評価

　レーザーリサーフェイシングは、しわやたるみなどの aging face、瘢痕修正（痤瘡後瘢痕、外傷後瘢痕）、刺青（太田母斑に施行された白色刺青など）、また腫瘤性病変への適応として脂漏性角化症、青年性疣贅、汗管腫、表皮母斑などの症例に行っている。特に、しわに関しては、lifting 手術では改善の低い上口唇部および眉間部や下眼瞼の細かいしわ、また、脂漏性角化症を合併した光老化の治療にはよい適応である。

　逆に、アトピー性皮膚炎などの皮膚疾患がある場合は禁忌であり、ヘルペスなどのウ

III Facial Rejuvenation

表1 New japanese skin type：山下のスキンタイプ（YST）分類

skin type	皮膚色	紫外線曝露による変化	頻度（1万人女性）
YST 1型	桃白色	赤くなる、黒くならない	14.2%
YST 2型	黄白色	赤くなってから黒くなる	56.4%
YST 3型	薄褐色	少し赤くなってから黒くなる	22.4%
YST 4型	茶褐色	すぐに黒くなる、赤くならない	7.0%

＊アレルギー患者には、末尾にスモールaをつける（YST 1 a）。a：14.7%

イルス性皮膚疾患の既往がある場合は慎重に対処すべきである。

　術前、患者には治療効果、術後の皮膚の状態、治癒過程、照射後の色素沈着などの副作用の説明を十分に行っている。術後の色素沈着の予測は、色素性疾患のレーザー治療と同様に、スキンタイプを参考にしている。現在はFitzpatrickおよび佐藤の分類を参考にし、患者1万人のスキンタイプをもとに作成した筆者のスキンタイプ（YST分類、**表1**）を使用している。初診時に必ず分類を行い、合併症の予測を行っている。患者選択に対し重要なことは、合併症の程度、持続期間を患者が受け入れられるかどうかを医師側が判断することである。

● ● ● *Attention* ● ● ●

　Non-ablativeでダウンタイムの少ない治療が主流の現状では、より慎重で十分なインフォームド・コンセントが必要である。

4 治療の実際

1．レーザー前療法

　レーザー治療の4週間前より、朝には1%コウジ酸クリーム（院内製剤）を、就寝時には4%ハイドロキノン＋0.025%トレチノイン酸＋0.05%デゾネート含有クリーム（HQRAクリーム®：Shantel Irradiance社）を外用させる。さらに、直射日光に当たることを禁止し、日焼け止めクリームを化粧の下地に使用させる。

2．レーザー照射法

　脂漏性角化症などの小腫瘤に対しては、蒸散用3mm径視準ハンドピースを使用し、ウルトラパルスモード350〜500mJで照射する。

　Facial rejuvenation目的のしわに対する治療は、主にCPGを使用し、パルスエネルギー200〜400mJ、周波数150〜200Hz、pattern density 0〜30％で、2〜5回の照射を行っている。下顎部は、過度の照射により肥厚性瘢痕を生じやすい。座位で、下顎下縁のマーキングを行い、他の部位より照射エネルギーを低く設定し、慎重に照射しなければならない。照射時には患者眼球保護のため、鉛製のアイシールドを用いレーザー光から眼球を保護している。また、照射部周囲や顔面周囲の覆布は生理食塩水で濡らし、レーザー光が可燃性物の表面に当たっても引火しないように予防する。レーザー照射によって生じる煙、皮膚屑などの吸引は、排煙装置（VERSAVAC™：Stackhouse社製）を用いて行っている。1回目の照射で表皮を除去するが、ウルトラパルスCO_2レーザーのガイドラインより（図4）、50〜100mJエネルギーを上げた方が、より効果が得られる。レーザーを照射すると表皮の水分が反応し、乾燥した白い皮膚屑が表面に残るが、これを生理食塩水を含ませたガーゼで完全に拭き取った後、乾いたガーゼで表面の水分を十分に拭う。CO_2レーザーは水分に反応するため、表面が濡れていると、レーザー光が皮膚表面で吸収されてしまうのが注意する点である。

　その後、同じ手技を繰り返して行うが、エネルギーは皮膚の反応により、適宜変更させる。

　照射後は10分間、冷水を湿らせたガーゼでクーリングを行い、十分に水分を拭き取った後ドレッシングを行う。筆者はLASER SITE™などで閉鎖療法を行っている。

● *One point Advice 2* ● ● ●
　このレーザー治療で唯一難しい点は、照射回数であり、浅いと効果はなく、深いと瘢痕を生じる可能性がある。エンドポイントの見極め方が最も重要である。

III Facial Rejuvenation

Forehead #1

CPG	mj	hertz	#Pass
	300	200	1〜3
	Patt#	Size	Den#
	3	6〜9	1〜5
T/Spot	mj	hertz	#Pass
	350	4〜8	1〜3

Periorbital #2〜3

CPG	mj	hertz	#Pass
	200	200	1〜2
	mj	hertz	#Pass
	3	3〜5	1〜3
CPG	mj	hertz	#Pass
	250	4〜8	1〜2

Nose #8

CPG	mj	hertz	#Pass
	200	200	1〜3
	Patt#	Size	Den#
	3	6〜9	1〜5
CPG	mj	hertz	#Pass
	350	4〜8	1〜3

Upper Eyelids #2〜3

CPG	mj	hertz	#Pass
	200	200	1
	Patt#	Size	Den#
	3	5	1〜3
CPG	mj	hertz	#Pass
	250	4〜8	1

Cheeks #6〜7

CPG	mj	hertz	#Pass
	300	200	1〜3
	Patt#	Size	Den#
	3	6〜9	1〜5
T/Spot	mj	hertz	#Pass
	350	4〜8	1〜3

Periorbital #2〜3

CPG	mj	hertz	#Pass
	300	200	1〜3
	mj	hertz	#Pass
	3	4〜7	1〜5
CPG	mj	hertz	#Pass
	350	4〜8	1〜3

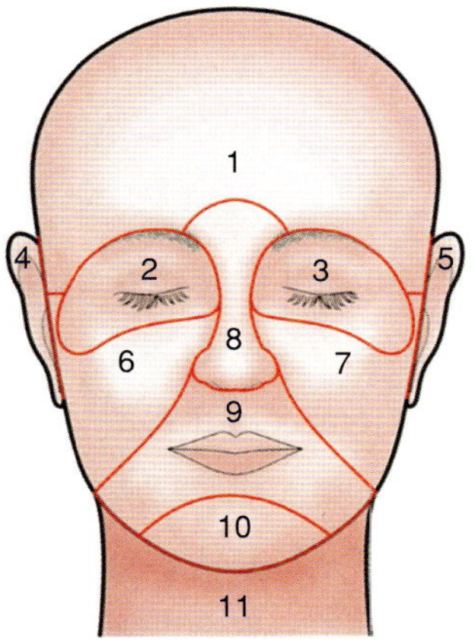

図4 ウルトラパルス CO_2 レーザーのガイドライン
(Roberts TL：UltraPulse 5000 C resurfacing parameters；Basic guideline より引用)

3．レーザー後療法

　顔面全体の治療時に被覆したLASER SITE™は、術後7日目で除去するが、新生表皮が薄いためドレッシング材に固着し、除去時にともに剝がれる場合がある。このため最近では、術後10日目以降に除去している。下眼瞼、眉間部に関しては、術後4日目に来院させ、ガーゼ交換を行う。術後5日目より、自己ケアを指導する。当初は、下眼瞼もLASER SITE™を用いていたが、流涙により剝がれやすくなったり、滲出液の貯留の不快感、眼瞼縁に痂皮が癒着し視野が障害されたり、眼瞼を動かすことにより痛みを生じる症例があったため、現在ではシリコンガーゼを使用している。LASER SITE™、シリコンガーゼ除去後は、副腎皮質ホルモン混合剤(リンデロンVG® 軟膏)とビタミンA外用剤(ザーネ®)を混合したものを塗布し、術後14日目からは、朝はザーネ® とヘパリン類似物質(ヒルドイド®)混合剤、夜は1％コウジ酸ク

リームを使用している。また、昼間は紫外線防御のために術前同様に、サンプロテクションクリーム® を下地に使用し、化粧をするように指導している。術後 28 日目からは 4％ハイドロキノン＋0.025％トレチノイン酸＋0.05％デゾネート含有クリームを使用することを基本としているが、症例により随時変えている。

5 合併症

　レーザーリサーフェイシングの合併症として、紅斑、毛細血管拡張、稗粒腫、色素沈着、色素脱失、瘢痕、創感染（ヘルペス、黄色ブドウ球菌）などが起こる可能性がある。最も問題なのは、黄色人種の場合は炎症後色素沈着であり、程度の差はあるが高頻度（60〜70％）に出現する。多くの症例は術後 1 ヵ月までは、照射部は赤く、その後色素沈着が出現する。しかし、術後の適切な処置により 1〜2 ヵ月で消退傾向を認める。重度な色素沈着を起こした症例でも照射後 3 ヵ月頃より、消退し始め、1 年で残存している症例はない。紅斑はほぼ全例に生じ、1 年以上継続する症例もある。レーザー前および後療法は重要であり、特に紫外線防御を怠ってはならない。瘢痕の経験はないが、過度の照射、下顎下縁の照射には注意が必要である。

● *Free space* ● ● ●

Ⅲ Facial Rejuvenation

＜症　例＞

　54歳、女性。顔面の老化、前頭部の除皺目的に来院した（図5-A）。1ヵ月半の前療法後、CPGを用いて、400 mJ/pulse、350 mJ/pulse、300 mJ/pulseで前頭部に計3回の照射を行った（図5-B）。術後1週間では、表皮化は完了していない（図5-C）。術後1ヵ月に色素沈着が出現したが（図5-D）、後療法により術後2ヵ月で消退した。術後6ヵ月、経過は良好である（図5-E）。

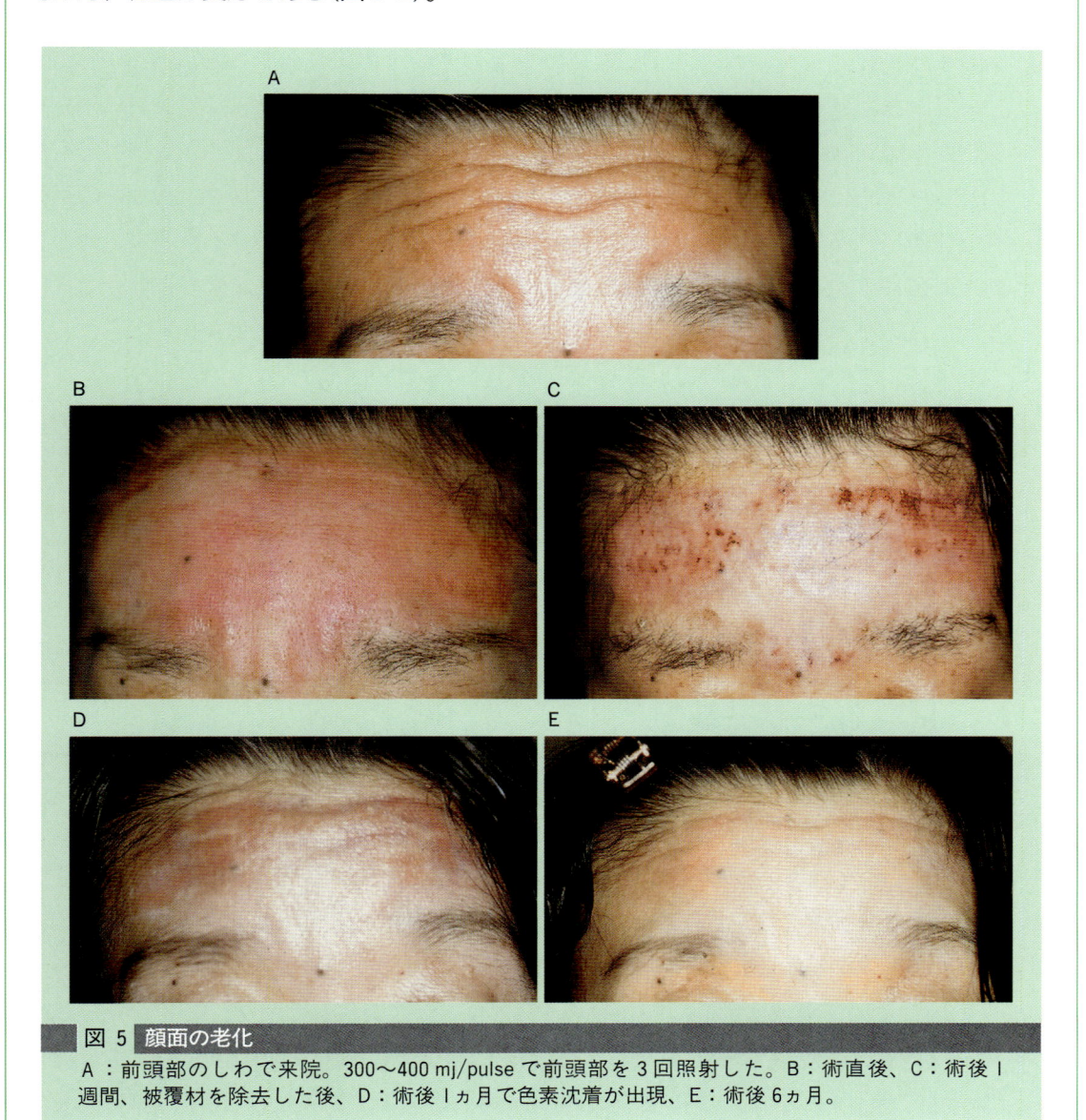

図5　顔面の老化
　A：前頭部のしわで来院。300〜400 mj/pulseで前頭部を3回照射した。B：術直後、C：術後1週間、被覆材を除去した後、D：術後1ヵ月で色素沈着が出現、E：術後6ヵ月。

（山下理絵）

8 [Non-ablative Skin Rejuvenation] Cool Touch™(ロングパルス Nd：YAG レーザー)

●●● はじめに

　レーザーを使用したアンチエイジング治療は、1989年にDavidが連続波の炭酸ガスレーザー（CO_2レーザー）を用いたのが始まりで、その後パルス発振タイプのCO_2レーザーおよびEr：YAGレーザーが開発されてからは、アンチエイジングに対する報告が米国では数多くされた。筆者は本邦においてウルトラパルスCO_2レーザーを用いたレーザーリサーフェイシングを行い、ablative skin rejuvenationの有効性を報告してきた。しかし、十分な効果が得られる反面、ダウンタイムが長く、患者に対する侵襲が大きかったため、治療選択、患者選択を慎重に行う必要があった。2000年代に入ると、患者のニーズとともにそれまで効果に重点をおいていた治療から、リスクが低く、ダウンタイムの短い方法へと移り、レーザー開発もablationをしなくても同様な効果が得られる方法へと移行した。現在、レーザー以外にも光、ラジオ波および赤外線などの多種のnon-ablative治療機器が開発され使用されているが、rejuvination目的に一番初めに開発され、本邦で使用されたのがCool Touch™である。本稿では、Cool Touch™を使用したnon-ablative skin rejuvenationに関して述べる。

1　レーザー装置

　Cool Touch™は米国Laser Aesthetics社製で、波長1,320 nmのロングパルスNd：YAGレーザーである（図1）。レーザーのハンドピースに、冷却ガス装置および皮膚表面温度センサーがつき一体となっている。1999年11月より本邦で使用開始されている初代Cool Touch™（Cool Touch™ 1）は、エネルギー密度は20～36 J/cm^2、照射時間は30 msec、スポットサイズは5 mmで、レーザー機器もスマートで、電源は100 Vである。その後、2001年2月にバージョンアップされたCool Touch™ 2は、フルエンス（エネルギー密度）は10～44 J/cm^2、照射時間は20～30 msec、そしてスポットサイズが10 mmと大きくなり治療時間も短縮された。しかし、器械が少し大きくなり電源が200 Vとなった（表1）。いずれの装置も冷却装置

表 1　Cool Touch™

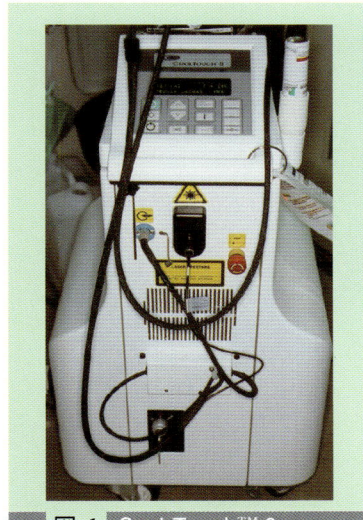

	Cool Touch™ 1	Cool Touch™ 2
フルエンス	20〜36 J/cm^2	10〜44 J/cm^2
照射時間	30 msec	20〜30 msec
冷却時間	20〜40 msec	30 msec
スポットサイズ	5 mm	10 mm
皮膚温度	46〜48℃	42〜44℃
電源	100 V	200 V

図 1　Cool Touch™ 2

が装備されているが、冷却パターンは 3 タイプある。

①プレクーリング：フットスイッチを踏むとレーザー照射前に冷却ガスが吹き出し、冷却時間は 10〜95 msec と可変式だが、装置をオンにしたときには、30 msec に設定され、一般的にはこれで使用することが多い。そして、10 msec 後にレーザーが照射される。

②ポストクーリング：フットスイッチを踏むと、レーザーが 20 msec 照射され、その後冷却ガスが 30 msec 吹き出す。

③ミッドクーリング：照射中のクーリングが可能になり、冷却時間は 5 msec である。Cool Touch™ 1 はプレクーリングのみ、Cool Touch™ 2 は、プレおよびポストクーリングのいずれかを選択することができ、ミッドクーリングは最近発売された Cool Touch™ 3 に装備されている。冷却ガスの目的は、表皮の保護である。Non-ablative レーザーは、表皮剝離を起こさないよう、表皮にダメージを与えずに、真皮に炎症反応を起こさなければならない。冷却ガスにより、一時的に皮膚を冷却し表皮に損傷を与えず、真皮乳頭層および網状層上層の線維芽細胞に働きかけコラーゲンの産生を増加させることを目的としたレーザーである。このため、冷却ガスの働きは重要である。種々の冷却パターンがあり、ガイドラインで推奨されている冷却パターンはあるが（表 2）、筆者は現在、Cool Touch™ 2 を使用し、プレクーリングだけで治療を行うことが多い。

表 2　Cool Touch™ 2 の出力設定の目安とクーリングの選択のガイドライン	
プレクーリング設定の目安	ポストクーリング設定の目安
適　　応　アクネスカー、傷あとなど 表皮温度　44〜48℃ 冷　　却　30 msec（推奨） 照射出力　治療開始時の表皮温度を参考にし照射出力を設定 （10〜24 J/cm² で使用可能）	適　　応　しわ、肌質の改善など 表皮温度　約 40〜42℃ 冷　　却　30 msec 照射出力　治療開始時の表皮温度を参考にし照射出力を設定 （10〜20 J/cm² で使用可能）

- しわ、肌質の改善など：プレ/ポスト/ポスト
- アクネスカー、傷あとなど：プレ/プレ/ポスト
- 毛孔の改善：プレ（18 J/cm²、25 msec）/ポスト（16 J/cm²）/ポスト（16 J/cm²）

2　適応疾患

　Cool Touch™ は non-ablative skin rejuvenation の機器として使用しているが、治療の適応は、眼瞼周囲や鼻唇溝のしわなどのアンチエイジング治療、膿疱期や赤色瘢痕期のにきび治療、そして白色円形の陥凹性瘢痕（水痘痕や CO_2 レーザーによる母斑の治療後の瘢痕）などである。

　また、にきびとは異なるが、顔面の慢性膿皮症なども筆者の中では適応疾患となりつつある。逆に、発売当初に適応とされていた妊娠線や白色線状瘢痕に対しては、有効な結果が得られなかった。

3　治療の実際

1．インフォームド・コンセント

　Ablative、non-ablative レーザー治療の相違点を説明する（**表 3**）。多くの患者は過大評価していることがあるため、non-ablative レーザーは、しわ取りのレーザーではなく、真皮に炎症を起こしコラーゲンを増生するレーザーであることを説明する。したがってコラーゲンが増えることにより、しわが目立たなくなることもあるが、目に見える効果が得られないこともあること、そして個人差が大きいことも話してお

III Facial Rejuvenation

表 3 Ablative、Non-ablative の比較

	Ablative	Non-ablative
術前処置	必要	必要
麻酔	必要	不要（眼周囲は必要）
術後 dressing	必要	不要
ダウンタイム	長い	短い
効果	あり (80%)	あり (20〜30%)
副作用（紅斑、色素沈着）	多い	少ない

く。また、non-ablative レーザーは、1回で効果が得られず、定期的に、6〜8回の治療が必要であることを説明する。患者側の利点として、皮膚剥離が起こらず、ガーゼ、テープ保護の必要がなく、さらにレーザー照射後、すぐに化粧ができることがある。

● ***Attention 1*** ● 治療前の注意点 ● ●

①必ず洗顔を行い、化粧や汚れをよく落とし、治療部位を清潔にする。

②麻酔：他機種と比較して、疼痛を伴うことがあるため、必要に応じて局所麻酔剤を使用し、治療に備える（リドカイン含有テープやクリームが有効である）。

③目の保護：レーザー照射室にいる医師、スタッフ、患者などすべての人は目の保護のために、専用保護メガネやアイガードを使用する。

④ハンドピースが汚れていると、皮膚表面温度の測定ができずに、照射出力を誤った設定にしてしまう危険性があるので、治療前にハンドピースの温度センサー、レーザー出力部分を綿棒を用いて清掃する。

⑤線維形成および萎縮性の傷あとの照射出力と表皮温度は低めに設定する。

⑥Cool Touch™ 2 の場合は、プレクーリング、またはポストクーリングを設定する。

2. 照射方法

照射前に皮膚表面温度を計測し、テスト照射を行い、照射出力を決定する。照射後の皮膚表面温度が表示されるので、45℃以上にならないことを確認し、照射出力を設定する。初回照射時は、皮膚表面温度により出力を変更する。1回の治療で、2〜4パスの照射を行っているが、皮膚の状態を観察しながら施行することが重要である。

● ***Attention 2*** ● 治療中の注意点 ● ●

①重ねて照射すると、皮膚を熱し過ぎて、熱傷を起こす危険性があるので、オーバーラップしないように照射を行う。

②冷却ガスが同じ場所に続けて当たるのを避けるために、ハンドピースの進む方向と、冷却ガスの出る方向が直角になるようにする。同じ場所に何度も冷却ガスを噴射すると凍傷を生じることがある。凍傷も痂皮形成を起こすので、冷却ガスの吹き出し状態や液体が溜まらないかにも注意が必要である(図2)。

③疼痛のため、患者が急に動くことがあるので、助手は頭を固定する(図3)。

④眼瞼周囲の治療は、冷却ガスが眼に入らないように、冷却ガスの吹き出し方向に注意し、ハンドピースを持ち変え、方向を変える(図4)。

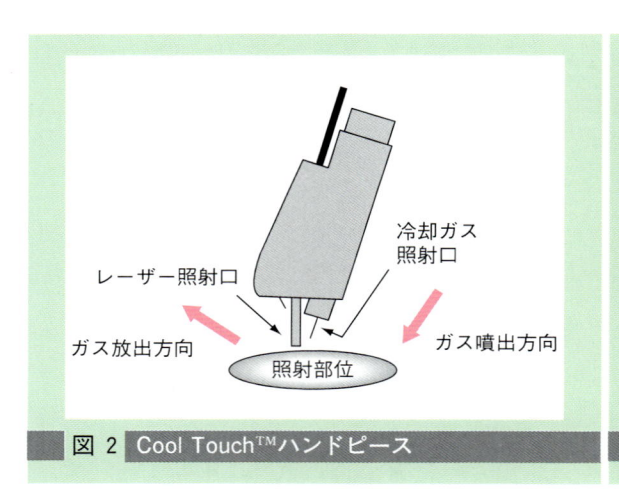

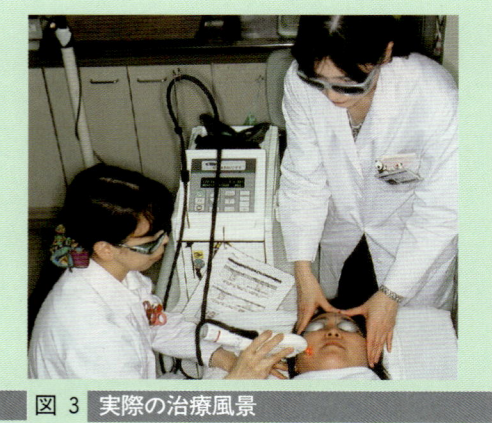

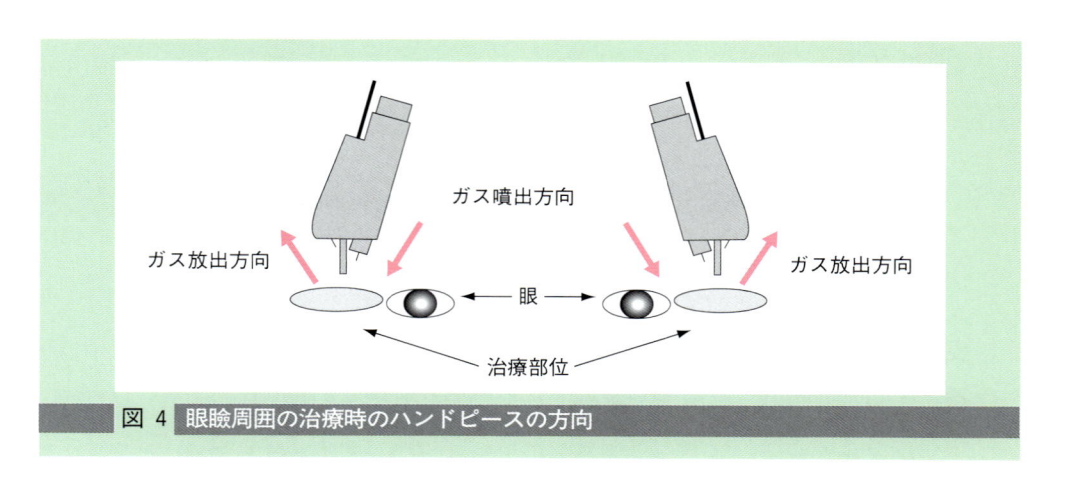

図2 Cool Touch™ハンドピース

図3 実際の治療風景

図4 眼瞼周囲の治療時のハンドピースの方向

3．治療間隔、治療回数

レーザー照射間隔は、3～5週ごとに、計6～8回のレーザー照射を行い、その時点で、その後の治療継続に関して患者と話し合う。

4 合併症

Cool Touch™は、non-ablativeレーザーであり、ダウンタイムはほとんどなく、照射後すぐに化粧をすることも可能である。

❶ 熱傷、凍傷

Cool Touch™2になってからは、ほとんど起こらなくなったが、熱傷による水疱形成を生じることもある。Non-ablativeレーザー治療では、合併症は後で生じる。

❷ 色素沈着、肝斑の色素増強

Cool Touch™1では、肝斑の増強症例があったが、現在はほとんどない。照射後は、クーリングし紫外線対策をしてもらう。

● *Free space* ● ● ●

5 症例

<症例1>
　62歳、女性。下眼瞼、外眼角のしわを主訴に来院(**図5-A**)。Cool Touch™ 1および2で、4週ごとに6回照射した(**図5-B**)。

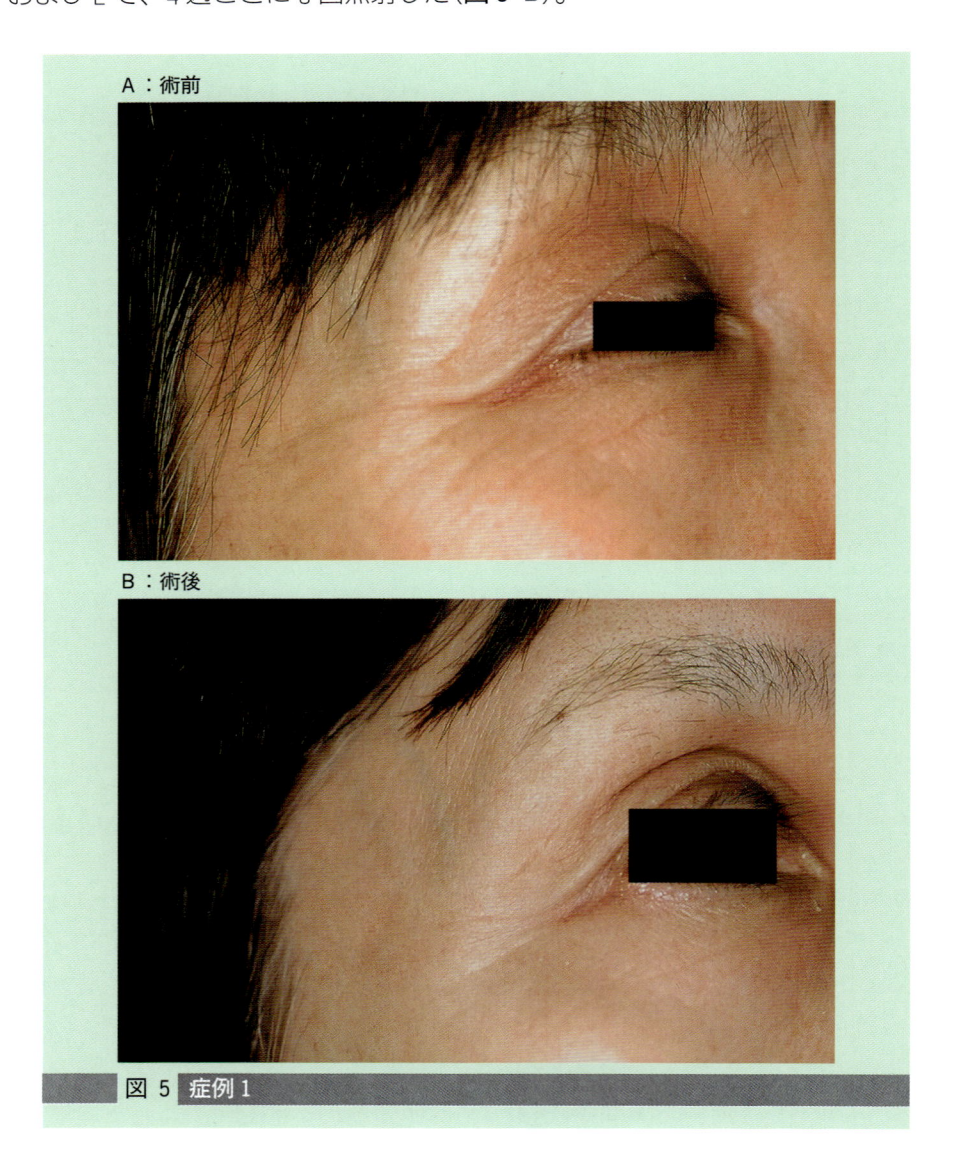

図5 症例1
A：術前
B：術後

＜症例2＞
　26歳、女性。にきび痕、赤みを主訴に来院(図6-A)。他院でケミカルピーリングを行っていたが変わりなかった。Cool Touch™1で、3週ごとに4回治療した。2回目より有効性が認められた(図6-B)。

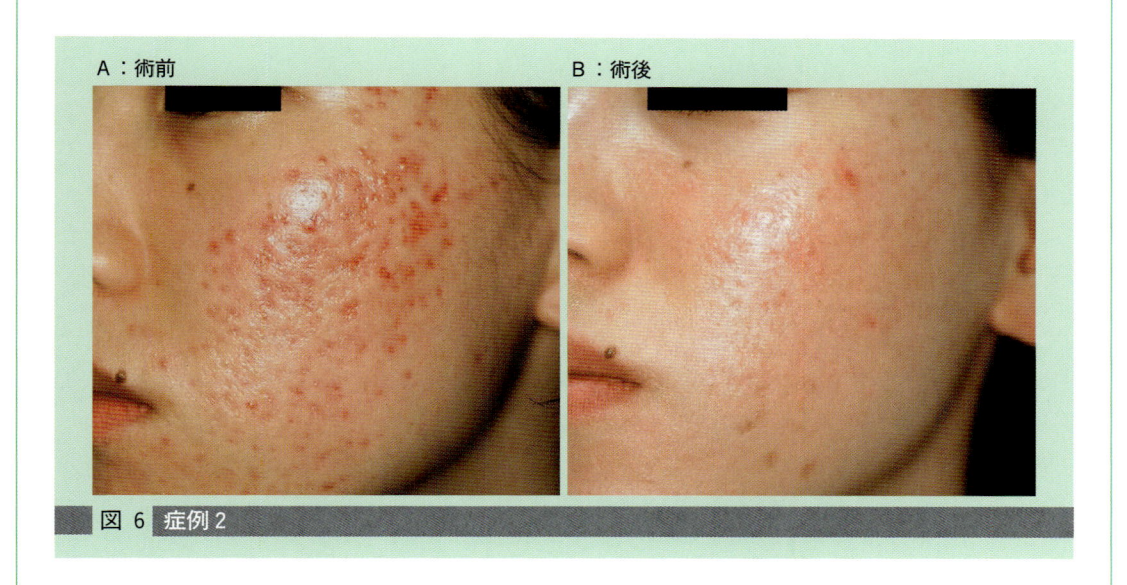

図6 症例2
A：術前　　B：術後

おわりに

　Non-ablativeレーザー全体的にいえることは、評価が難しいということである。しかし、患者の満足を得ることができる治療機器は結局は残るものと筆者は考えている。Cool Touch™治療で、有効性を自身で認めている患者たちは、定期的に治療を継続している。単独治療で有効性を認めない場合は、併用療法を行い、治療費に見合った患者の満足度を得ることが、医師の技量であり、non-ablative治療の成功の秘訣である。

（山下理絵）

9 [Non-ablative Skin Rejuvenation] NLite™(パルスダイレーザー)

はじめに

　アンチエイジング治療においてレーザー治療が果たす役割は、色素性皮膚病変(いわゆるシミなど)に対する治療と、皮膚のテクスチャー改善治療とに大別することができる。NLite™はこのうち後者の役割を担うレーザー治療と定義される。

　真皮内のコラーゲンは、加齢につれて減少、変質する。これが皮膚のテクスチャー悪化の原因の１つとなる。NLite™は、真皮内の小血管に熱刺激を加えて炎症反応を惹起することでコラーゲン生成を促進して、皮膚のテクスチャーを改善する。これは、すべての創傷治癒反応が血管周囲における炎症細胞浸潤をその起点としていることを勘案すると、理にかなった治療法であるといえよう。

　皮膚のテクスチャー改善治療は、１回すればそれでおしまいというものではなく、必要に応じて継続して行う必要がある。したがって治療に際しては、照射に伴う疼痛が最小限で、決して後遺症を生じないことが必要条件となる。NLite™はこれらの条件を満たす治療法であると考えられ、本稿ではアンチエイジング治療における本装置の効果的な活用法を紹介する。

1 NLite™とは

1. 原理

　NLite™は発振波長585 nmを有するlow fluence色素レーザーである。time durationは350 μsecであり、皮膚のテクスチャー改善には2.0～3.0 J/cm²程度のエネルギー密度で照射が行われる。末梢血管拡張症の改善目的ではこれより強めの4.0 J/cm²以上の出力設定で照射を行う。

　この帯域の照射光のchromophoreは赤色のヘモグロビンである。レーザー光の照射によって真皮乳頭層の小血管内の赤血球が発熱して血管内皮細胞を傷害する。この血管壁損傷の創傷治癒機転において産生されるPDGFやTGF-βなどのサイトカイ

ンの作用によって血管周囲の線維芽細胞のコラーゲン産生能が亢進する。新たに産生されたコラーゲンの沈着により、紫外線曝露や加齢変化によって菲薄化した真皮が肥厚して、皮膚のテクスチャーが改善する。実際にレーザーを皮膚に照射した後、皮膚にどのような組織学的変化が生じるのかについて次に述べる。

2．照射部位に生じる組織学的変化

　前腕部にNLite™を照射して、その前後の組織像を検討した。頸部、体幹、四肢などに照射した場合は、これらの部位の皮膚血流速度が顔面部に比べて遅く、放熱効果が低いため、照射部位に一致して数日間発赤がみられることがある（図1-A）。これは血管外に漏出した赤血球による紫斑であるが、1週間後にはほぼ消退する（図1-B）。主な治療エリアとなる顔面部においては、発赤がみられることはほとんどない。図2は、照射24時間後のHE像である。間質に浮腫傾向はあるものの表皮剥脱などはなく、皮膚構造は正常に保たれている。しかし強拡大像では、真皮乳頭層から中層にかけての血管壁にフィブリノイド変性がみられ、血管周囲に好酸球、肥満細胞浸潤が観察された。照射1週間後では、血管壁の変性像はみられなくなるが、Elastica-van Gieson染色において、真皮乳頭層の細かい弾性線維が太い膠原線維に置換された像が観察された。照射1ヵ月後では、真皮上〜中層の膠原線維が豊富となり、相対的に同部の血管密度が減少していた（図3）。

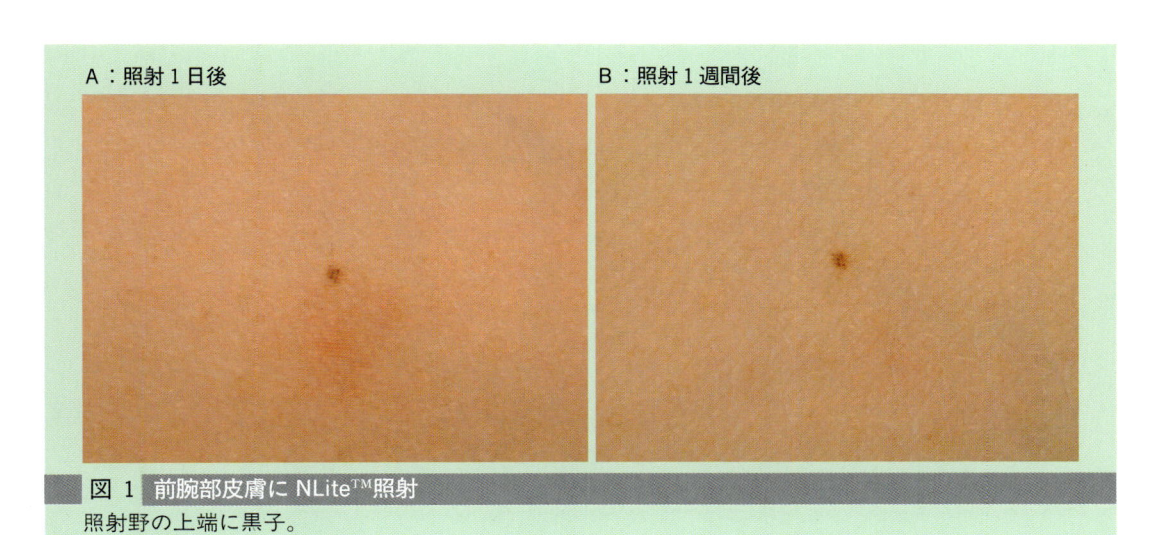

図1　前腕部皮膚にNLite™照射
照射野の上端に黒子。

A：HE像（弱拡大）

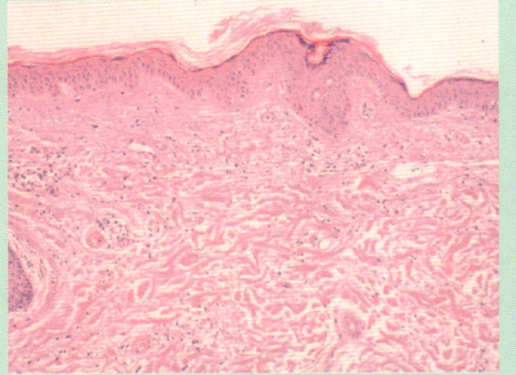

B：強拡大像

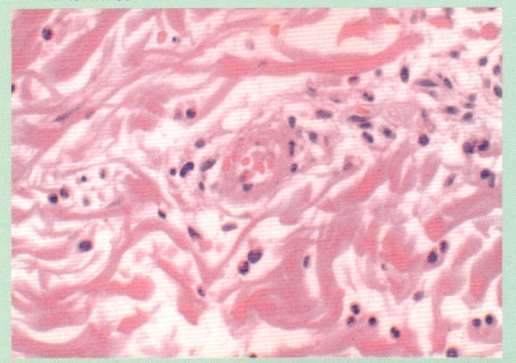

図2 照射24時間後
間質構造に大きな変化はないが、強拡大像で、血管壁のフィブリノイド変性および赤血球の血管外への漏出、炎症細胞浸潤がみられる。

A：照射24時間後

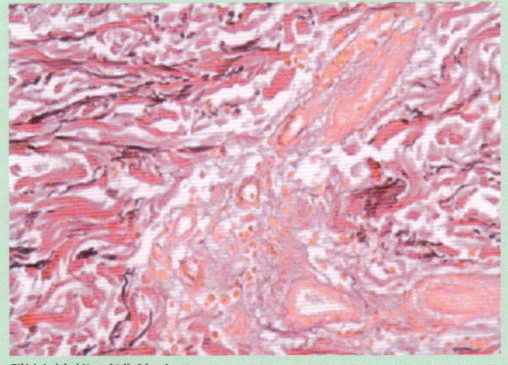

弾性線維が濃染する。

B：照射1週間後

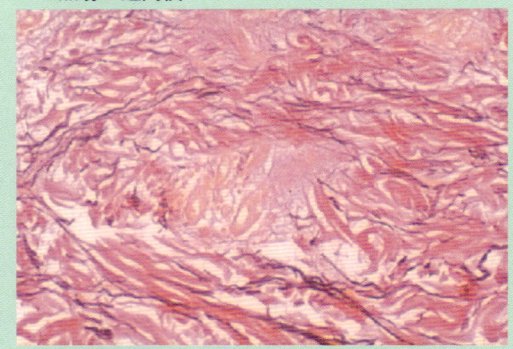

淡染する膠原線維が増殖し、相対的に弾性線維の比率が低くなっている。

C：照射1ヵ月後

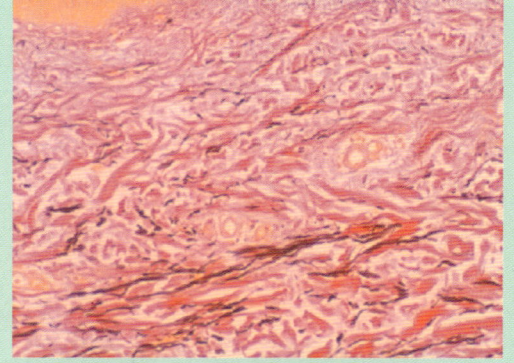

間質が豊富となり、血管密度が減少している。

図3 Elastica-van Gieson染色

2　治療の実際

1．NLite™治療に適した症例の選択

　NLite™の治療効果を上げるうえで最も重要なことは、本治療に適した症例を選択することである。本法の主たる治療効果は皮膚のテクスチャー改善であり、眼瞼周囲や口周囲の小じわがよい適応となる。特に、ボトックス®で修正のきかない下眼瞼や、上・下口唇部の細かい縮緬状の小じわには本法が第一選択となり得る。また、ほかに適当な治療法のない、皮膚線条もよい適応となる。

2．照射前治療

　余剰角質の除去や美白を目的としたトレチノインやハイドロキノンの外用、ケミカルピーリング、マイクロダームアブレージョンなどは、NLite™レーザー光の真皮乳頭層への浸透性を高めると考えられ、照射前治療として積極的に併用して差し支えない。但し炎症などによる発赤が残存している状態でのNLite™照射は避ける。

> ● **Attention 1** ● ● ●
> 　以下の点について事前にインフォームド・コンセントをとっておく。
> 　①真皮コラーゲンは確実に増殖するが、すべての症例で外観が劇的に改善するものではない。
> 　②部位によっては他療法（ボトックス®、ヒアルロン酸など）の併用で相乗効果が期待できる。余剰皮膚が生じている症例では手術療法が適応となる。
> 　③顔面以外の部位では、照射後数日間発赤が残ることがある。
> 　④効果の出現には数週間かかり、効果の持続は6ヵ月～1年程度と考えられる。

3．照射時の注意

　照射に際しては、皮膚面を十分に洗浄してファンデーションや化粧品などを完全に除

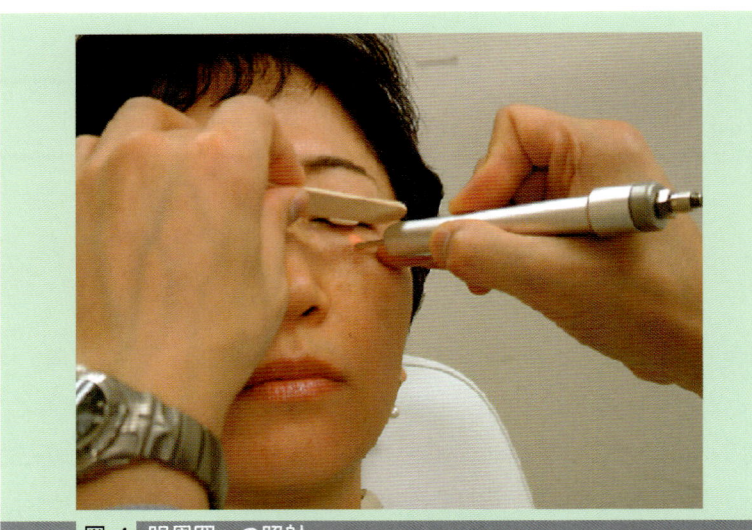

図 4 眼周囲への照射
眼周囲では十分な遮光が必要である。保護用コンタクトレンズを装用させ、睫毛が焼けないように舌圧子などで圧排する。

去する。実際の照射を行う前に、耳前部などの比較的目立たない部位でテスト照射を行う。数分間観察した後、発赤が出現しない範囲でなるべく強いエネルギー（2.0～3.0 J/cm²程度）で照射を行う。照射野は直径7 mmの円形であるが、少しずつオーバーラップさせるようにして、2パス照射する。眼瞼周囲はNLite™が最も効果的かつ頻用される部位であり、白色のシリコン製保護用コンタクトレンズの装着は必須である（図4）。至適エネルギーで照射が行われると、照射直後から0.1～0.2秒間程度、血管れん縮によって皮膚色が青色がかってみえるblue phenomenonがみられることがある。これは色素の少ない白色人種では確認しやすいが、一般的な日本人では確認しづらい。血管の豊富な赤唇に照射すると容易に確認される。

照射後は、局所の冷却はせず、外用薬なども用いない。

● *Attention 2* ● ● ●

①照射前によく洗顔して化粧を十分に落としておく。実際にはこれが守られていないことが多い。

②照射前後は消炎剤、抗アレルギー剤の使用を控える（照射前1週間、照射後1ヵ月）。

③眼周囲では遮光に十分注意して、遮光用コンタクトレンズを装用させる。

④照射後の冷却、消炎を目的とした外用は行わない。

4．照射後療法

　治療前後における消炎剤および抗アレルギー剤の内服は、本法が炎症反応を利用した治療法であることを勘案すると、避けるべきである。照射1ヵ月後に効果を判定し、必要に応じて再度照射する。良好な反応が得られた場合、治療効果は通常6ヵ月〜1年間持続する。

　表情筋の作用によって生じる深いしわや、余剰皮膚が存在するような症例では、他の治療法との併用が効果的である。外眼角部においては、ボトックス®で表情筋の動きを抑えつつ、NLite™を用いてテクスチャーを改善すると効果的である。下眼瞼皮膚のテクスチャー改善にはNLite™照射が第一選択となり得るが、余剰皮膚が存在する場合は外科的除皺術が適応となる。鼻唇溝部や口角部の皮膚テクスチャー改善においては、ヒアルロン酸注入による陥凹部分の挙上を併用すると相乗効果を上げることができる。

3　臨床症例

　NLite™を用いたアンチエイジング効果の臨床症例を供覧する。なお、照射前後のテクスチャーやしわの深さの改善度評価の参考となるように、皮膚表面のシリコンインプレッションモデルの拡大投影画像を付記した。なお、いずれの症例もNLite™単独療法であり、他療法は併用していない。

＜症例1＞
　48歳、女性。鼻根部の縦じわに対して2.0J/cm²で2パス照射した。照射2ヵ月後、皮膚テクスチャーが改善し、しわも浅薄化した。正面像ではわかりづらいが、シリコンインプレッションでみると認識しやすい(図5)。

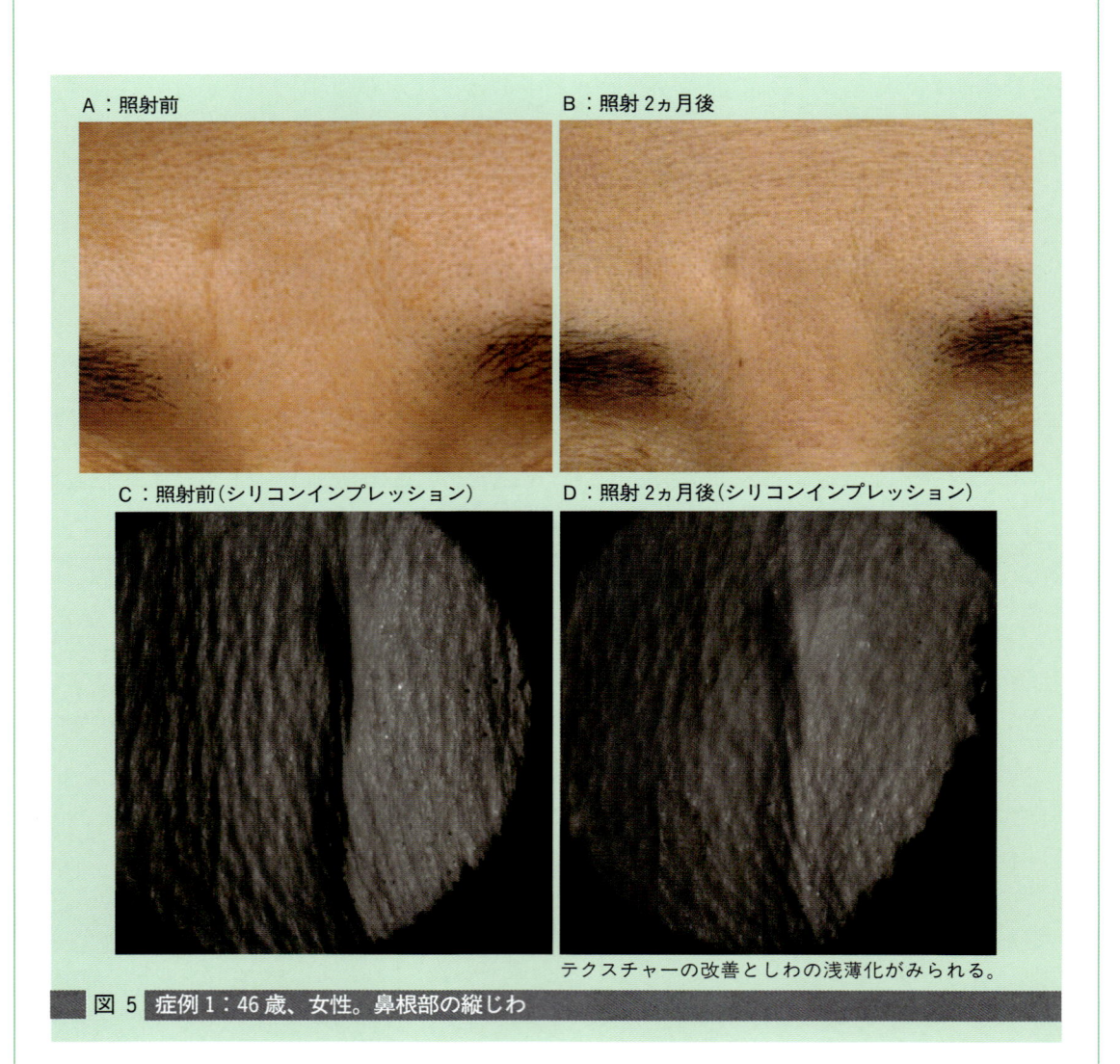

A：照射前　　　　　　　　　B：照射2ヵ月後

C：照射前(シリコンインプレッション)　　D：照射2ヵ月後(シリコンインプレッション)

テクスチャーの改善としわの浅薄化がみられる。

図5　症例1：46歳、女性。鼻根部の縦じわ

Ⅲ Facial Rejuvenation

<症例2>
　35歳、女性。外眼角部のしわに対して2.0 J/cm²で2パス照射した。照射2ヵ月後、同部のしわの浅薄化がみられた(図6)。

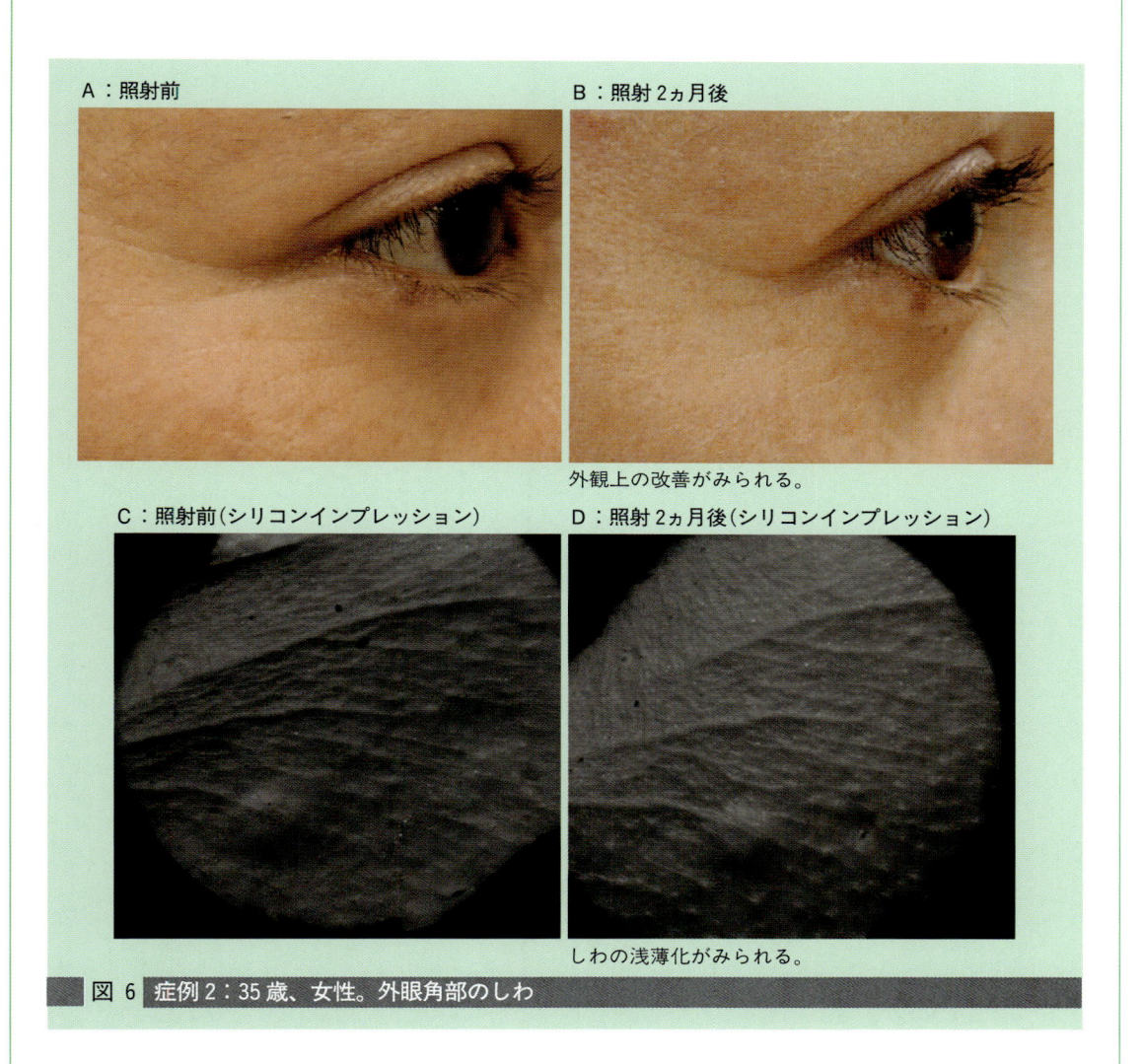

A：照射前
B：照射2ヵ月後
外観上の改善がみられる。

C：照射前(シリコンインプレッション)
D：照射2ヵ月後(シリコンインプレッション)
しわの浅薄化がみられる。

図6　症例2：35歳、女性。外眼角部のしわ

＜症例3＞
　34歳、女性。鼻唇溝部のしわに対して、2.1J/cm²で2パス照射した。照射2ヵ月後、鼻唇溝のしわはほとんど消失し、NLite™が著効した(**図7**)。照射1年後もしわは目立たない状態が持続している。

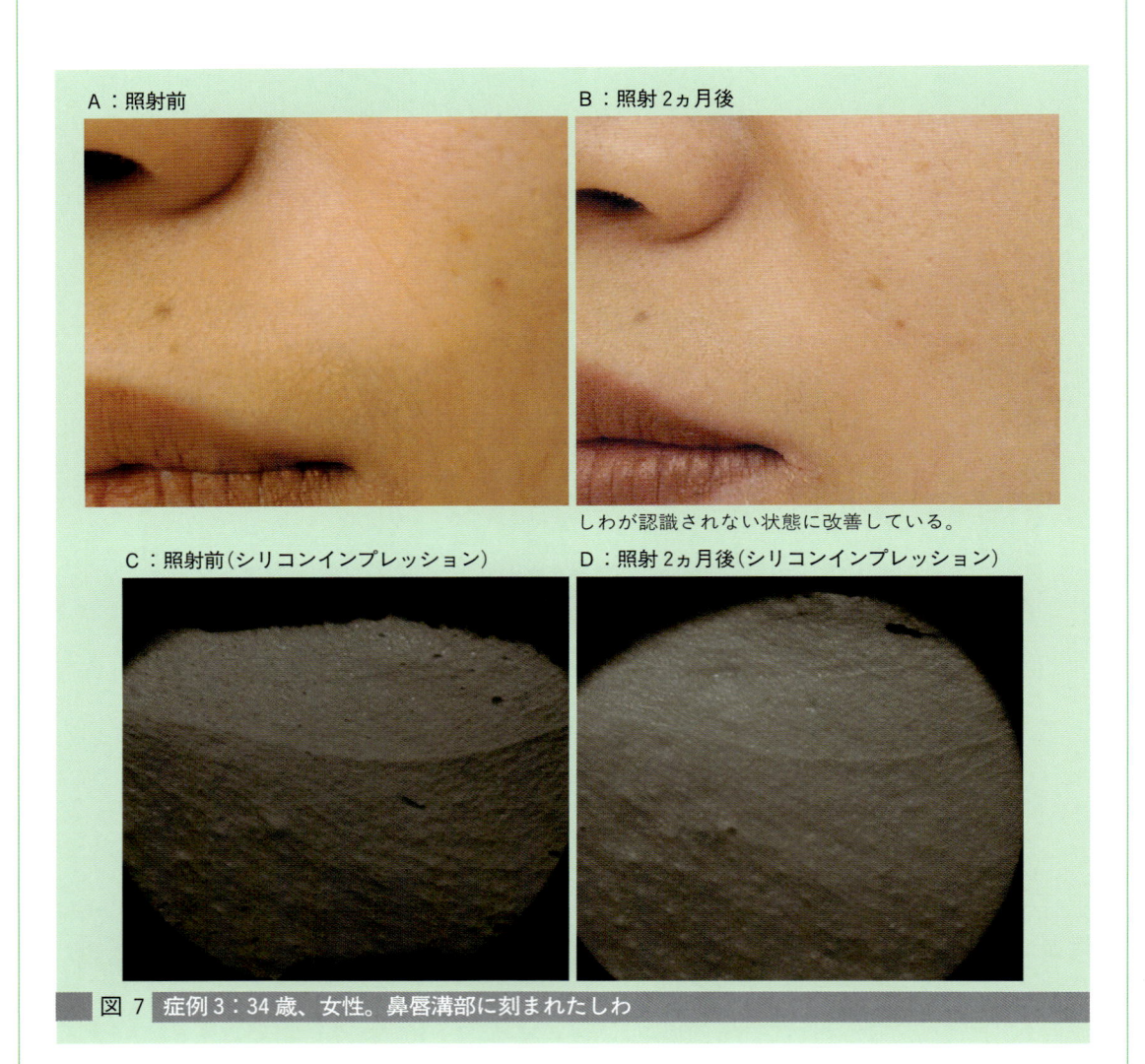

A：照射前　　　　　　　　　　　B：照射2ヵ月後

しわが認識されない状態に改善している。

C：照射前(シリコンインプレッション)　　D：照射2ヵ月後(シリコンインプレッション)

図7 症例3：34歳、女性。鼻唇溝部に刻まれたしわ

＜症例4＞

36歳、女性。大腿部の皮膚線条に対して、2.0J/cm²で3パス照射した。照射2ヵ月後、当初菲薄化していた皮膚線条部の真皮が肥厚して、周囲皮膚に近いテクスチャーとなった（図8）。

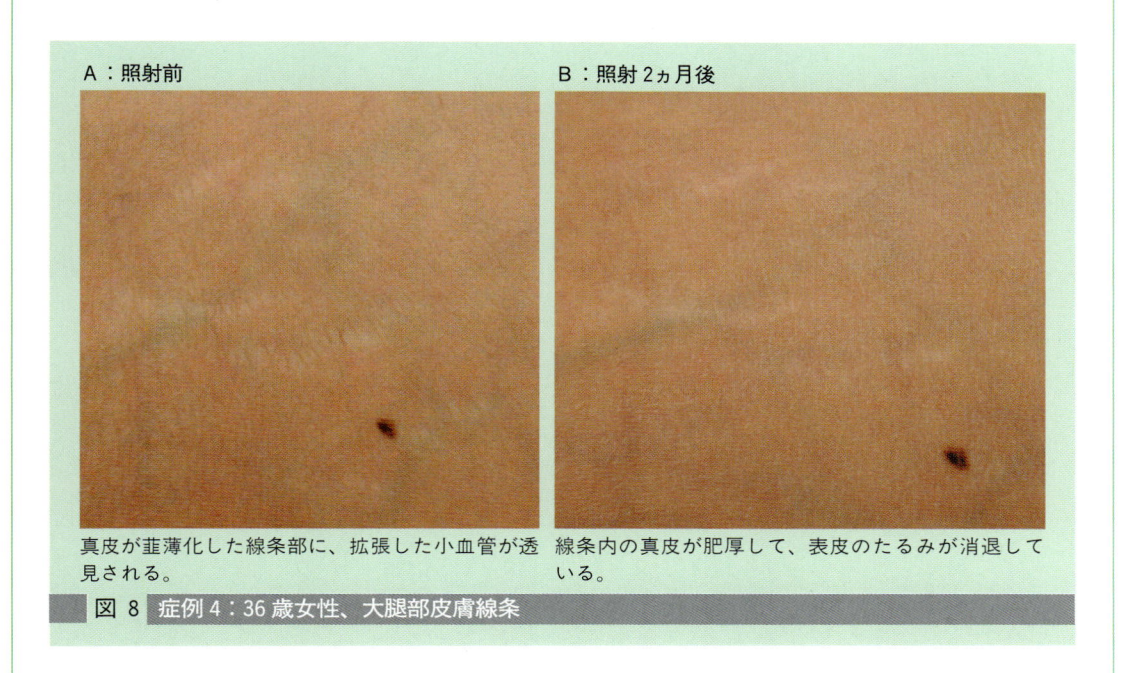

A：照射前

B：照射2ヵ月後

真皮が菲薄化した線条部に、拡張した小血管が透見される。

線条内の真皮が肥厚して、表皮のたるみが消退している。

図8　症例4：36歳女性、大腿部皮膚線条

4 免疫組織化学的評価

　NLite™照射後、皮膚にどのような変化が生じているのかについて、さらに詳細な検討を加えるために、実験動物を用いた免疫組織化学的検討を加えた。Wister ratに作成した背部皮弁にNLite™を照射し、経時的に採取した組織切片に抗Ⅰ型コラーゲン抗体（ウシ由来のヒト、ラットに種交差を有するモノクロナール抗体）、および抗Ⅲ型コラーゲン抗体（ラット由来ウサギ抗Ⅲ型コラーゲン抗体）を付加して、間接法を用いた蛍光抗体法で蛍光顕微鏡下にコラーゲンの局在を観察した。二次抗体にはTexas Red（Ⅰ型コラーゲン）およびFITC（Ⅲ型コラーゲン）を用い、核小体の染色にTOTO 3を用いた。以上の染色によって、Ⅰ型コラーゲンは赤色、Ⅲ型コラーゲンは

A：照射前

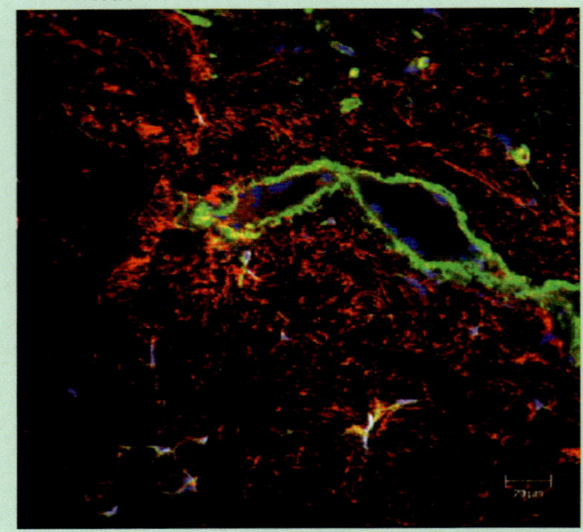

中央にⅢ型コラーゲンが沈着した真皮乳頭層内の血管壁（緑色に染色）が観察される。

B：照射24時間後

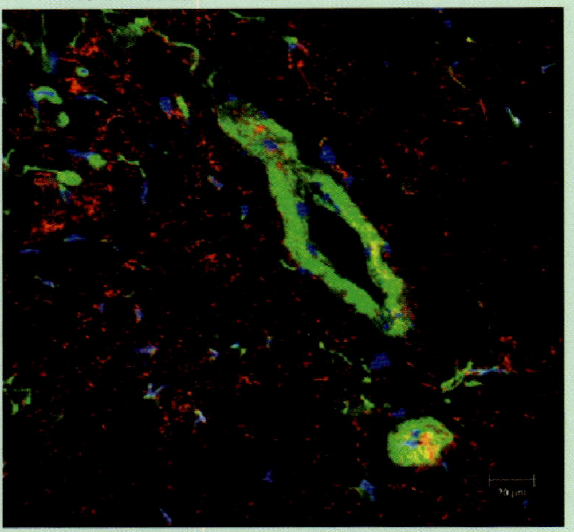

間質の浮腫によるⅠ型コラーゲン（赤色に染色）の密度低下が観察される。

C：照射1週間後

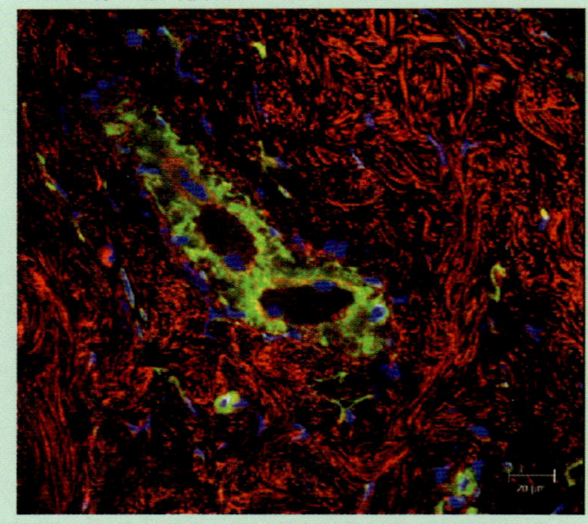

間質中に照射前よりもⅠ型コラーゲンが増殖している。血管周囲に紡錘形の線維芽細胞の核小体（青色に染色）がみられる。

D：照射1ヵ月後

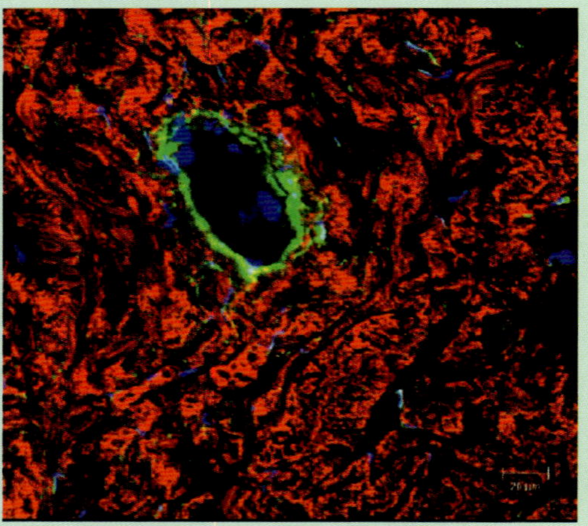

間質中のⅠ型コラーゲン沈着がさらに増強している。

図9　間接蛍光抗体法によるコラーゲン局在同定

緑色、線維芽細胞の核小体は青色に染色される。NLite™照射後の組織では、血管内皮に局在するⅢ型コラーゲン分布に大きな変動はみられなかったが、間質におけるⅠ型コラーゲン沈着に著明な変動がみられた。Ⅰ型コラーゲンは、照射翌日、いったん浮腫によってまばらになるものの、1週間後、間質中に増殖が確認され、照射1ヵ月後ではさらに沈着が著明となった。また、照射1週間後においては、血管周囲に線維芽細胞が豊富に観察された（図9）。

●●● おわりに

　NLite™は、皮膚構造を破壊することなく真皮乳頭層内の小血管壁のみを選択的に傷害することによってコラーゲン増生を図るという、今までにない機序に基づく皮膚テクスチャー改善レーザー治療機器である。本法においても、他の治療法同様、すべての症例で劇的な改善が望めるというものではないが、少ない疼痛でダウンタイムなく皮膚テクスチャー改善が図れるという、他の治療法にはないメリットをもった治療である。さらに、本装置の発振光は微小血管拡張治療にも著効するという利点がある。単独で用いて、あるいはボトックス®注射やヒアルロン酸注入との併用でそれらの治療効果を高め得る有用な治療法と考える。

（平井　隆）

10 [Non-ablative Skin Rejuvenation] MAX 1000＋（QスイッチNd：YAGレーザー）

はじめに

　QスイッチNd：YAGレーザー（Qヤグ、波長1,064nmおよび532nm）は米国で刺青治療用として開発されたレーザーである。このレーザーはメラノソームに吸収・熱変換されることによって、メラニンおよびその周囲にダメージを与えることで効力を発揮する。照射時間（パルス幅）がnsec単位のQスイッチ付きレーザー装置の使用により、周辺正常組織への熱影響をほとんど及ぼすことなく治療が可能である。Qヤグは、Qスイッチルビーレーザー（Qルビー、波長694nm）およびQスイッチアレキサンドライトレーザー（Qアレックス、波長755nm）と同様に深在性色素疾患（太田母斑、伊藤母斑、異所性蒙古斑、母斑細胞母斑など）、表在性色素疾患（老人性色素斑、雀卵斑、光線性花弁状色素斑、脂漏性角化症）および外傷性異物沈着症（刺青、アートメイクを含む）の治療に用いられる。Qヤグの波長はQルビーおよびQアレックスと比較して1,064nmと最も長いため、散乱が少なく深達度が高いという性質がある。よって皮膚深層の病変の治療に有利と考えられる。またKTPを用いた波長変換装置により、ヤグ固有の1,064nmの波長に加え、半波長である532nmの2つの波長のレーザーを使用できることも利点である。

　当院で使用しているMAX 1000＋（**図1**）はQスイッチ発振による2.5〜5nsecのパルスと、300μsecのロングパルスを選択できる。ハンドピースの切り替えにより1〜7mmの照射径を1mm単位で選択できる。反復頻度は1、2、5、10Hzより選択可能である。

　一般にQヤグはQルビーおよびQアレックスと比較してビームプロファイルが均一でないといわれている。出力密度がスポットの中心では強くなる一方で周辺ではかなり弱くなる（**図2-A**）た

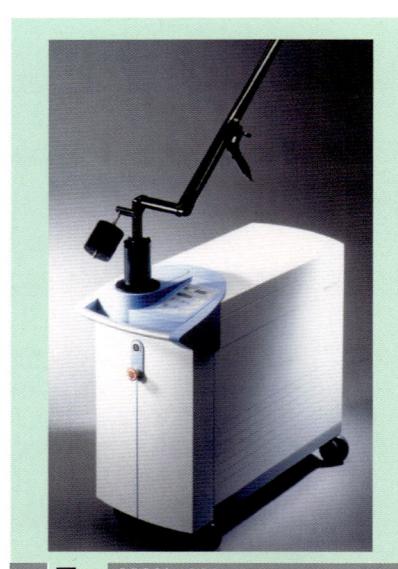

図1 MAX 1000＋
・波長：1,064nm/532nm
・出力：1ジュール
・パルス幅：5nsec、300μsec
・アーム：7関節アーム
・ハンドピース：①1〜7mm Zoom
　　　　　　　　②7mm Collimate

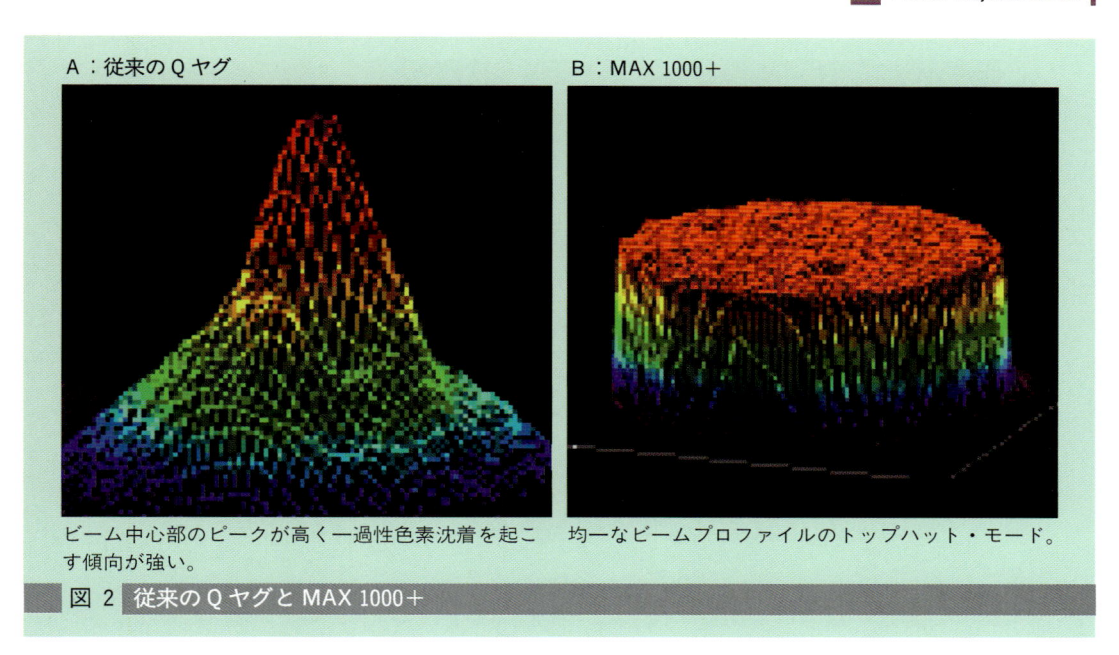

III Facial Rejuvenation

A：従来のQヤグ　　　　　　　　　B：MAX 1000＋

ビーム中心部のピークが高く一過性色素沈着を起こす傾向が強い。　　均一なビームプロファイルのトップハット・モード。

図2　従来のQヤグとMAX 1000＋

め、照射野中心部での点状出血がみられやすいのが短所であった。MAX 1000＋では7mm径間のエネルギー分布が比較的均一なトップハット型の照射野が得られるため（図2-B）、後述するスキンリサーフェイシング（skin resurfacing）に適したレーザーといえる。

1　色素疾患の治療

1．深在性色素疾患

　深達性の高い波長1,064 nmの光は、表皮メラニンにはあまり吸収されずに真皮層まで到達するため、深在性色素疾患（太田母斑、伊藤母斑、異所性蒙古斑、母斑細胞母斑など）の治療に適する。照射に際しては表面が白変（whitening）するまで徐々に出力を上げていく。Qヤグは照射径が大きく10 Hzでの照射も可能なため、大きな母斑の治療などにも適している（図3）。照射後はステロイド軟膏、チュールガーゼなどで被覆、約1週間で熱変性した病変部は脱落する。

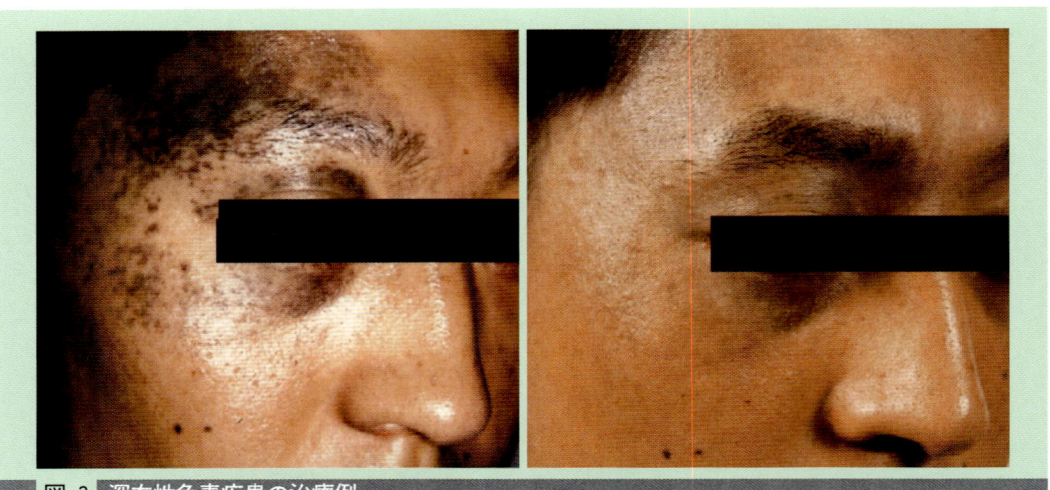

図 3 深在性色素疾患の治療例

2．表在性色素疾患

　半波長 532 nm の光は、メラニンの吸収率が高く深達性が低いため、表在性色素疾患（老人性色素斑、雀卵斑、光線性花弁状色素斑、脂漏性角化症）に適する。同様に表面が白変する出力で照射する。照射後はステロイド軟膏、チュールガーゼにて被覆、約 1 週間で熱変性した病変部は脱落する。

3．外傷性異物沈着症

　Anderson & Parrish の選択的光熱溶解理論 selective photothermolysis（図 4）[1]に基づいて、黒色であれば 1,064 nm、赤色であれば 532 nm の波長を用いて色素斑の表面が白変する程度に全体に照射する。外傷性異物沈着症（アートメイク、浅い刺青）などは 1〜5 回程度の照射で除去が可能だが、深く入った色素、黄色、緑色などの顔料は多数回にわたる照射を要する。

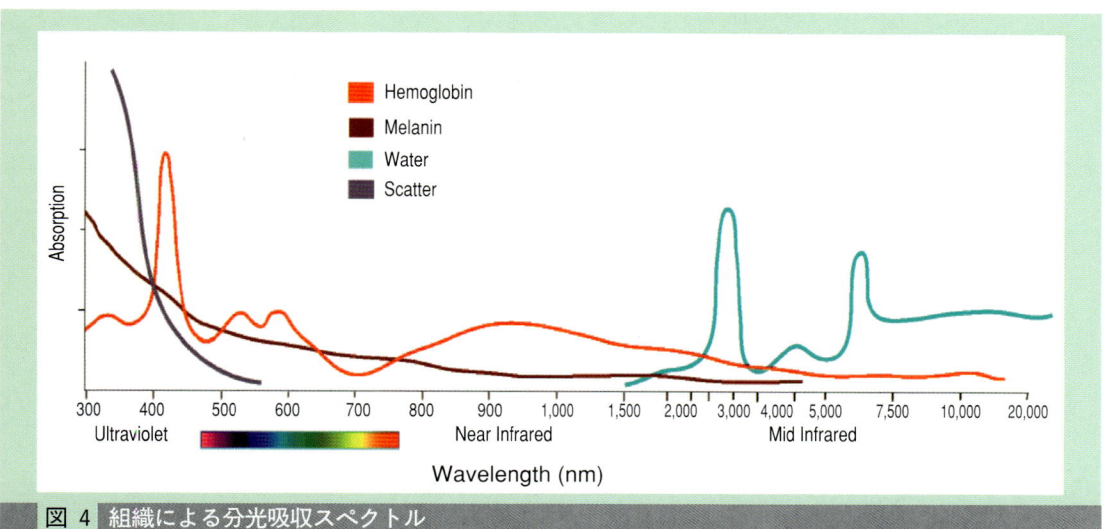

III Facial Rejuvenation

| 図 4 | 組織による分光吸収スペクトル |

(Anderson RR, et al：Selective photothermolysis；Precise microsurgery by selective absorption of pulsed radiation. Science 220：524-527, 1983 より引用)

2　レーザーによるスキンリサーフェイシング

　1990年代に入り α-ヒドロキシ酸（AHA）やサリチル酸などを利用した superficial chemical peeling が急速に普及してきたが、1980年代に入り、パルス発振の炭酸ガスレーザーが開発されたことにより、皮膚を均一に剝削（peeling）することがより簡易になり、レーザーリサーフェイシング（laser resurfacing）という治療法が行われるようになった。レーザーリサーフェイシングも skin rejuvenation いわゆる顔面若返り術の一方法として普及しつつある。

　Qヤグの1,064 nm の波長は黒色の色素に対して強い吸収性を示す。Goldberg[2]らによって、直径10〜20 μm のカーボン粒子を配合した黒色色素（カーボンローション）を皮膚表面に塗布した後にレーザー照射を行い、黒色色素を爆発させることで角質表皮を剝削する治療が開発された。この治療法は、メラニン吸収作用による皮膚の色調の均一化や皮膚のテクスチャー改善といった通常のQヤグの効果に加えて、光老化の起こった皮膚の角質表面を除去することにより、老化に伴う皮膚のくすみ、色素沈着、目瞼周囲、口唇周囲や頬部などの小じわ（静的なしわ）[3]、開大した毛孔（図5）、などに効果がある。

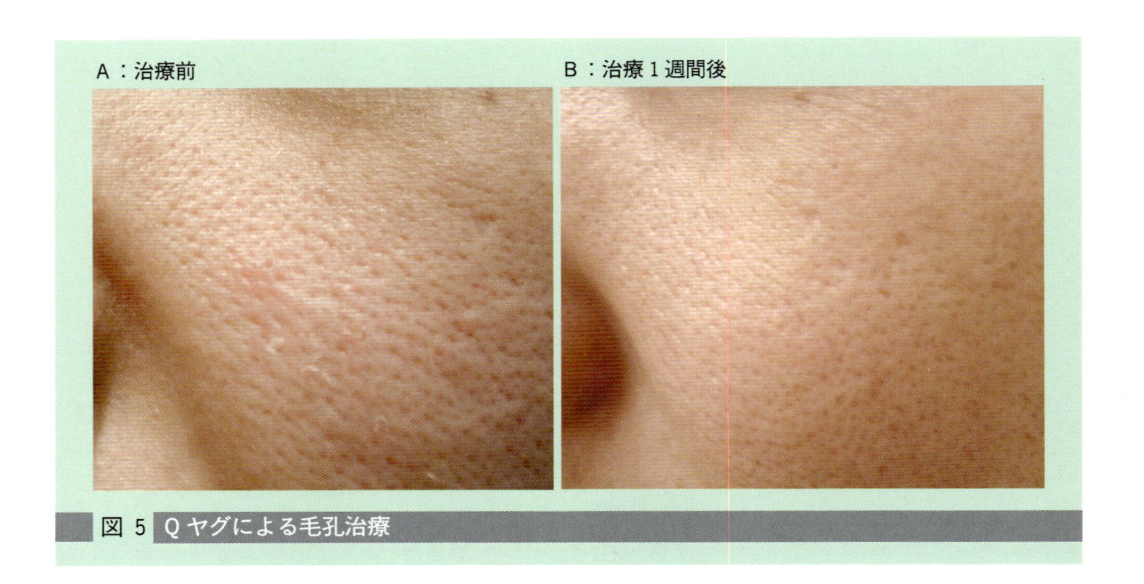

図5 Qヤグによる毛孔治療
A：治療前
B：治療1週間後

3 MAX 1000＋による治療の手順

　カーボンローションを処置部位に塗布し、数分放置した後、余分なローションを拭去する(図6)。波長1,064 nm、7 mm径、エネルギー密度1.8〜2.5 J/cm²で照射する。初回にほぼすべてのカーボンが燃焼、飛散するが(図7)、毛孔内のカーボンは残るため一部位につき約3回、カーボンがすべて消えるまでレーザーを照射する(図8)。毛孔など凹部分に入り込んだカーボンが、2パス目、3パス目の照射で爆発し、一時的な浮腫が発生するが、長期的にはコラーゲン産生につながる(図9)[4]。飛散したカーボンおよび皮膚片は空中を舞うため、当院では煙吸引器を使用している(図10)。

III Facial Rejuvenation

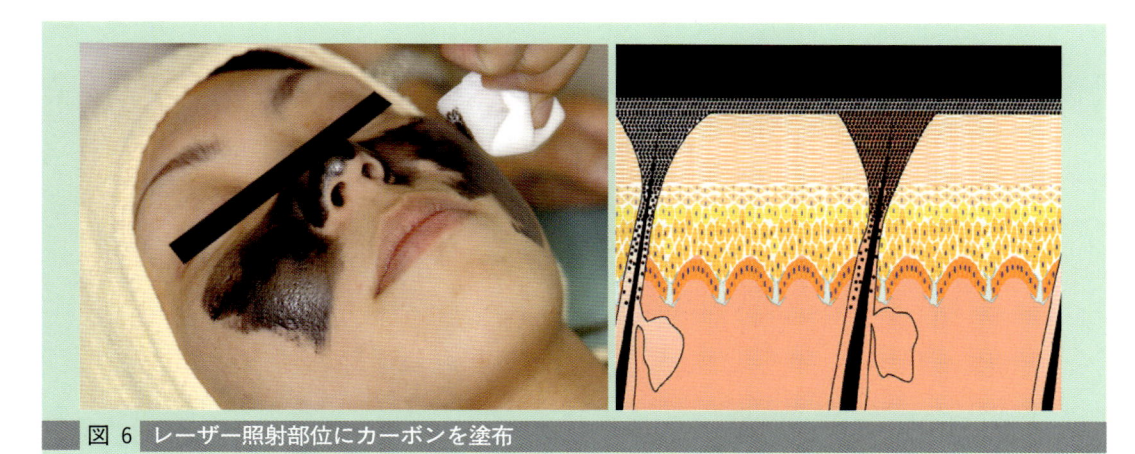

図 6　レーザー照射部位にカーボンを塗布

図 7　レーザー照射によりカーボンがはじけ、同時に角質層を吹き飛ばす

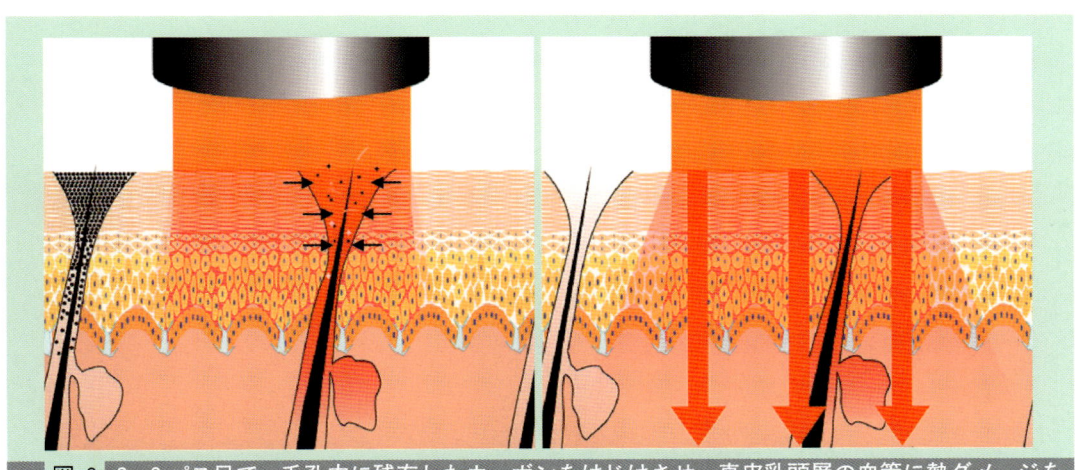

図 8　2～3パス目で、毛孔内に残存したカーボンをはじけさせ、真皮乳頭層の血管に熱ダメージを与える

A：治療前　　　　　　　　　B：治療後

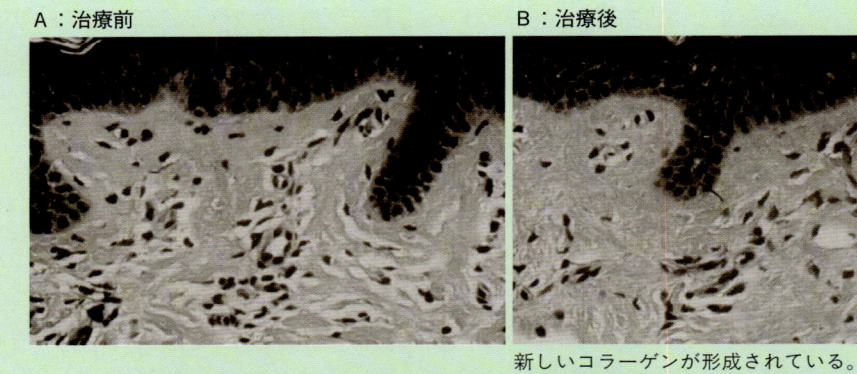

新しいコラーゲンが形成されている。

図9　Qヤグ治療の組織学的所見

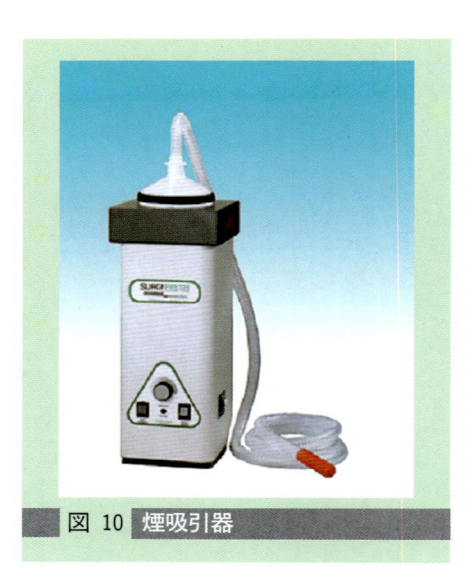

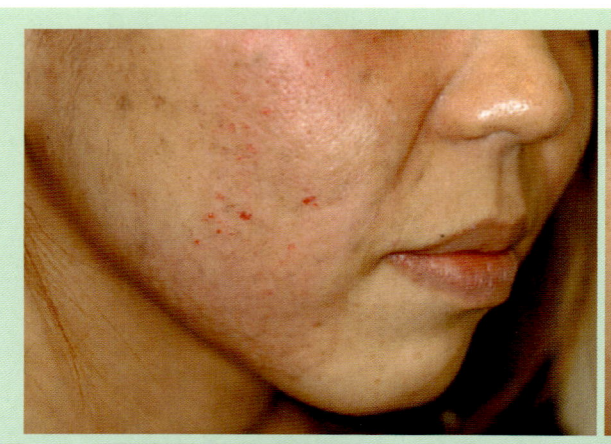

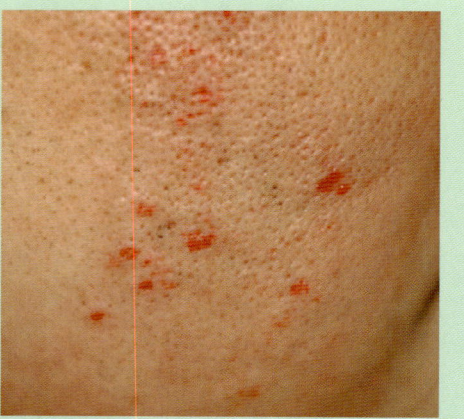

図10　煙吸引器

図11　エネルギー密度を高くして照射した場合

Ⅲ Facial Rejuvenation

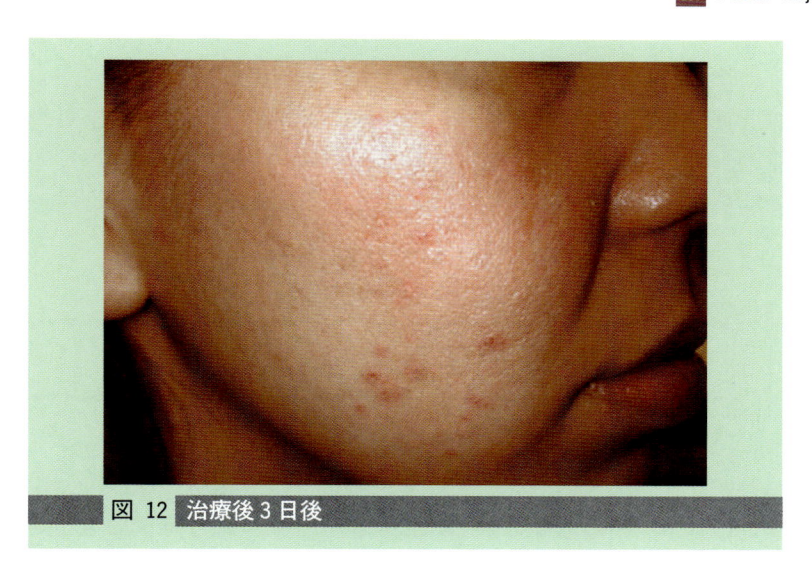

図 12 治療後 3 日後

　エネルギー密度を高くして照射した場合、皮膚はちょうど火炎熱傷をきたしたときに近い状態になることがあるが(図 11)、3〜5 日で黒変した皮膚が脱落しその下からピンク色の肌理(きり)の整った皮膚が現れる(図 12)。患者の了解を事前に得ることはいうまでもないが、この場合毛孔に関しては一定以上の収縮が認められる。照射後は高エネルギーで照射した場合のみステロイド軟膏を外用させる。

(藤本幸弘)

◆ 文　献

1) Anderson RR, Parrish JA：Selective photothermolysis；Precise microsurgery by selective absorption of pulsed radiation. Science 220：524-527, 1983.
2) Goldberg DJ, Metzler C：Skin Resurfacing Utilizing a Low-Fluence Nd：YAG Laser. J Cut Las Ther 1：23-27, 1999.
3) Goldberg DJ, Silapunt S：Histologic Evaluation of a Q-switched Nd：YAG Laser in the Nonablative Treatment of Wrinkles. Dermatil Surg 27：744-776, 2001.
4) Goldberg & Silapunt：Q switched Nd：YAG laser for wrinkles. Dermatil Surg 27：745, 2001.

11 [Non-ablative Skin Rejuvenation] BuffLight™ AT（半導体レーザー）

1 アクネ・アクネスカー

　今日、アクネ・アクネスカーは、思春期のみならず成人においても美容的に深刻な問題となっている。特に 25 歳を越えてアクネが発生し 30 歳代になっても治らないと来院するケースも増えている。炎症を伴うアクネでは、一般的に抗生剤・抗菌剤の内服が数ヵ月間から年単位の服用になることも多く、副作用の問題、あるいは、抗生剤に抵抗性のものなどの問題がある。

　ところで、皮脂の役割は汗と混ざってクリーム状になり、皮膚表面を覆うことで乾燥を防ぎ、外からのさまざまな物質の刺激や細菌・真菌から皮膚を守ることが知られている。しかし、思春期から 20 歳代にかけては、いわゆるアクネが生じる。これは顔面や胸背部にある脂腺性毛包からの過剰な皮脂分泌で毛包内に皮脂が貯留し面皰形成が起こり、同時に毛包内細菌、特に座瘡桿菌（*Propinobibacterium acnes*； *P. acnes*）の増加によって皮脂中の中性脂肪の遊離脂肪酸への分解亢進が起こる。その結果、炎症が起こり、丘疹・膿疱と進み硬結や瘢痕形成に至る慢性の炎症性疾患である。従来の治療法は非炎症性の皮疹に対してはイオウ含有ローション、グリコール酸や乳酸含有ローションなどの角質剥離促進効果で軽度のアクネを改善させる。炎症性の皮疹に対しては抗菌剤の外用や経口内服療法が主体である。最近はケミカルピーリングも広く行われている。

　アクネスカーは一般に皿状やアイスピック様の陥凹瘢痕または肥厚性瘢痕を指し、治療困難な病態である。

　成書には病期別に治療方法が示されていることが多いが、これらの病状は混在していることが多いため、組み合わせ治療が必要になる。

　さて、BuffLight™ AT は波長非特異性光治療器である。本邦では美容機器の扱いで輸入されている。これをアクネ・アクネスカーに応用し、内服薬を使用しない治療を試みている。またいわゆる小じわの改善目的にも使用している。以下に機器概要と使用法について述べる。

2 機器概要および作用機序

1．BuffLight™ AT（表1）

　BuffLight™ AT（以下：バフライト）は波長810 nmの半導体レーザー（GaAsダイオードレーザー）で出力1Wである。モード1～3のエネルギー密度を選択でき、各モードでは細かくエネルギー設定ができる（表2）。冷却方式は窒素ガススプレーによる空冷式である（表3）。レーザー光の照射径は0.2 mm×1.2 mm、照射範囲は13 mm径である。

表1　BuffLight™AT の仕様

レーザーの種類	半導体レーザー（GaAs ダイオード）
波長	810 nm
出力	1 W
モード1	0.5～2.03 J/cm² 　ハンドピース先端出力
モード2	1.0～3.16 J/cm²
モード3	1.7～6.29 J/cm²
入力	110 V
レーザー光の照射径	0.2 mm×1.2 mm
照射範囲	13 mm×13 mm
冷却方式	空冷式（窒素スプレー）
本体重量	5.5 kg
ハンドピース重量	約450 g

表2　プリセットされた出力とエネルギー密度および照射時間

Preset	Power Level	1	2	3	4	5	6	7	8	9	10	Time/Step
1	sec	0.9	1.24	1.58	1.92	2.26	2.6	2.94	3.28	3.62	3.96	0.34
	J/cm²	0.5	0.67	0.84	1.01	1.18	1.35	1.52	1.69	1.86	2.03	0.17
2	sec	1.8	2.31	2.82	3.33	3.84	4.35	4.86	5.37	5.88	6.39	0.51
	J/cm²	1	1.24	1.48	1.72	1.96	2.2	2.44	2.68	2.92	3.16	0.24
3	sec	3.4	4.41	5.42	6.43	7.44	8.45	9.46	10.47	11.48	12.49	1.01
	J/cm²	1.7	2.21	2.72	3.23	3.74	4.25	4.76	5.27	5.78	6.29	0.51

表 3　BuffLight™AT 冷却スプレー

A：Cool Level　　　　　　　　　　　　　　　　　　　　　　　　　　　　　　　　　　　　(ms)

Level	1	2	3	4	5	6	7	8	9	10
冷却時間(秒)	冷却停止	約1	約2	約3	約3.57	約4.13	約4.7	約5.26	約5.83	約6.4

B：Coolant Repetition Rate　　　　　　　　　　　　　　　　　　　　　　　　　　　　　(回/秒)

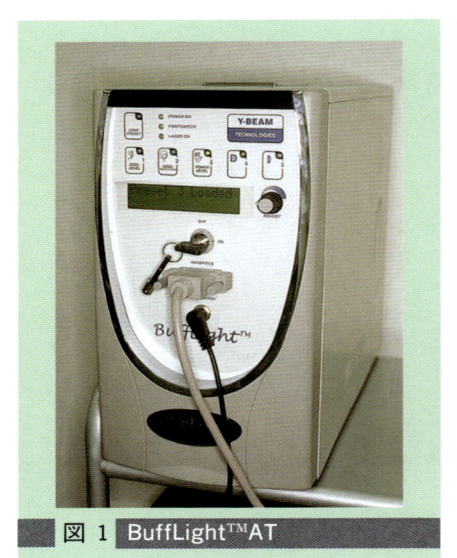

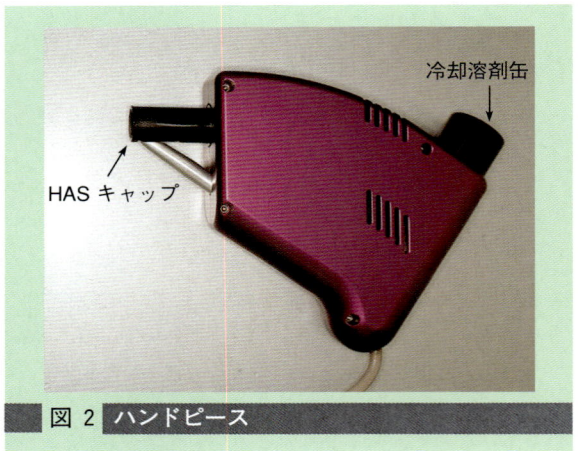

Level	1	2	3	4	5	6	7	8	9	10
繰り返し	約1/2	約1/2.66	約1/1.33	約1	約1.17	約1.34	約1.5	約1.68	約1.85	約2

図 1　BuffLight™AT

図 2　ハンドピース

　コンソールは小型軽量で(図1)、また、機械的に安定しており、故障の心配はほとんどない。ハンドピース(図2)にはHASキャップカーボンフィルム(以下：HASキャップ)と冷却溶剤缶が付属する。後に述べる皮膚に直接接するHASキャップはディスポーザブル(使い捨て)のため清潔で、ウイルス・細菌感染の心配はない。
　バフライトは適切な温度調節により、皮膚細胞内の熱エネルギーを蓄えたり、放出したりする方法で、サーマルオプティカル・スキン・コンディショニングと呼ばれ、特許に裏づけられた方法である。皮膚に熱変化を引き起こすことで、皮膚の再生を促そうとするものである。レーザー光は皮膚に直接接触している高吸収媒体(HASキャップ)上に照射され、吸収された光のエネルギーは熱に変換し皮膚に作用する(図3)。その温度上昇は急激であり拡散と気化作用を伴う。この熱エネルギーは正確に制御することが可能である(図4)。また、熱を瞬時に除去することができる冷却ガス噴射装置が組み込

III Facial Rejuvenation

まれている。これによって皮膚の温度効果の範囲をコントロールしつつ、痛みを軽減させることができる。この相互作用は他のレーザー装置のように皮膚の光吸収特性とは無関係のために、人種、皮膚の色やタイプ、日焼けの有無を考慮する必要がない。本機器は熱エネルギーを正確にコントロールできるので再現性のある治療が可能である。

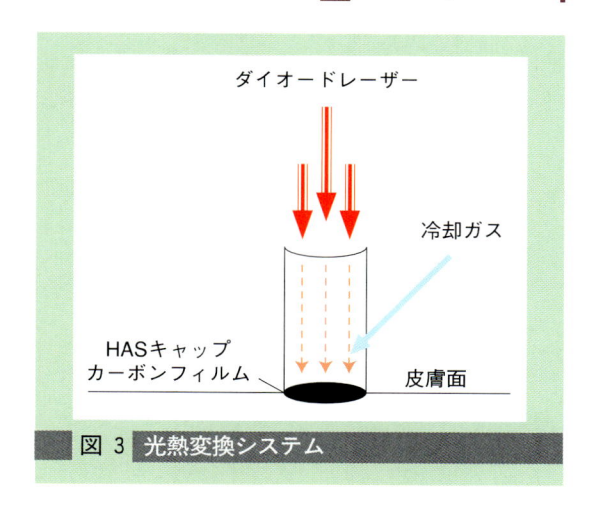

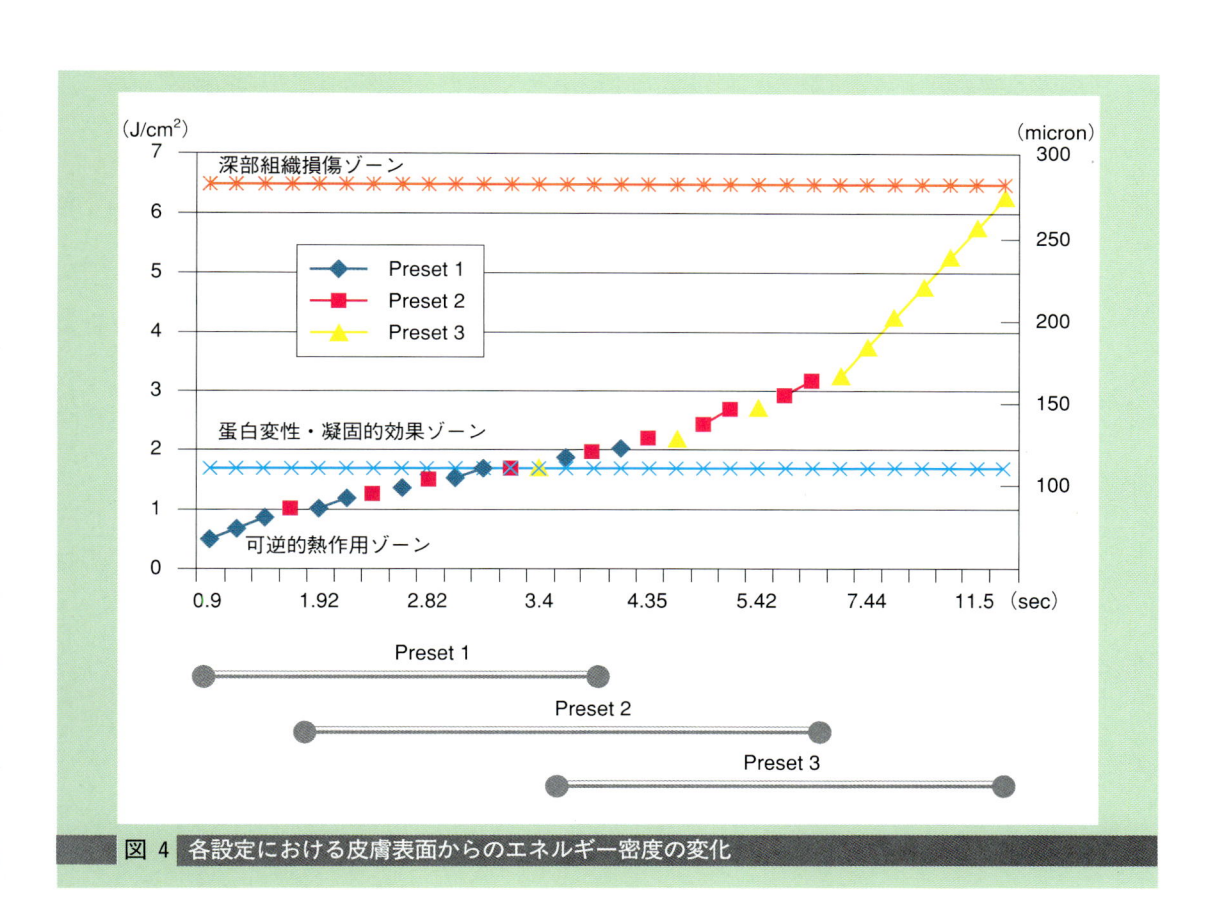

図3 光熱変換システム

図4 各設定における皮膚表面からのエネルギー密度の変化

2．期待できる効果

　皮膚剥脱により皮膚が滑らかになる。また皮脂の分泌はスムーズになりアクネを予防する。熱エネルギーを作用させるバフライトはアクネの病期に関係なく使用できる。すなわち、まだ表面に出ていないアクネの予防、表面に出ているアクネの治療、アクネスカーの改善である。
　バフライトのレーザー光はHASキャップを通してスキャンされ、フィルムに接触している部分の皮膚温は急上昇する。その結果、毛孔に詰まった水分と皮脂の塊が膨張し排出される。またその熱は拡散し、細菌に作用する。その結果菌数は減少し、感染は軽快する。長期間の使用によって、アクネスカーやしわに対しては、出力を上げることでピーリング効果が得られ、照射後の炎症反応によって、コラーゲンの産生を促し陥凹を浅くできる。

3．方法

　①患者に普通に洗顔させ、グリコール酸含有ローションで皮膚表面を拭き取る。
　②次に眼球保護用のアイマスクを装着する(本機器はレーザー光が直接外部に漏れることはないが、施術者も専用のゴーグルを使用する)。
　③バフライトの設定は患者が疼痛を訴えない限り、プリセット3(レーザー照射時間4.41 sec、エネルギー密度2.21 J/cm^2、冷却反復率2 Hz)を選択する。
　④眼瞼部を除く顔面・頸部全体に均一に照射を3回繰り返す。
　⑤炎症性のアクネがある場合は、照射終了後に保湿と若干の抗菌力を有するヒアルロン酸溶液を塗布する。

4．経過

　照射直後若干の発赤がみられるが、約1時間以内に消失する。上記設定では熱傷になることはない。照射後に紫斑や色素沈着を生じることもない。1週間に1回の照射を8回1クールとして効果を判定する。ほとんどの例で治療開始から約1ヵ月よりアクネの改善が得られた。陥凹瘢痕の改善も認められた(図5)。バフライトによる治療は安全で、薬剤を使用することなく、アクネをコントロールでき、陥凹瘢痕であるアクネスカーも軽快する。但し肥厚性瘢痕に対しては無効で、しわも軽度のものに限られる。

Ⅲ Facial Rejuvenation

A:治療前

B:2ヵ月後　　　　　　　　　　C:3ヵ月後

図5　バフライトによる治療経過

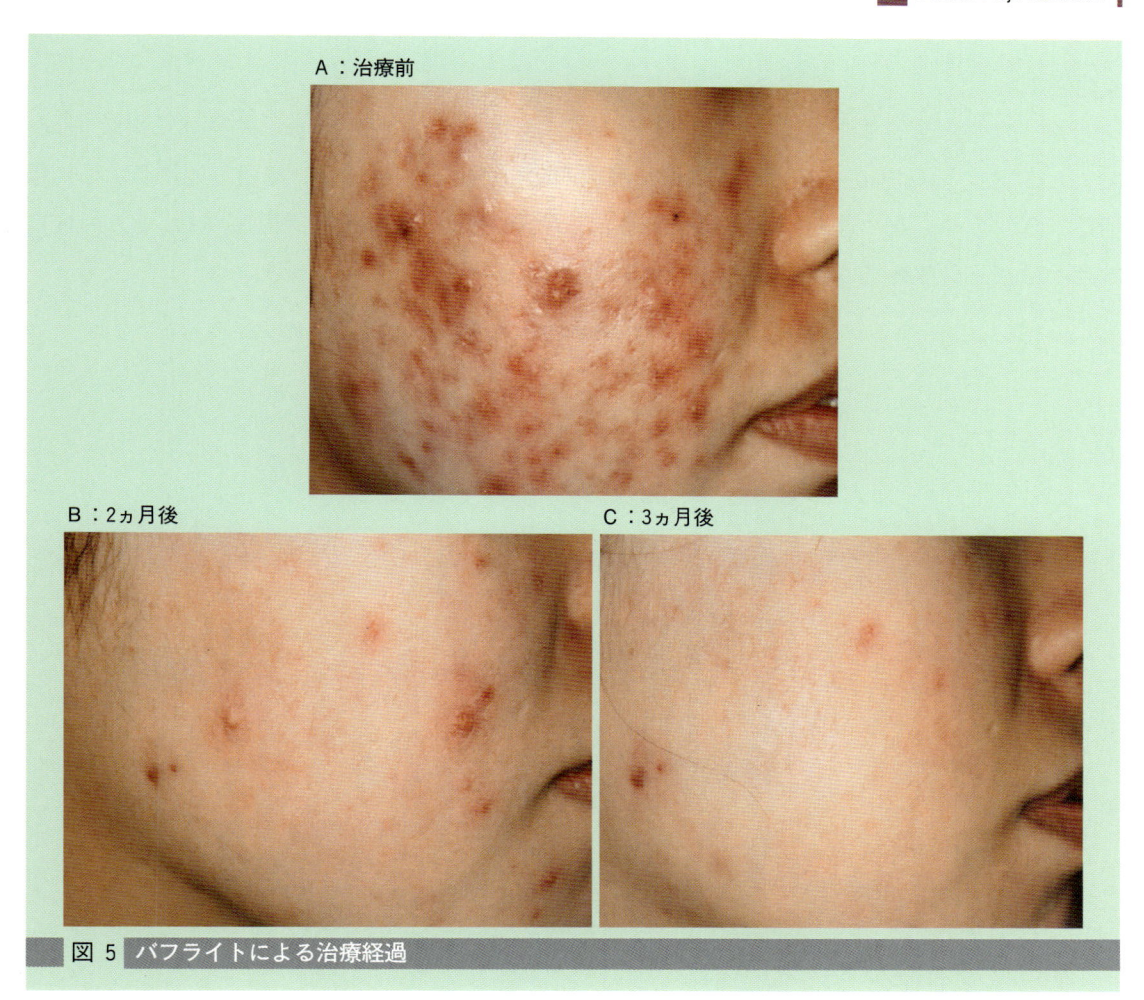

3　症例

　他院で長期間抗生剤の内服を行ったが、治癒しなかった症例を示す。当院においては化膿の著しい患者には来院当初に抗生剤を内服させる場合があるが、ほとんどの場合はビタミン B_2・B_6 の内服のみで光療法やケミカルピーリングを施行する。

<症例1>

　20歳、女性。アクネに対して他院で抗生剤の内服を1年以上続けるが効果なく来院（図6-A）。ビタミンB_2・B_6の内服とグリコール酸含有の拭き取りローションを自宅で使うように指示し、バフライトを1週間に1回開始する。1ヵ月後よりアクネの感染が軽快し、2ヵ月後にはほとんどアクネを生じなくなり（図 6-B）、3ヵ月後終了とした（図6-C）。

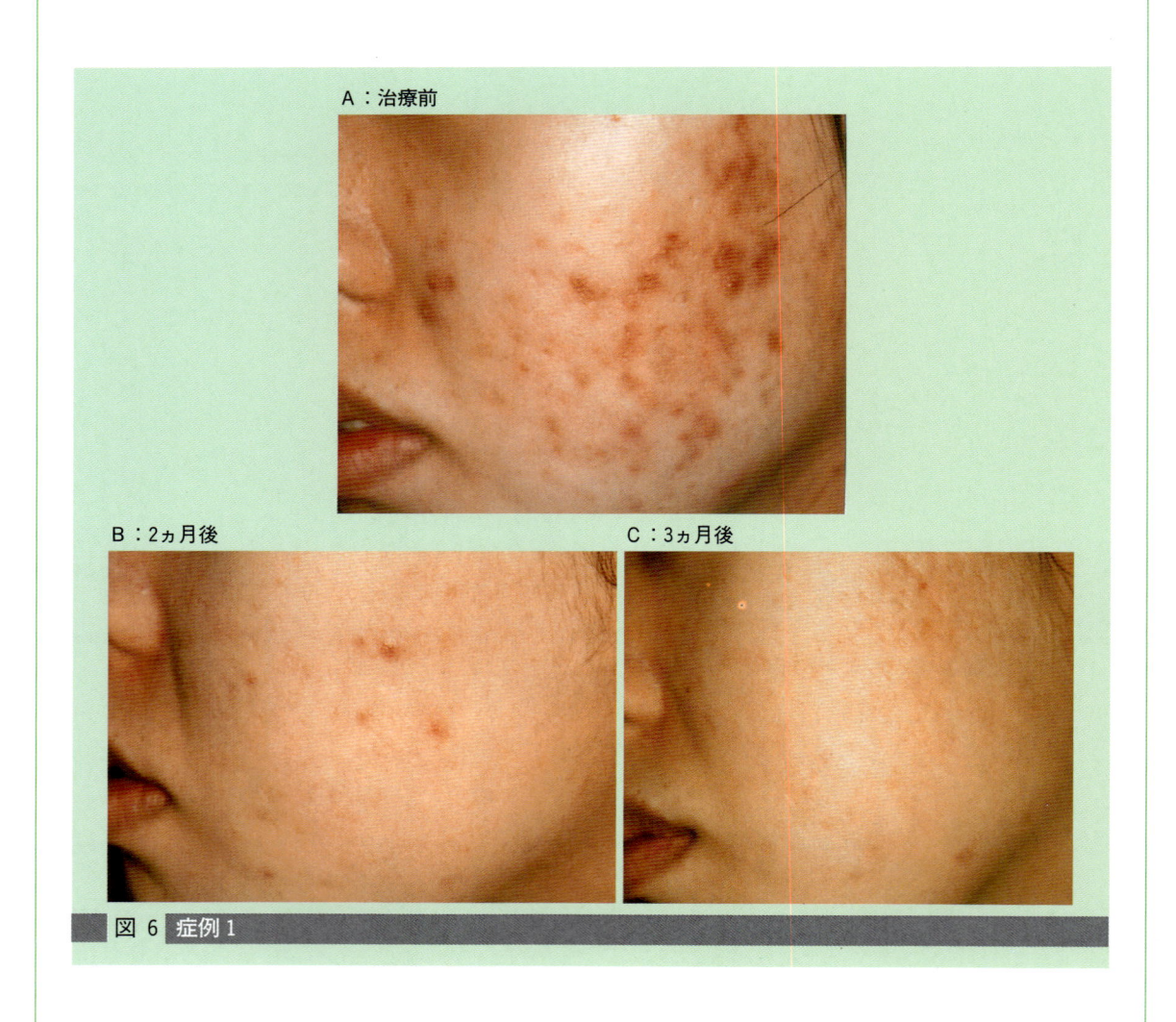

図6　症例1

Ⅲ Facial Rejuvenation

<症例2>

　33歳、女性。18歳頃よりアクネが悪化し、緩解と増悪を繰り返す。抗生剤と抗菌剤を2年間内服するも軽快しなかった。化膿を繰り返すアクネで、浸出液もみられる(図7)。初回はグリコール酸(25%)によるピーリングを施行。1週間後よりバフライト照射を開始し、ミノサイクリン100 mg内服を1ヵ月だけ併用した。ビタミンB_2・B_6の内服も併用した。約6ヵ月後炎症性のアクネはほとんど消失し、アクネスカーも目立たない(図8)。

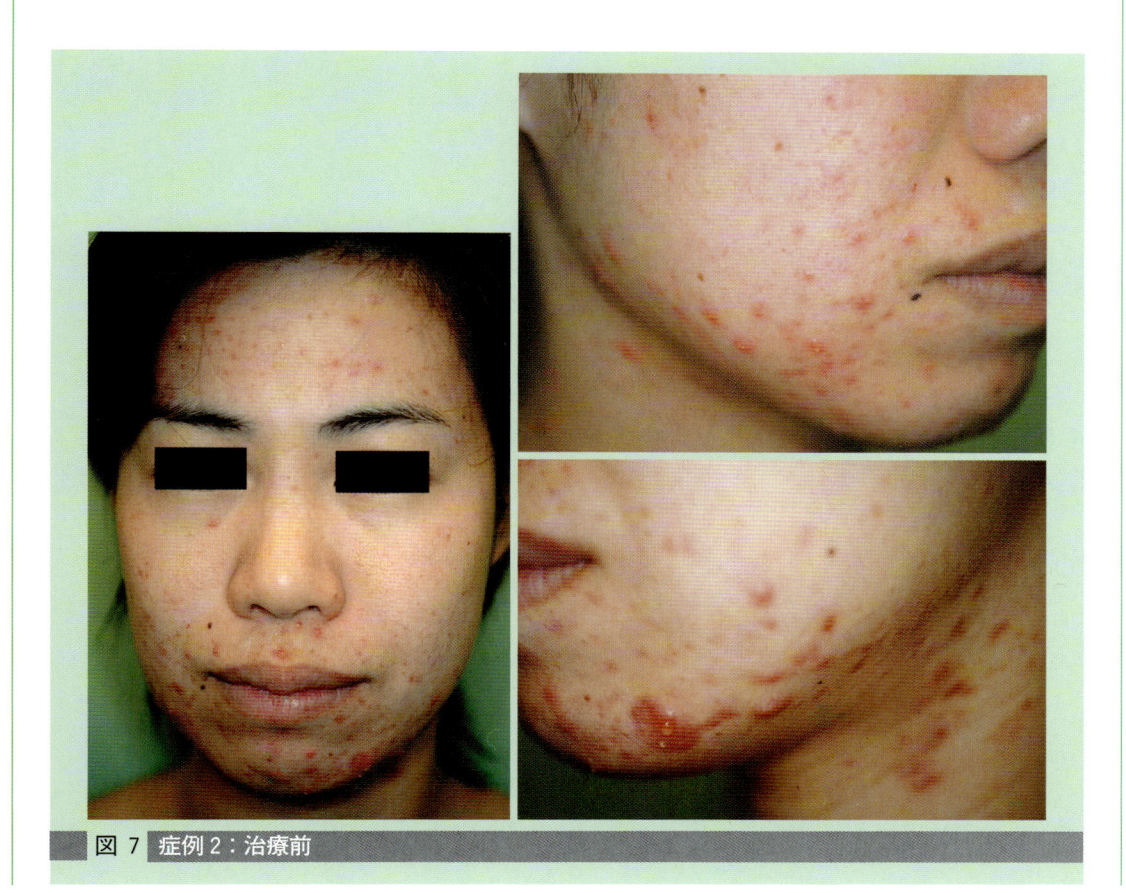

図7　症例2：治療前

図 8 症例2：6ヵ月後

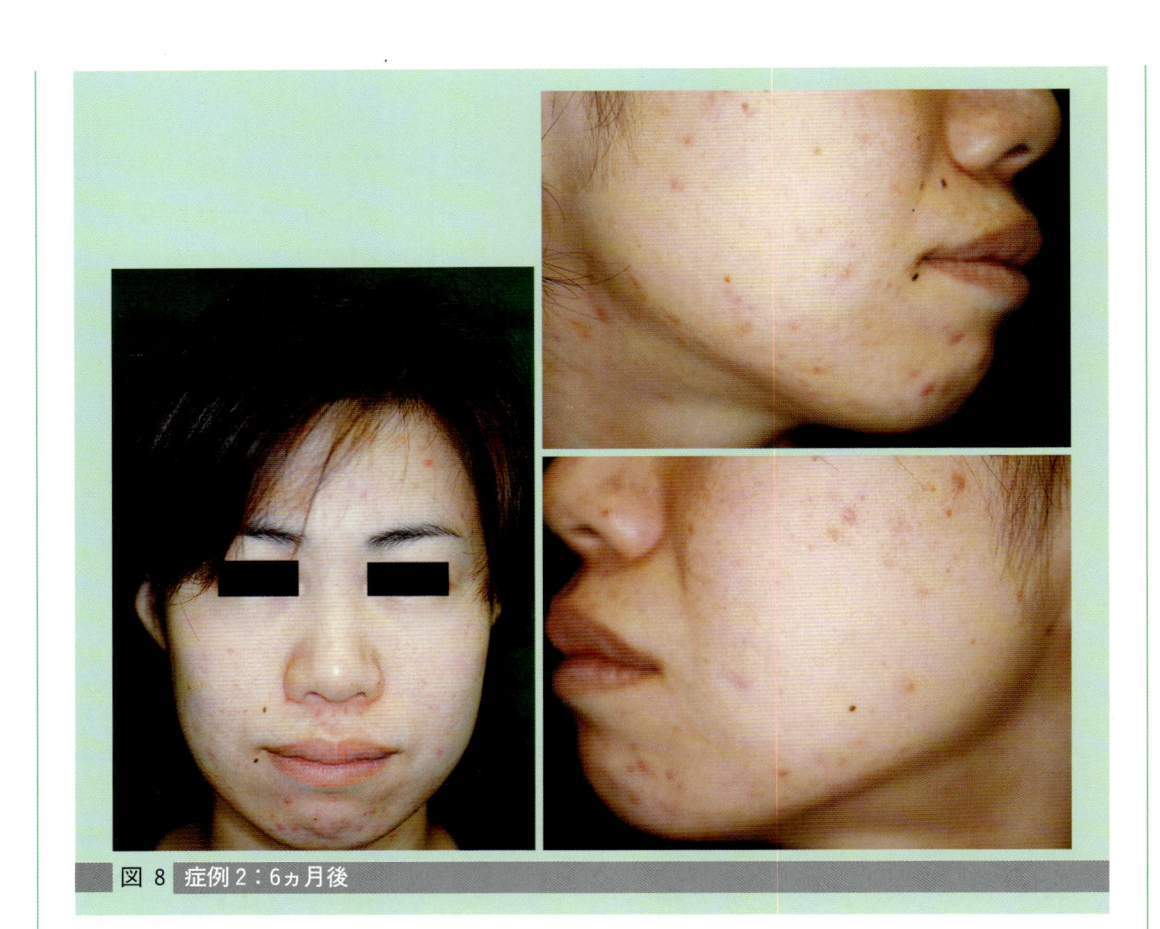

<症例3>

29歳、女性。5年前よりアクネが増悪し、皮膚科医より抗生剤や抗菌剤を投与されてきた。また、最近IPL®タイプのパルスライトを3回施行されたが、効果なく来院した(**図9**)。ミノサイクリン100mg内服を1ヵ月だけ併用し、同時にビタミン B_2・B_6 内服を開始した。

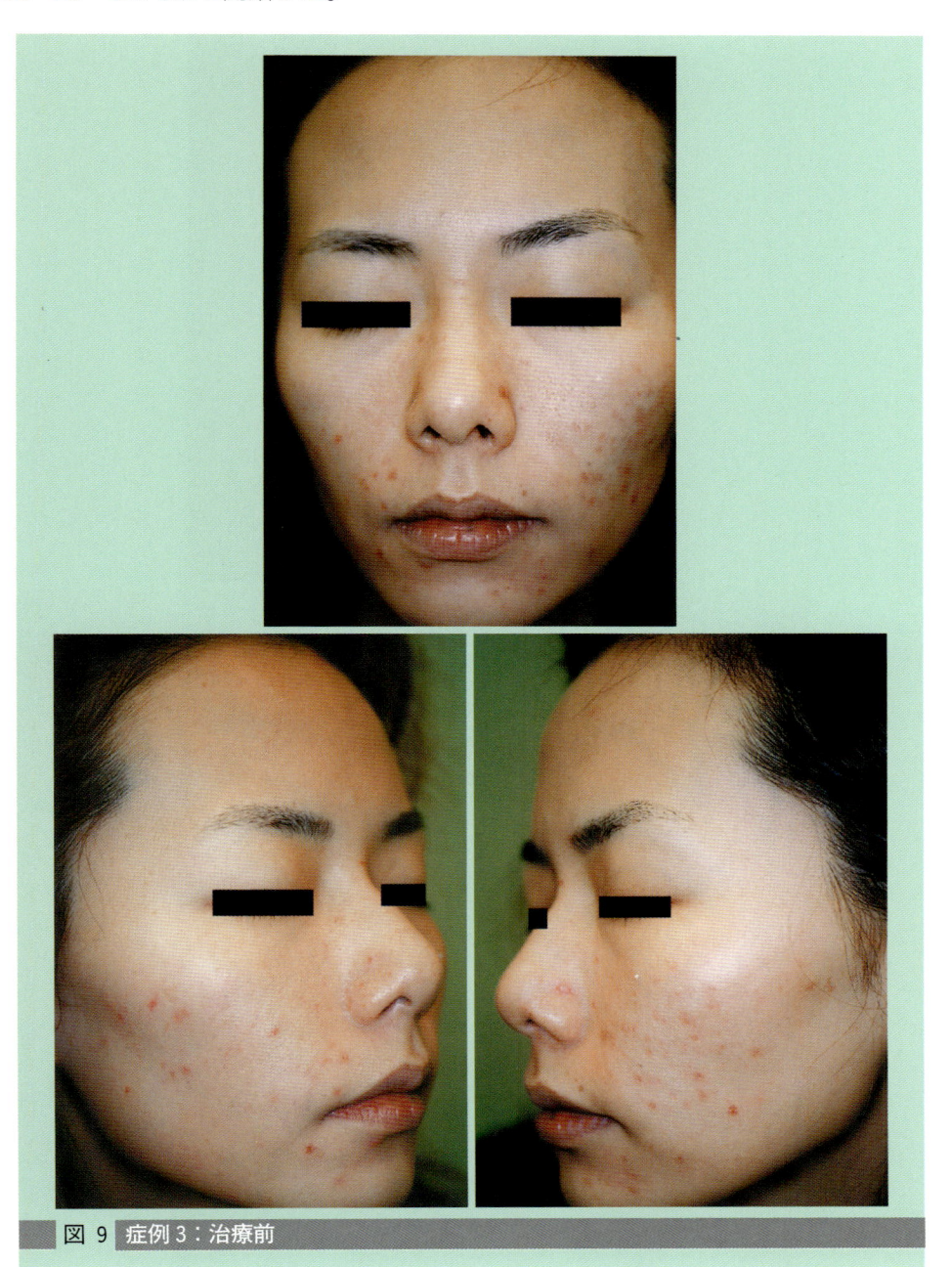

図9 症例3：治療前

本例ではバフライトを1週間に1回照射し、自宅ではAHA含有の石けんで洗顔させた。約3ヵ月後アクネの発生はほとんどみられなくなり、バフライトによる治療は中止した(図10)。

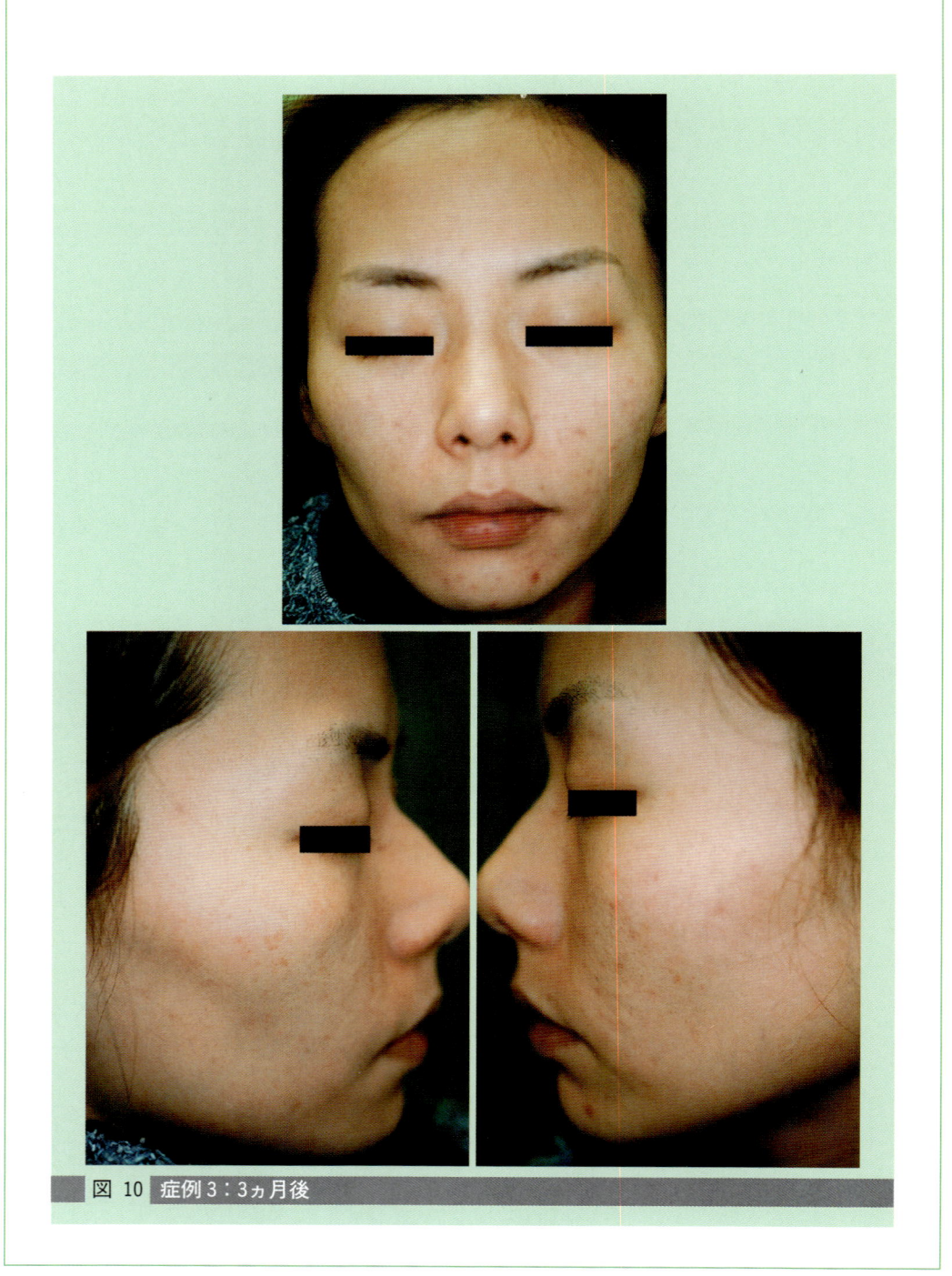

図 10　症例3：3ヵ月後

4　他の光治療器との比較

　先にも述べたが、バフライトは熱相互作用によるので、皮膚の特性である光吸収性とは無関係であるため、皮膚の色やタイプとも無関係であり、個々の皮膚の性質に左右されずに適応できる。細かな調整が可能であり、非侵襲的に行うことができる。痛みもほとんど感じることはない。通常の使用においてはまったく安全といってよい。アクネでは病期を考慮せずに治療可能で、難治といわれる下顎部・頸部のアクネにも効果がある。
　これに対して、血管腫の治療用に開発され、最近はコラーゲン産生を促すとして、しわの治療にも応用されているパルス色素レーザー照射のアクネ・アクネスカーに対する有効性が報告されている。発赤や瘢痕には有効であるが、治療後の紫斑形成や色素沈着などの問題を抱えている。
　そのほかのレーザー機器ではロングパルスNd：YAGレーザー（波長1,064 nm）や水に吸収光度をもつNd：YAGレーザー（波長1,320 nm）も効果があるが、疼痛が著しい傾向にあり、治療後の色素沈着が問題になる。フラッシュランプを応用したIPL®（intense pulsed light®）タイプのパルスライトは波長特異性を応用した治療ではなく、皮膚の浅い層に熱反応を起こすもので、アクネには多少効くが、アクネスカーやしわに対する効果は疑問である。またアクネの原因の1つとされるP. acnesはポルフィリンを産生することが知られている。このポルフィリンに対して高い吸収波長（410 nm）を中心にもつIntense Continuous Lightは、ポルフィリンに光が吸収されることで、活性酸素を生じ、P. acnesが破壊される理論である。但し、熱感が強いため光源を皮膚に近づけられないので、理論上の効果が得られないと考えられる。また、下顎部のアクネはP. acnesが原因であることは少ないといわれ、効果が少ないと考えられる。比較した光治療器（レーザー機器を含む）のそのほかの問題点として、器械が大型で高価であること、保守点検費が高いことが挙げられる。最近、高輝度LEDを光源とする機器開発が行われ、熱感を伴わない照射と、PDT（photo dynamic therapy）が可能になってきている。

〈久保田潤一郎〉

12 [Non-ablative Skin Rejuvenation] Foto RF/RF(パルスライト＋高周波/高周波)

●●● はじめに

　高周波(radio frequency、以下：RF)はnon-ablative skin rejuvenation治療の分野における最新のエネルギーソースである。

　RFが皮膚表面に送出されると、皮膚内に電界が形成され、電子が移動する。電子は電気抵抗の低い通り道を選んで流れる。結果として電流が流れることにより熱が生成され、皮膚内部に熱作用が及び、治療効果が得られる。またRFは光エネルギーと異なり、皮膚や毛の色には左右されないためスキンタイプに影響されない。

　現在、skin rejuvenationに応用されているRFを使った治療機器としては、APLとRFを組み合わせたAurora™(イスラエルSyneron社)とTherma Cool TC™システム(米国Therm Age社)がある。

1 Aurora™(Foto RF)(図1)

　APL(advanced pulse light)はレーザーではなく、フラッシュランプを利用したIPL®タイプのパルスライトで、非可干渉性で高エネルギーを有したマルチウエイブの光エネルギーである。APLでは特殊なフィルターにより有害な波長を除去し、必要な波長を選択的に利用できる。主に500〜1,200 nmの波長を有効に照射することにより、本来であれば波長の異なるさまざまなレーザー治療機器を使用せざるを得ないような症例に対しても、一度に有効な治療を行うことができるようになった。しかし、APLによる治療が普及してくるにつれ、光エネルギーのみによる治療では限界があることも明らかとなってきた。そこで、より安全にさらなる治療効果を得るためにRFを併用した治療機器Foto RFが出現した。Foto RFではAPLとRFという2種類の選択性の異なるエネ

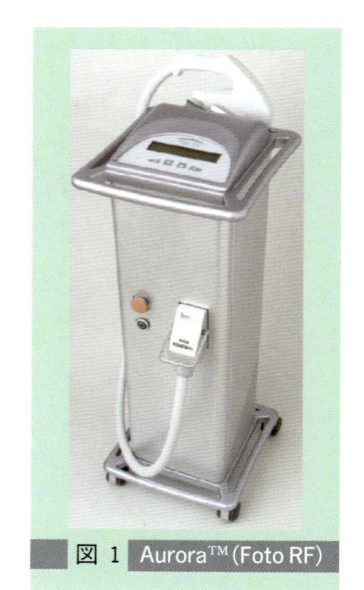

図1　Aurora™(Foto RF)

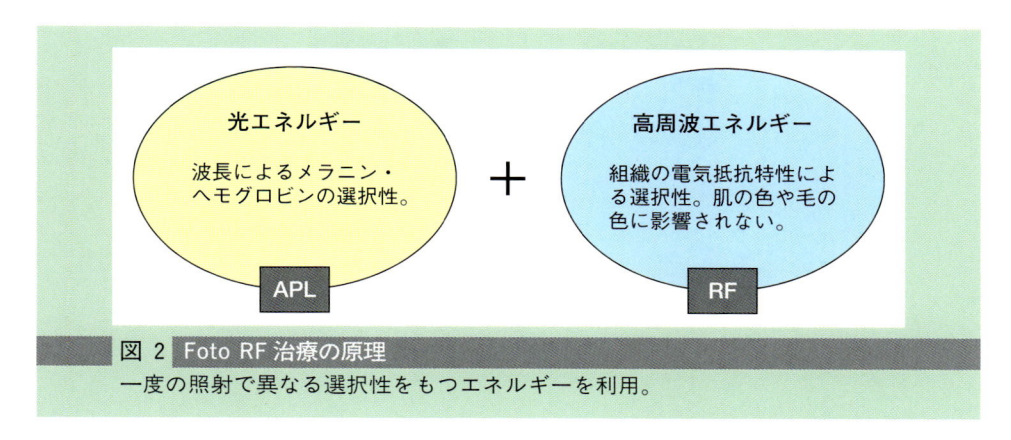

III Facial Rejuvenation

```
┌─────────────────────────────────────────────────────┐
│   ╱⎺⎺⎺⎺⎺⎺⎺╲         ╱⎺⎺⎺⎺⎺⎺⎺╲                      │
│  ╱ 光エネル  ╲       ╱ 高周波エネルギー ╲              │
│ │  ギー      │  ＋  │                 │             │
│ │波長によるメ │     │組織の電気抵抗特性に│           │
│ │ラニン・    │     │る選択性。肌の色や毛の│          │
│ │ヘモグロビンの│    │色に影響されない。  │          │
│ │選択性。    │     │                 │             │
│  ╲   [APL] ╱       ╲       [RF]    ╱              │
│   ╲⎽⎽⎽⎽⎽⎽⎽╱         ╲⎽⎽⎽⎽⎽⎽⎽╱                     │
│                                                     │
│  図2 │ Foto RF 治療の原理                            │
│  一度の照射で異なる選択性をもつエネルギーを利用。      │
└─────────────────────────────────────────────────────┘
```

ギーを同時に照射して、それぞれの利点をいかした治療効果が期待できる(図2)。

1．適応

基本的には光老化に伴った表在性の色素斑(図3)、赤ら顔、毛孔の開大(図4)が最もよい適応となる。

一般的には、顔面全体に照射することにより、シミ、くすみ、赤ら顔の改善により、全体の皮膚の透明感が増すとともに皮膚の張り、小じわの改善、開大した毛孔の引き締め効果などのいわゆる美肌効果が期待できる。

● *Free space* ● ● ●

125

A：術前

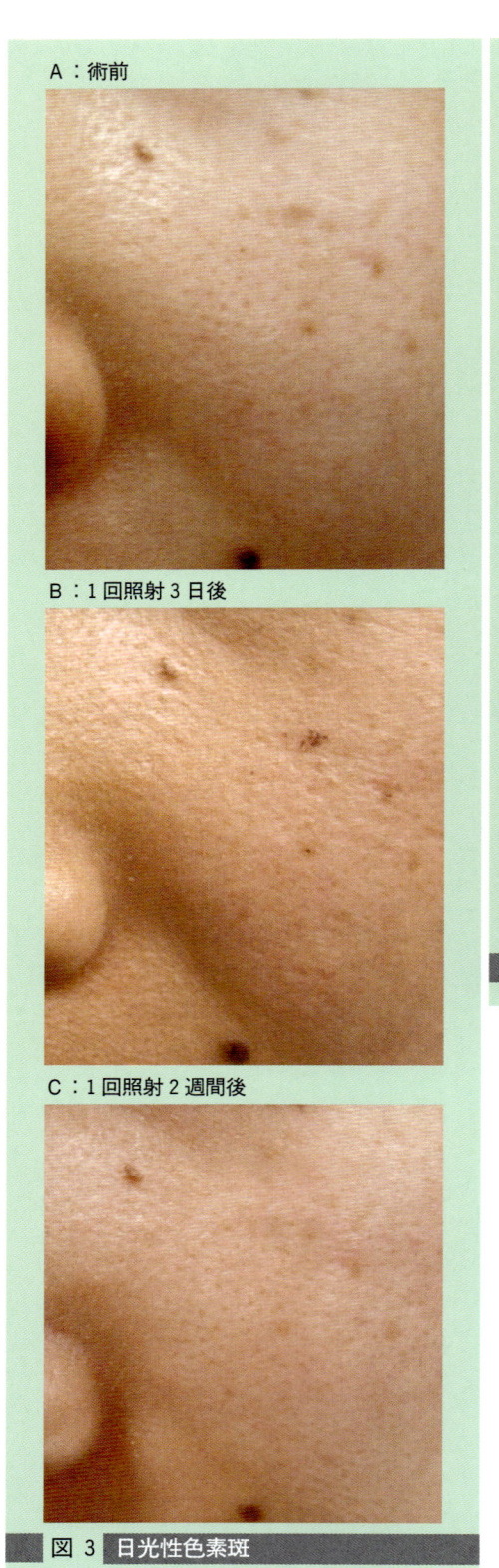

B：1回照射3日後

C：1回照射2週間後

図3 日光性色素斑

A：術前

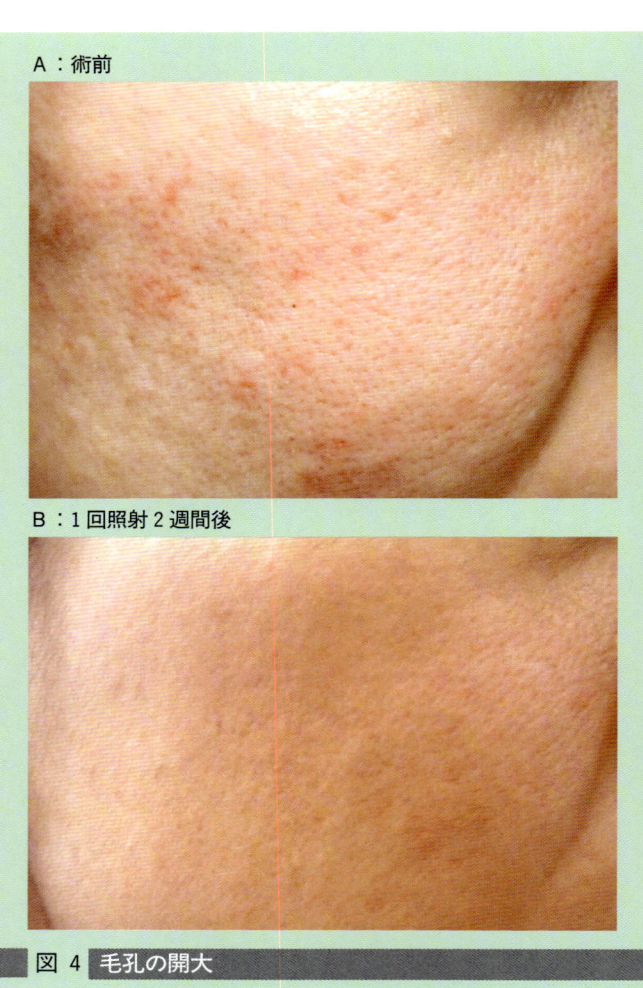

B：1回照射2週間後

図4 毛孔の開大

2．禁忌

　悪性の色素性皮膚疾患、感染、光アレルギー、遮光治療中の患者、光過敏性を誘発する薬剤や抗凝固剤投与中の患者、不整脈やペースメーカー装着中の患者、高度の日焼け、糖尿病などが禁忌となる。

3．治療の実際

　①洗顔後、眼に保護用プロテクターを装着する。
　②照射モードの設定・テスト照射：照射モードについては、皮膚の色でショートパルスとロングパルスを分けるのが実際的である。多くの場合、ショートパルスで治療可能であるが、皮膚の色調が濃い症例ではロングパルスモードを選択している。次いで照射条件を設定する。APL 15 J/cm^2、RF 15 J/cm^{2}の条件設定でテスト照射し、問題がなければ照射していく。初回はこの程度の条件からスタートするのが安全である。
　③照射時の注意点：ハンドピースの照射面と皮膚に十分ゼリーを塗布する。また、ハンドピースは皮膚に直角に、軽く圧迫するように当てる。同時にハンドピースの電極部分を皮膚にしっかり接触するように注意する(図5)。この部分が十分接触していないと、電流の流れが不均一となり、熱傷などのトラブルをきたしやすい。
　治療中は常に、疼痛、皮膚の赤み、浮腫などに注意しながら照射していく。
　④照射後の処置：治療直後に赤み・痛み・ヒリヒリ感などの症状がみられる場合には、

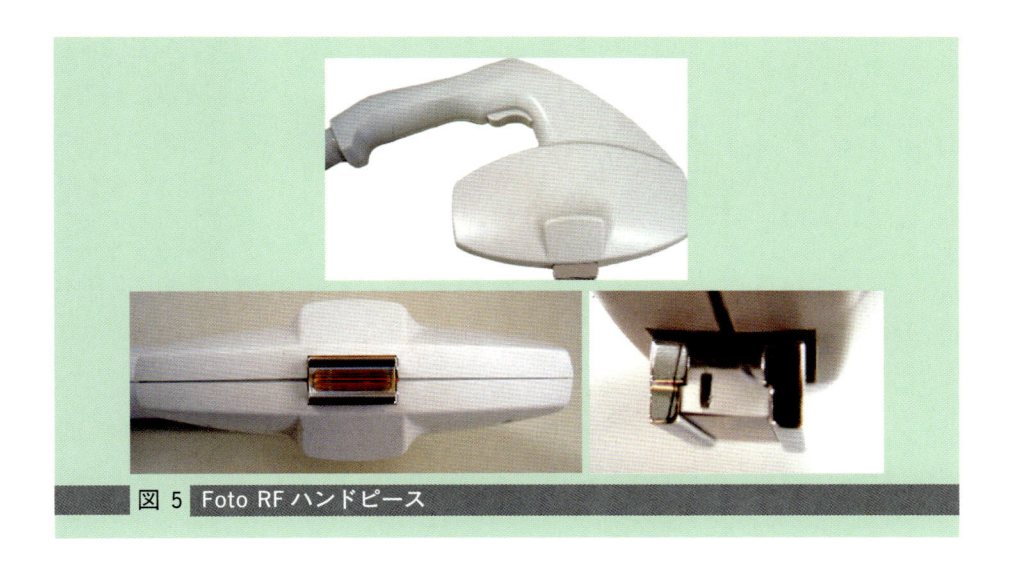

図5　Foto RF ハンドピース

すぐにクーリングする。20～30分のクーリングで症状は改善することが多い。さらに必要に応じて抗生物質含有ステロイド軟膏を適宜使用する。

　照射直後に疼痛、熱傷、浮腫などの異常が認められなければ、保湿剤の塗布、UVケアを行い、メークも可とする。

　治療当日はサウナや激しいスポーツは避けるように指導する。日焼けをしないように注意することはもちろんである。

　⑤治療回数・治療間隔について：多くの場合、3～5回の治療が必要である。照射条件は治療の都度徐々に上げていく。治療間隔は3週間前後とする。

2　Therma Cool TC™システム（RF）（図6）

1．Therma Cool TC™システムとは

　Therma Cool TC™システムは、皮膚にRFを当てることにより、皮膚表面を損傷せずに、従来のnon-ablativeレーザーでは得られなかったような皮膚の引き締め効果、もしくはリフティング効果を得ようとするものである（図7）。

　Therma Cool TC™システムの特徴は皮膚深部の大容量の組織が平面的にではなく、立体的に均一に加熱されることにある（図8）。また表皮はRF照射前、照射中、照射後の各時期に冷却ガスにより保護されている。その結果、表皮より深部で熱上昇がみられる。組織の加熱に影響する因子としては、電流の強さ、組織の電気特性、トリートメントチップの形状などが挙げられる。

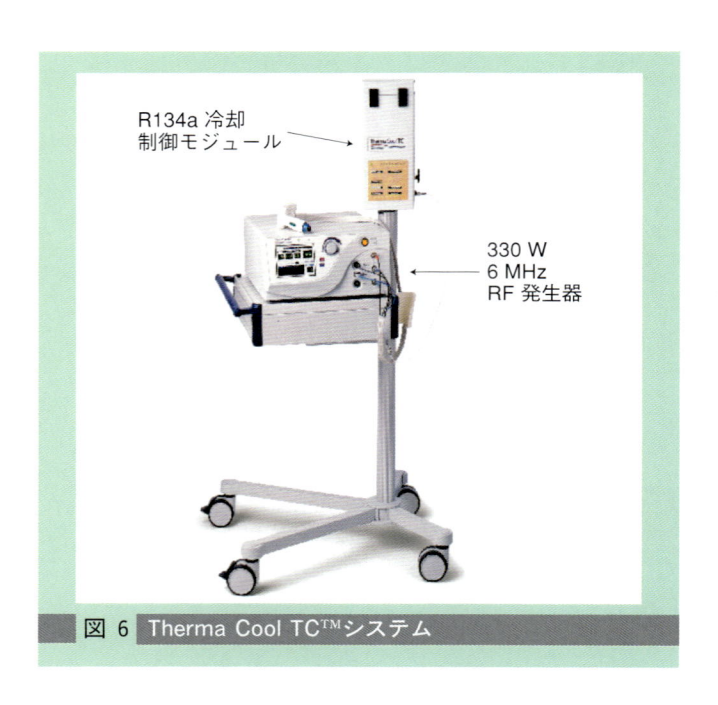

　Therma Cool TC™システムによる治療後、早期にはコラーゲンの収縮による皮

図6　Therma Cool TC™システム
（R134a冷却制御モジュール／330W 6MHz RF発生器）

III Facial Rejuvenation

A：術前　　　　　　　　　　　B：術後6ヵ月

図 7 症例
Jaw line の引き締め効果がみられる。

トリートメントチップ
冷却ガス
表皮
真皮
皮下脂肪組織
真皮深部2.5mmの深さまで加熱される

図 8 Therma Cool TC™システムによる RF の作用機序

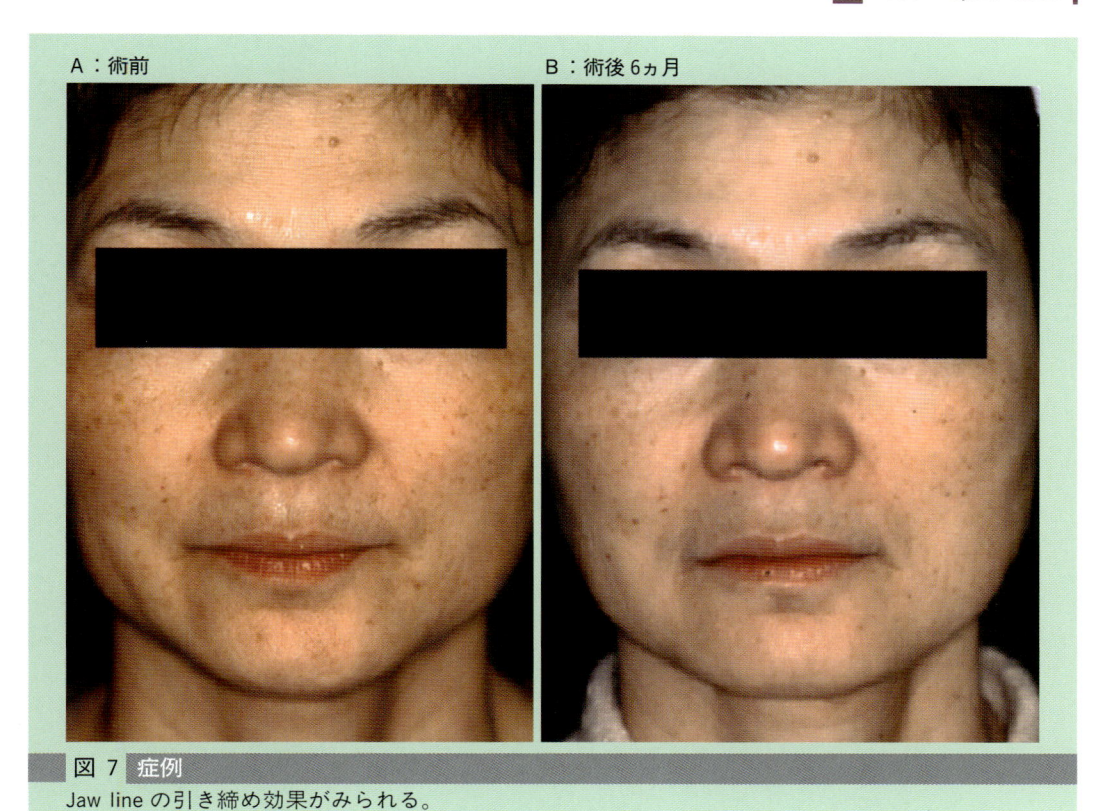

膚の引き締め効果が、晩期には線維芽細胞の刺激に伴ってみられるコラーゲンの再構築によるさらなる引き締め効果またはリフティング効果がみられるとされている。

2．適応

最もよい適応は、軽度から中等度の頸や顎のたるみである。さらに、眼周囲、口唇のしわやにきび、にきび痕も適応となる。

3．禁忌

不整脈のある患者や心臓ペースメーカーを装着している患者に対しては禁忌である。

4．治療の実際

①アクセサリー類を取る。

②洗顔後、治療部位全体に4％リドカインクリームを十分に塗布し、サランラップで覆い、1時間待つ。

③対極板を装着し、マーカーで照射部位をマークする。

④治療に先立ち、まず皮膚の電気抵抗をチェックする。その後治療レベルを決め、テスト照射する。患者の痛み、皮膚の色などをみながら最適な治療レベルを決める（**表1**）。同じ治療レベルでも部位によって痛みが異なるので、注意深く患者の訴えを聞き、痛みに合わせて治療レベルを適宜変更していく必要がある。可能であれば治療レベルは14〜15、ジュール数は100 J/cm^{2}以上が望ましい。一般に、痛みが強い部位は、眉毛外側、耳前部、下眼瞼部、下顎部、頸部などである。

⑤マーキングに沿って、ハンドピースのチップを皮膚に直角に当て、強く圧迫しないように、全体が均等に皮膚に接触するように照射していく（図9）。チップが接触する皮膚面には十分な量のカップリング液を使用する。治療時間は顔面全体で、通常15〜30分程度である。

⑥治療後は洗顔し、カップリング液を洗い流し、保湿ローションを塗布する。直後より、メークは可能である。当日は、サウナ、飲酒、激しいスポーツなどは控えるが、通常の日常生

表1 治療レベル

治療レベル	治療部位
14.5〜16.0	厚い皮膚
12.5〜14.5	薄い皮膚 骨突出部位
10.5〜12.5	知覚の鋭敏な部位

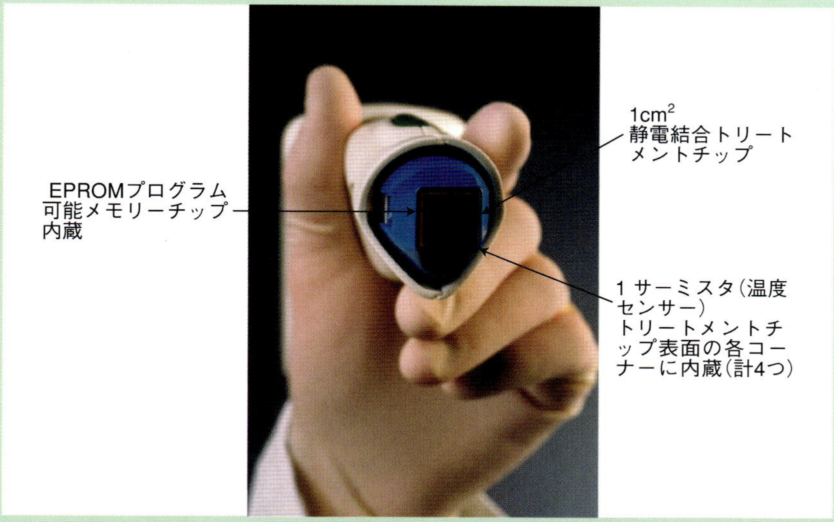

図9 Therma Cool TC™トリートメントチップ

活は問題ない。

5．治療後の経過

　症例によっては、治療終了後早い時点で皮膚の引き締め効果が実感されることがあるが、ほとんどの場合、治療後4～12週頃より少しずつ皮膚の引き締め効果が出現してくる。その後約6ヵ月は引き締め効果は徐々に進行していく。このため治療効果の評価には最低6ヵ月は必要である。治療効果の発現は極めて緩徐であるため、患者が変化に気づかないことがしばしばある。このため、きちんと術前術後の臨床写真を撮っておくことが大事である。

6．照射方法について

　照射方法に関しては、高エネルギーを用いるか低エネルギーを用いるか、また、単一照射か、反復照射か、治療部位全体を照射するのか、アンカリングポイントを中心に照射していくのかなど、検討を要する点が多々あるのが現状である。筆者は現在では、患者に苦痛を与えない程度の照射エネルギーで照射野全体を反復照射している。

7．治療効果の持続期間・治療回数について

　治療効果の持続期間については現在のところ、少なくとも22ヵ月程度は持続するとされている。また、明らかな治療効果がみられれば、治療は通常1回で十分である。しかし、治療効果が不十分であったり、さらなる治療効果を期待する場合には、治療を反復することはまったく問題ない。

8．インフォームド・コンセント

　この治療は速効性がないこともあり、患者が過大な期待を抱かないように、以下のような内容の十分なインフォームド・コンセントが必要である。
　①治療効果には個人差がある。
　②速効性はない。
　③治療効果の発現は非常に緩徐である。
　④治療効果の判定には6ヵ月は待つ。
　⑤基本的には治療は1回。
　⑥必要に応じて複数回の治療の可能性がある。
　⑦魔法の治療ではない。

●●● おわりに

　RFはnon-ablative skin rejuvenation治療の分野では、レーザー、APLに続く第三のエネルギーソースとして今最も注目されている最新のエネルギーである。現在では、Foto RFとTherma Cool TC™システムの2種の機器が商品化されている。殊にTherma Cool TC™システムは現在、諸家によりさまざまな臨床研究が行われており、今後non-surgical face liftとして大いなる発展が期待される治療システムである。

（新橋　武）

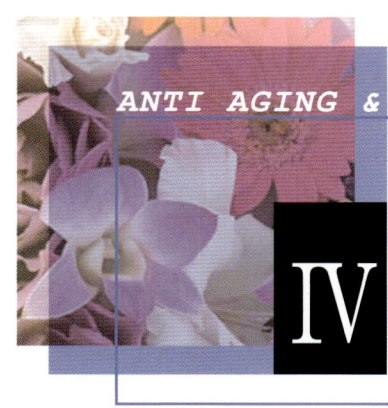

ANTI AGING & SKIN CARE

IV シミ・アートメイク除去用レーザー

● ● ● **はじめに**

　シミとアートメイク（刺青）を同一のレーザー装置で治療しようとする場合にはQスイッチレーザーを選択することになる。本稿ではQスイッチNd：YAGレーザーを使ったシミとアートメイクの治療法について述べる。Qスイッチルビーレーザー、Qスイッチアレキサンドライトレーザーについては「実践皮膚レーザー療法（永井書店）」を参考にして頂きたい。

1　QスイッチNd：YAGレーザーによる治療

　筆者はシミやアートメイクの治療にQスイッチNd：YAGレーザー（Medlite：ホヤフォトニクス製）（図1）を好んで使っている。本機器はselective photothermolysisの理論に基づいて開発されたQスイッチ発振の短パルスレーザーで、QスイッチルビーレーザーおよびQスイッチアレキサンドライトレーザーと同様に刺青（装飾刺青、外傷性刺青）、真皮メラノサイト増殖症（太田母斑、異所性蒙古斑など）の治療に使われる。波長は1,064 nmとその半波長の532 nmを発振することができる。Qスイッチ発振によるパルス幅は6 nsecで他の種類のQスイッチレーザーに比較して同じエネルギー密度ではピークパワーが最も大きい。照射時間が非常に短いため、周囲への熱影響はほとんどない。ハンドピースは2 mm、3 mm、4 mm

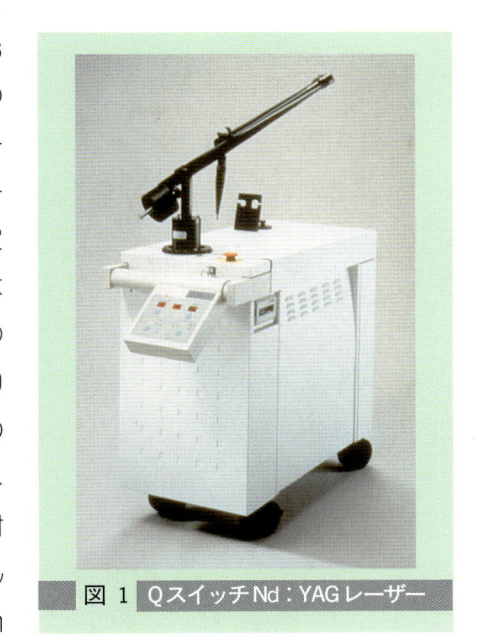

図1　QスイッチNd：YAGレーザー

の照射径を選択できる。Repetition rate は 1、2、5、10 Hz を選択できる。症例によって任意の組み合わせが可能で、汎用性に優れる。波長 1,064 nm は他の波長のレーザーに比較して皮膚深部への到達に有利である。波長 1,064 nm で刺青の黒色を、またその半波長 532 nm では赤色を除去できる。もちろん他の色も徐々に除去できる。また波長 532 nm の光深達度は浅いのでいわゆるシミ（老人性色素斑や光線性花弁状色素斑など）の治療に応用可能である。

2 シミ

シミはしわとともに光老化の主たる症状である。紫外線からいかに肌を守っていくかが予防の第一であるが、できてしまったシミには、美白効果のある薬剤や化粧品の外用、内服が行われてきた。また、より積極的な方法としてレーザー治療などの光線療法やイオン導入法や超音波導入法によるビタミン導入が試みられている。そのほかにもビタミン A 誘導体（レチノール）やアミノレブリン酸なども応用が試みられている。

1．シミの種類

シミとは後天性に起こる皮膚の色素異常症を指す。その原因としてはメラノサイトの増加、メラニン産生能の亢進、メラニンの排出障害が考えられる。その種類は肝斑、老人性色素斑、光線性花弁状色素斑、摩擦黒皮症などであるが、先天性の雀卵斑や真皮メラノサイト増殖症である太田母斑や顔面対称性後天性真皮メラノサイトーシス（両側性太田母斑様色素斑）、扁平母斑や外傷性刺青、炎症後色素沈着などもシミと考えて来院する患者が多いので、鑑別診断と治療法の選択が重要である。

❶ 肝斑（図2）

a．症状

- 顔面、稀に頸部に左右対称性、境界明瞭な淡～濃褐色斑。
- 頰部、前額部に好発。
- 主として 30 歳代以降の女性に好発。
- 炎症症状が先行しない。日光照射で増悪。
- 多腺性内分泌異常が基礎にあると考えられる。
- 妊娠出産、閉経、不適切な化粧品、過度の摩擦が発症・悪化の誘因となる。日光照射

図 2　肝斑

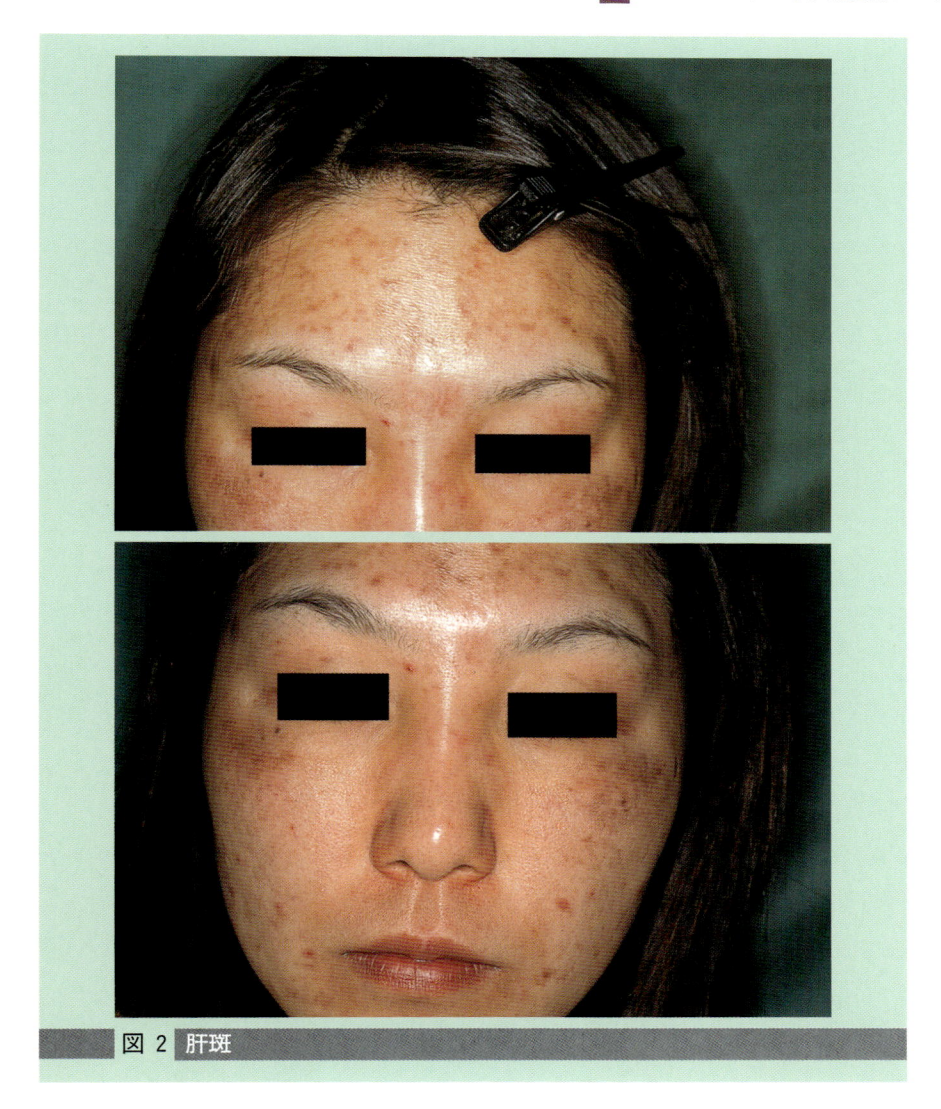

で色調は増強する。
　　b．病理
　表皮メラノサイトの分布は正常色部と同じ。メラニン産生能の亢進を認め、表皮基底層のメラニン色素の増加がある。
　　c．治療
　肝斑を悪化させないために日光照射を避ける。美白効果のある薬剤・化粧品の外用、トラネキサム酸内服、ビタミン導入法などがよい結果を生む。レーザー治療を第一選択とすると、不変か悪化することが多いので注意を要す。

最近はQスイッチNd：YAGレーザーとカーボンワックスを組み合わせて、レーザーピーリングを行って好成績を上げている施設もあるが、あくまでも根治ではなく、コントロールであるから、その後の遮光を徹底することと美白効果のある治療を加えて再発を予防することが重要である。

> ● **Attention 1** ● ● ●
> 　肝斑の発生初期は色素斑が孤立性であったり、両側性でないために老人性色素斑と見誤ることがある。また、顔面対称性後天性真皮メラノサイトーシス（両側性太田母斑様色素斑）との鑑別診断も重要である。肝斑のどの治療法においても完全寛解は困難ではあるが、コントロールできて改善できると患者に理解してもらうことが大切である。

❷ 老人性色素斑（日光黒子）（図3）

　日光（紫外線）が原因で生じる色素斑である。主に中年以降に顔面・手背・前腕伸側に発症する褐色色素斑。大きさは大小さまざまであるが、時に一部が隆起して老人性疣贅（ゆうぜい）（脂漏性角化症）への移行を示すこともある。レーザー治療が最適である。

　肝斑の項でも述べたが、肝斑出現初期に老人性色素斑と誤りレーザー治療を施行すると、再発、色素沈着が著しい。また、肝斑合併例では老人性色素斑の再発率は著しく高い。

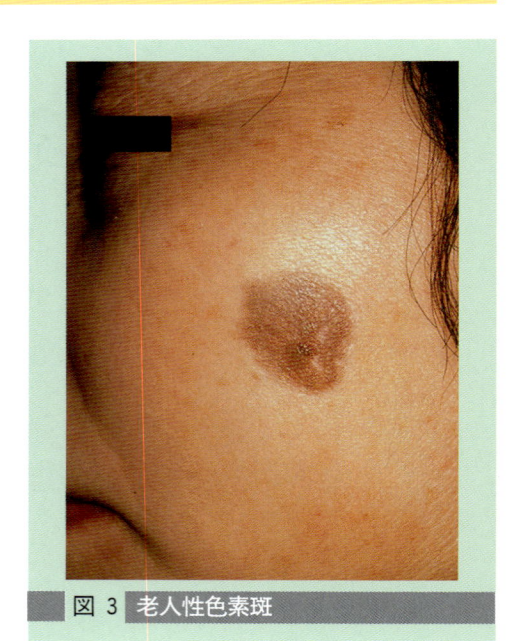

図3　老人性色素斑

❸ 光線性花弁状色素斑（図4）

　肩から背部、前胸部にかけ、大豆大の花弁状に多発する色素斑で、強い日焼け後に生じやすい。メラノサイトの増加、メラニン沈着の増強を認める。

Ⅳ シミ・アートメイク除去用レーザー

図 4 光線性花弁状色素斑

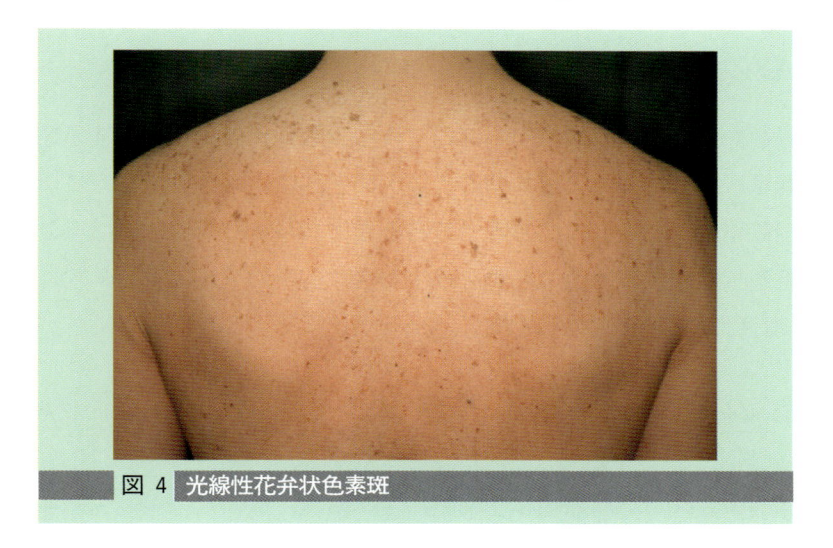

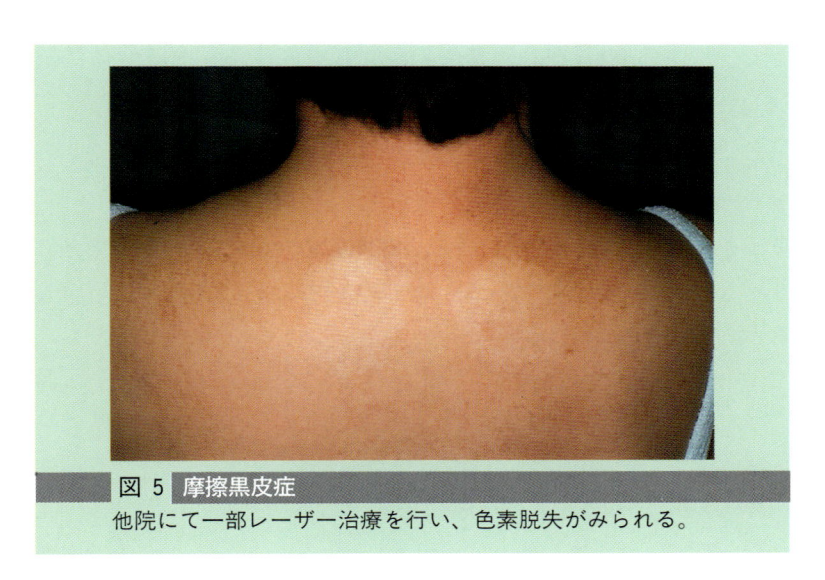

図 5 摩擦黒皮症
他院にて一部レーザー治療を行い、色素脱失がみられる。

❹ 摩擦黒皮症（タオル黒皮症）（図5）

　ナイロンタオルやナイロンブラシを長年使用することによって生じる色素沈着で、主に頸部、鎖骨部、肩甲骨部にみられる「黒ずみ」である。瘙痒感はない。表皮基底層のメラニン増加、表皮ケラチノサイトの変性がみられる。
　ナイロンタオルなどの使用を中止し摩擦を避ければ徐々に軽快する。遮光が重要であるが、早期の消退を望む場合は美白剤の使用やビタミン導入法を積極的に行う。

❺ 炎症後色素沈着症

擦過創や化粧品、衣類の染料などによる接触性皮膚炎後に生ずる色素沈着である。原因を同定、除去することが大切で、ステロイドの外用は慎まなければならない。一般的に徐々に消退するので、増悪因子である日光（紫外線）照射を避けることで軽快する。但し、擦過創治癒後に黒色の色素を残す場合は砂粒やアスファルト粉などによる外傷性刺青（外傷性真皮異物沈着症）である。

2．シミの治療

必ず波長 532 nm を選択する。照射径は操作しやすいところから使用する。筆者はほとんどの場合 3 mm 径を選択している。エネルギー密度は 0.7～1.0 J/cm^2（レーザー機器による個体差あり）で、色素斑の表面が白変する程度に全体に照射する。出血はない（図 6）。

● Attention 2 ● ● ●

誤って 1,064 nm の波長を選択して照射した場合に大きな事故につながることはないが、早期に色素沈着が出現し長期間残存することが多い。時期をみて波長 532 nm で再治療が可能である。

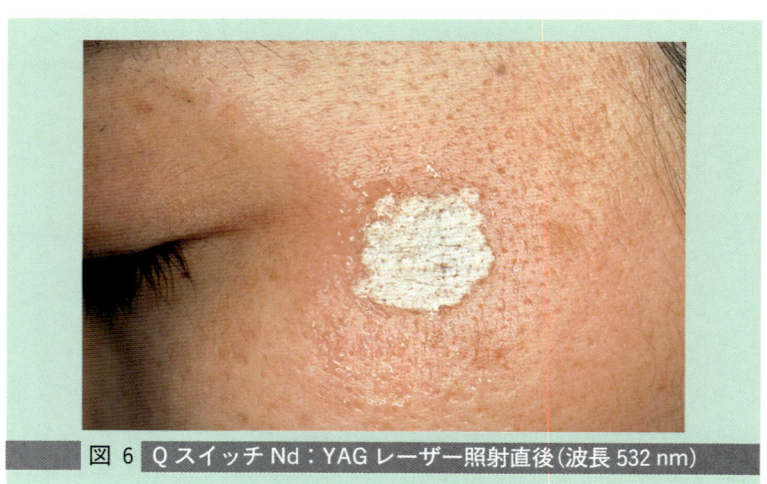

図 6　Q スイッチ Nd：YAG レーザー照射直後（波長 532 nm）

IV　シミ・アートメイク除去用レーザー

3．レーザー照射後の処置

　レーザー照射後、熱変性部を除去せずに、フィルム付きガーゼで被覆する。基本的に軟膏やクリームは接触性皮膚炎を惹起する可能性があるので使用しない。約5～7日後に来院させ、ガーゼを除去すると日焼け後のような薄い痂皮を伴って上皮化は完了している。痂皮は簡単に除去できるので、洗顔・入浴を許可する(図7-A、B)。強いマッサージは禁止する。二次性色素沈着の対策について説明する。その後は1ヵ月に一度程度の来院を指示する(図7-C)。二次性色素沈着が生じている場合に追加照射は行わない方がよい。一時的に色素沈着は減るが、後に増強する場合が多い。

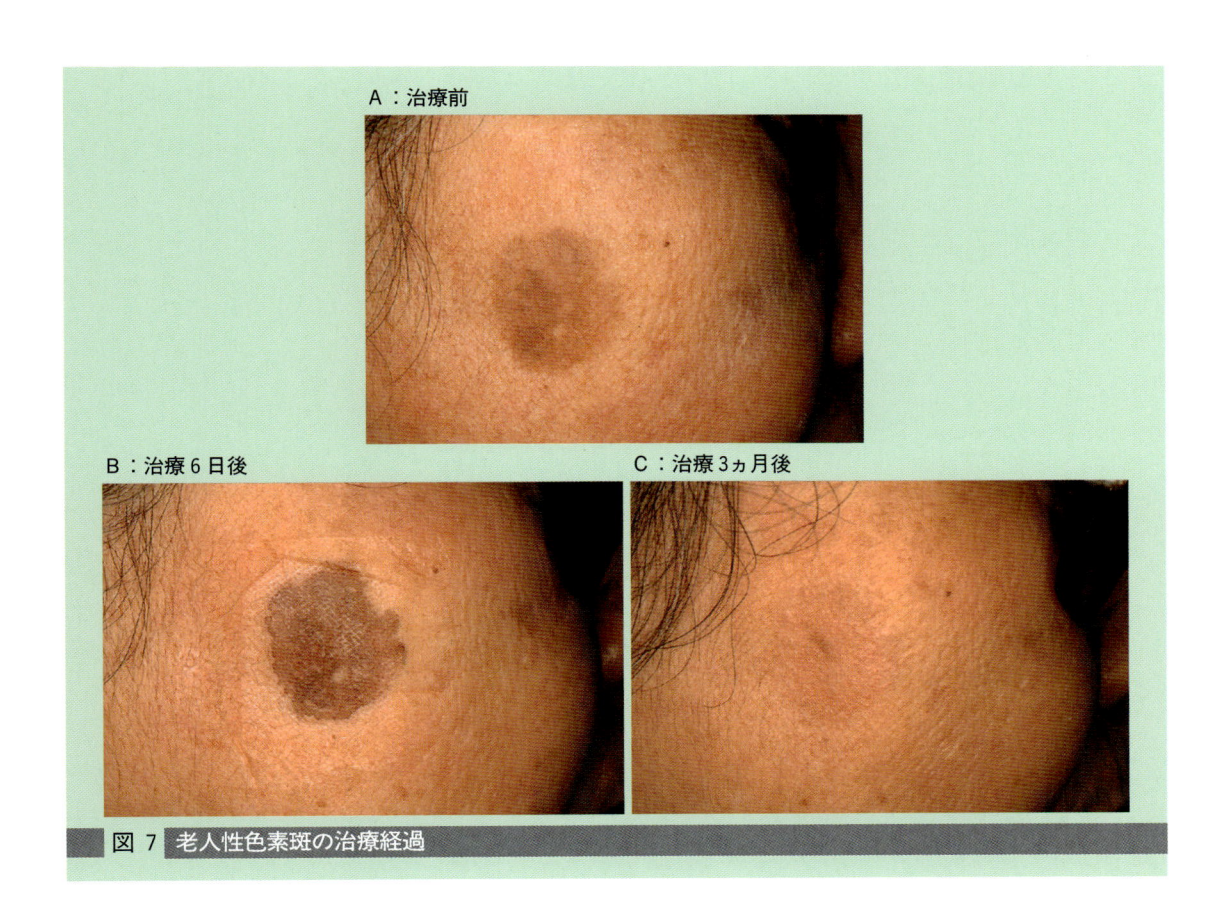

図7　老人性色素斑の治療経過
A：治療前
B：治療6日後
C：治療3ヵ月後

4．治療前後の処置

　紫外線によって増悪する疾患のため、治療前から遮光することが必要である。美白成分としては、アルブチン、ビタミン C 誘導体、プラセンタエキス、ルシノールなどが認可されている(表1)。筆者はビタミン C 誘導体、プラセンタエキスを好んで使用しているが、そのほかに 5%ハイドロキノン軟膏も常用している。

　上皮化後は色素沈着を起こしやすい状態にあるので、日中はサンスクリーン剤で遮光を心がける。また、美白効果のある成分を含んだ化粧品や5%ハイドロキノン軟膏の使用を勧めている(表2)。どの軟膏・クリームも接触性皮膚炎を起こす可能性があるので、使用開始から 1〜2 週は注意深く観察する必要がある。また、イオン導入法や超音波導入法によるビタミン導入を勧める。

　一過性の色素沈着は 1〜3ヵ月続くのが一般的な経過である。

表 1　代表的な美白成分

チロジナーゼ活性抑制効果	メラニン排出促進	紫外線吸収作用
ビタミンC プラセンタエキス グリチルリチン酸ジカリウム アルブチン ルシノール エラグ酸 ハイドロキノン	クワエキス 甘草エキス カミツレエキス	カッコンエキス

表 2　スキンケア製品

- 持続活性型ビタミンC配合ローション・ジェル(5〜10%程度)
- レチノール配合クリーム(筆者は高濃度の院内製剤は使用しない)
- 美白剤
- 保湿剤
- 5%ハイドロキノン軟膏(ハイドロキノン5g、親水軟膏95g)

5．症例

<症例1>
45歳、女性。左頬の老人性色素斑(図8)。

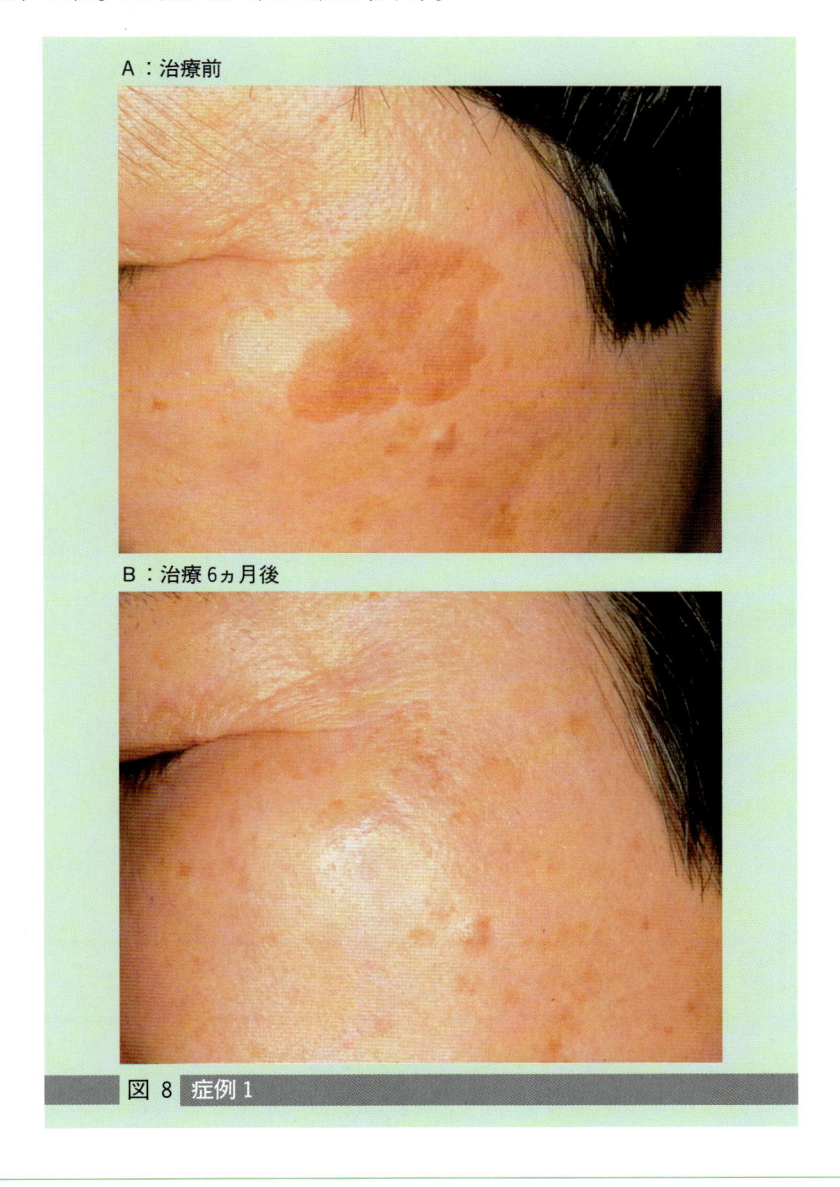

A：治療前

B：治療6ヵ月後

図8 症例1

＜症例2＞
　20歳、女性。口唇色素斑(図9)。

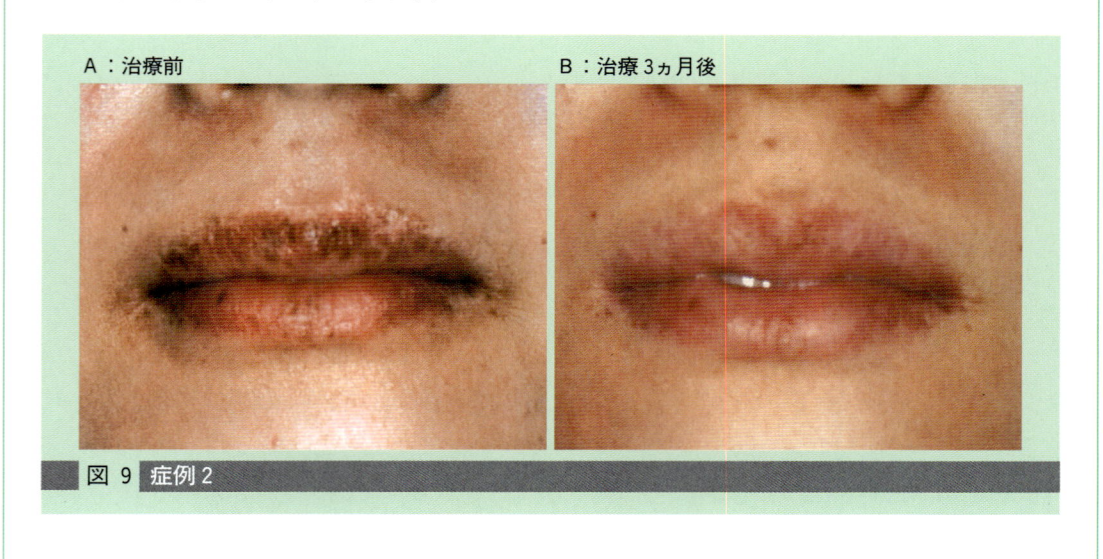

A：治療前　　　　　　　　　　　B：治療3ヵ月後

図9　症例2

6．治療に際しての注意点

　色素斑の治療において注意を要することは以下の場合である。
　①前癌状態が考えられる場合、またはその判断ができない場合
　②極端に日焼けした肌
　③治療後日焼けする可能性のある場合
　表皮色素異常症は日光(紫外線)照射で悪化することが明らかなので、過度の日焼けはもちろん、普段の生活においてもできるだけ日焼けしないように指導する。

3　アートメイク(刺青)

　アートメイクという言葉は本邦においてつくられた、いわゆる和製英語である。どのような状態を指すかといえば、メークアップと同じような効果を得るために、眉や眼瞼裂縁の化粧(アイライン、アイブローなど)を施す部位に、墨汁その他の色素を刺青することである。それ以外に疑似黒子として刺青する場合もある。最近は以前入れたアートメイクを消そうとして、乳白色や他の色素を重ねて入れる例を見受けるが、治療に難渋

するので、色を重ねて刺青しないように啓蒙する必要がある。いずれにしてもアートメイクは刺青のため、退色することはあっても永久に消えることはない。Qスイッチレーザーが開発されてから治療は容易になり、結果も色素沈着、色素脱失や瘢痕を生ずることなく良好である。

1．アートメイクの治療

　ほとんどの場合は黒色が刺青されているので、波長を1,064 nmに設定する。照射径は3 mm径、エネルギー密度4.0〜4.5 J/cm^{2}で照射する。治療には著しい疼痛を伴うので、表面麻酔や局所麻酔を行うことが多い。眼瞼縁も眉毛部も同様の条件でよい。眼瞼縁の治療の場合は眼科用表面麻酔剤を点眼のうえ、必ず眼球上にコンタクトシェル型のアイシールドを置き眼球保護を行わなければならない。眉毛部の場合は眼瞼の上に眼鏡型のアイシールドを置く必要がある。アートメイクをすべて除去しない場合は木製の舌圧子やサージカルテープなどで遮閉し、残す部位にレーザー光が誤って当たらないように工夫する。治療回数は刺青されている色素の量で異なるので、見た目で判断するのは困難である。レーザー照射後、色素の退色には期間がかかるので、レーザー照射間隔は2〜3ヵ月とする。多色の色素を重ねて入れている場合は照射後に色調が変化したり、なかなか消失しない場合もあるので、必ず事前に説明しておくことが大切である。

● Free space ● ● ●

2．症例

<症例3>

　眉のアートメイク；黒色（図10-A）。眉毛の外1/3をレーザー治療。治療1ヵ月後、治療部位に一致した軽度の色素沈着を認める（図10-B）。治療3ヵ月後（図10-C）。

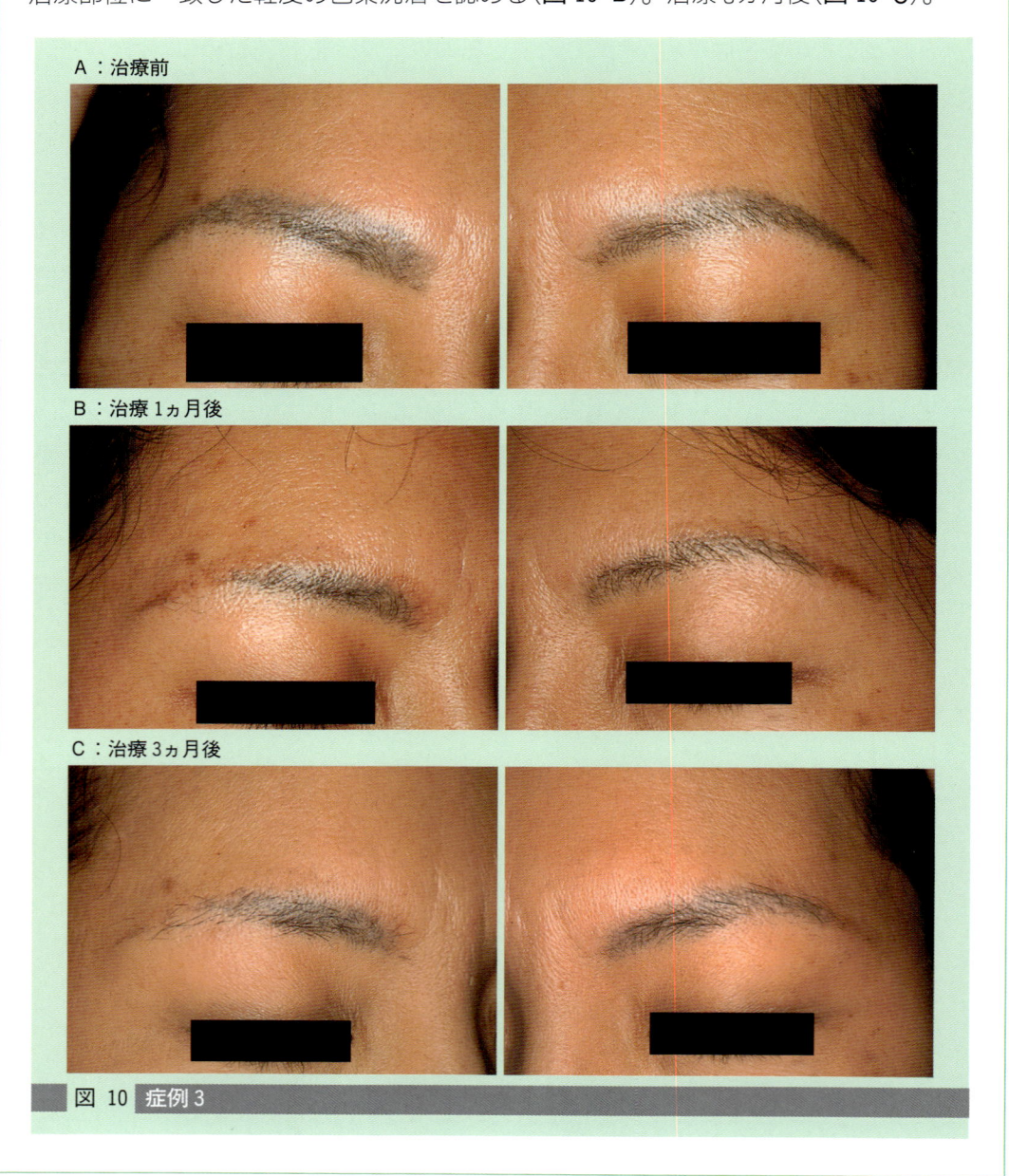

A：治療前

B：治療1ヵ月後

C：治療3ヵ月後

図10 症例3

IV シミ・アートメイク除去用レーザー

<症例4>

　眉のアートメイク；黒色(図11-A)。眉毛外側をレーザー治療。治療1ヵ月後、色素沈着を認めるが、アートメイクは消失している(図11-B)。

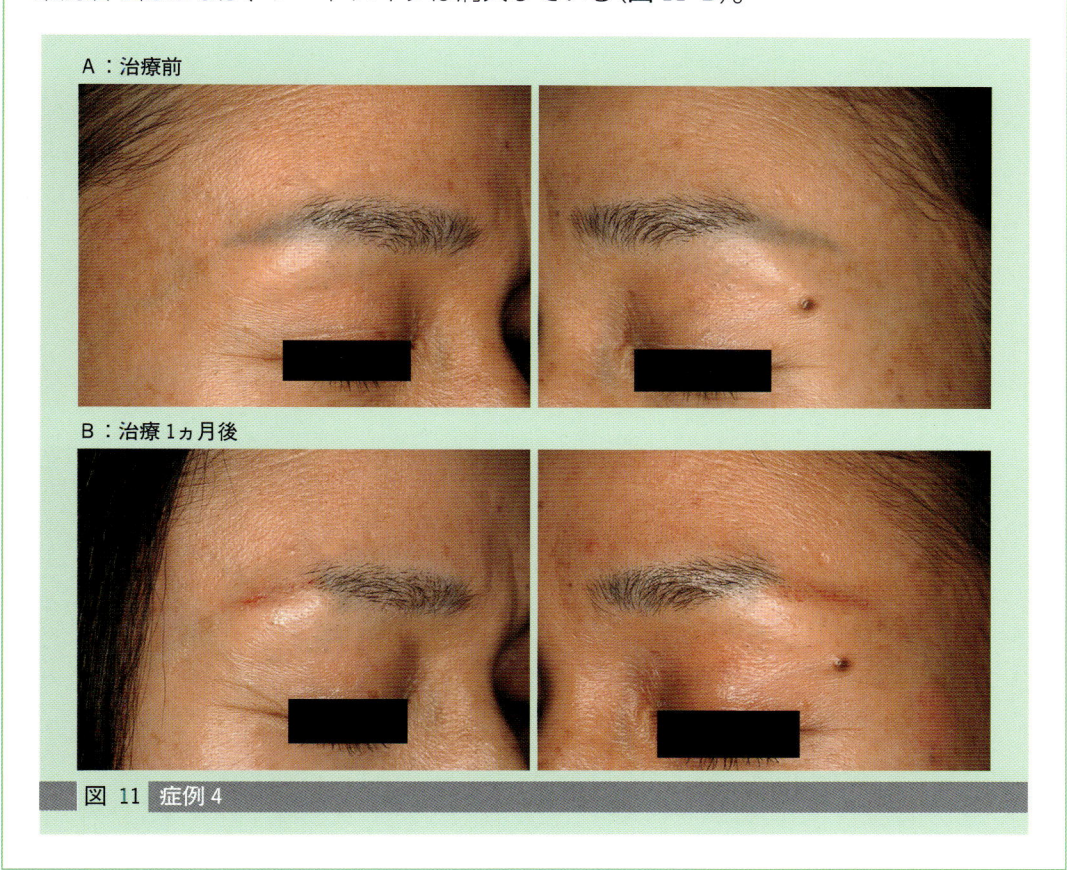

図11 症例4

<症例5>

　眉のアートメイク：黒色と考えられた例(図12-A)。治療後4ヵ月、発赤と色素沈着があるように見える。本例は赤色を重ねて刺青されたものと後に判明した(図12-B)。

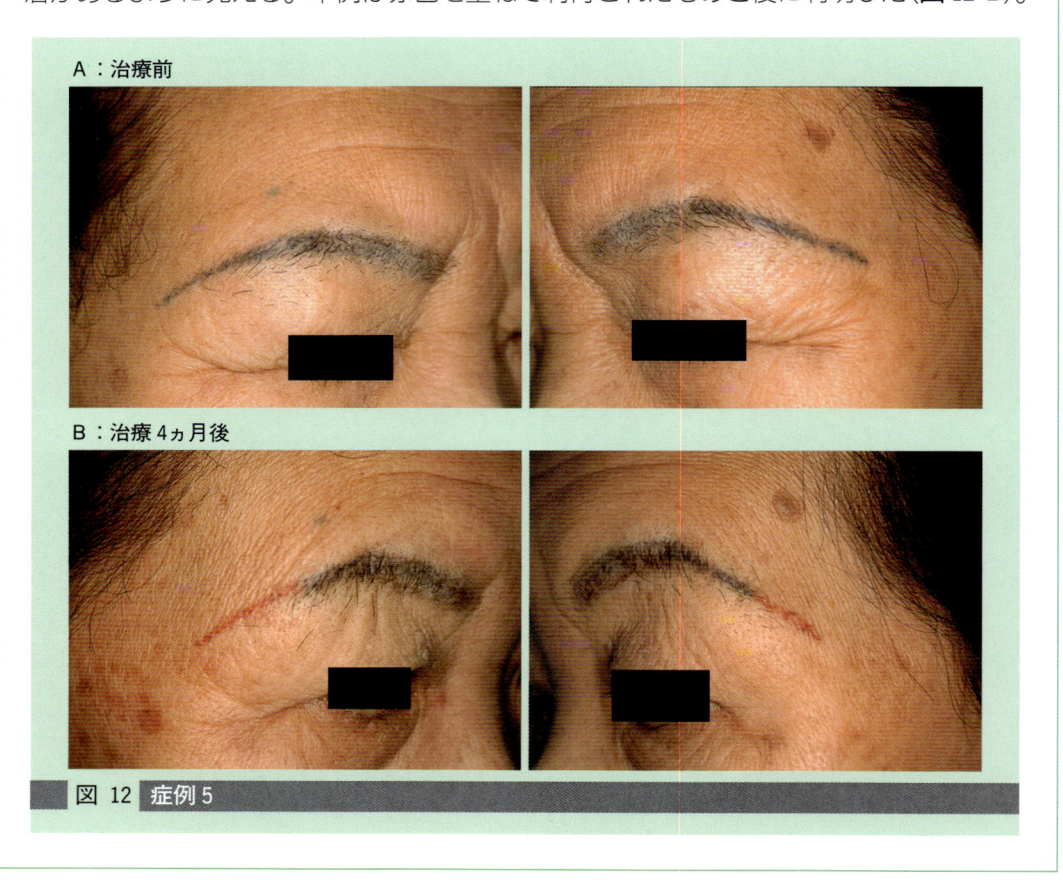

図12　症例5

●●● おわりに

　以上Qスイッチ Nd：YAG レーザーによるシミとアートメイクの治療について述べた。本機器は他のQスイッチレーザーに比較して故障が少なく、ほとんどメンテナンスフリーといってよいので保守のコストが安い。

(久保田潤一郎)

◆ 参考文献

1) 久保田潤一郎(編著)：実践皮膚レーザー療法；上手な使い方と治療法のコツ．永井書店，大阪，2001．

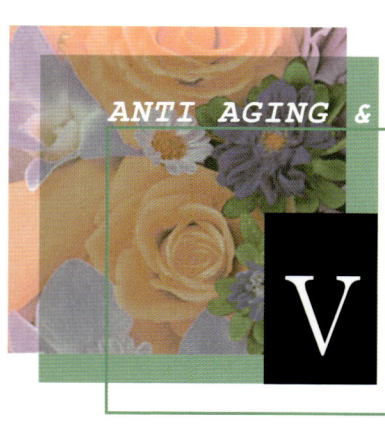

ANTI AGING & SKIN CARE

V レーザー脱毛・光脱毛

1 レーザー脱毛

●●● はじめに

　脱毛の一般的意義は、社会的マナー、美容目的であるが、近年、その必要性が特に高まっている。脱毛の種類には、一時脱毛、疑似脱毛、永久脱毛がある。一時脱毛には、カミソリ、毛抜き、電気シェーバー、ワックス、脱毛クリームなど、疑似脱毛には脱色、永久脱毛には、電気脱毛、レーザー脱毛がある。

　レーザー脱毛は、近年始められた脱毛方法ではあるが、効果と安全性については、現時点においてかなり満足できるものであると考えられる。

1 レーザー脱毛の原理

　1983年にハーバード大学のAnderson & Parrishがselective photothermolysis(SP)の理論を発表した[1]。SPは、レーザー光線が目的とする物質に到達し、その物質に選択的に吸収され、熱の放散が周囲の組織に影響することなしに、目的とする物質にとどまり、かつ目的とする物質を破壊するに十分なエネルギーを有する必要があるとする理論である。

　レーザー脱毛の本格的研究は1995年頃からAndersonらのグループにより、SP理論に基づき、メラニン色素を吸収体として毛包のみを破壊し表皮には影響を及ぼさないレーザー脱毛の研究が、ハーバード大学のウエルマン研究所で開始された。1996年に彼のグループのGrossmanらは、ノーマルモードのルビーレーザーにより、毛包を選択的に破壊できる可能性を報告した[2]。1998年、同グループのDierickxらは、

レーザー照射後2年の時点でも脱毛効果が観察されたと報告し、組織学的検討からレーザーの効果は、終毛の休止期への誘導と軟毛化による可能性を指摘した[3]。

❶ 標的器官

毛の産生中枢は、①立毛筋付着部で外毛根鞘のバルジにある幹細胞、②毛包下部の毛球部、③皮脂腺開口部、と考えられている。

❷ 波長と発振装置

レーザー脱毛に効果的な波長は、最も重要な吸収体であるメラニンへの吸収効率から700～1,000 nmの間となる。レーザーの発振装置としては、694 nm（ルビー）、755 nm（アレキサンドライト）、800 nm（ダイオード）、1,064 nm（Nd：YAG）などである。

❸ パルス幅

表皮に損傷を与えず、毛包のみレーザーの効果を得るためには、パルス幅が重要となる。このために、表皮の熱緩和時間（thermal relaxation time；TRT）（細胞、組織に吸収された熱エネルギー、すなわち温度が半分になるまでの時間）よりも短く、毛包の熱緩和時間よりも長いパルス幅が理想となる。Grossmanらは、表皮のTRTが3～10 msecで、毛包を直径200～300 μmの円筒と仮定し、毛包のTRTを40～100 msecと考え、理想的照射時間を10～50 msecとした。しかし、その後レーザー脱毛の臨床的報告によると、3 msecのレーザー脱毛装置でも、20 msec以上のパルス幅の装置と同様の脱毛効果をもたらすことを確認している。

❹ 照射エネルギー密度

標的組織を十分に破壊できる強さが必要であるが、強過ぎると表皮の損傷の可能性も高くなる。レーザー装置により、適切な強さを選択し使用する。

❺ 毛周期

毛は毛周期と呼ばれる一定の周期で発育し、成長期（anagen）、退行期（catagen）、休止期（telogen）の順で移行する。

レーザーはメラニン色素を豊富に有する成長期によく反応する。標的器官として、最も重要なものはバルジであり、毛周期による位置の変動はないが、メラニン色素がないと反応しない。身体の部位ごとにも違いがある（**表1**）。

表 1　体表部位ごとの毛周期について

部 位	休止期%	成長期%	休止期の期間	成長期の期間
頭　皮	15	85	3～4ヵ月	2～6年
顎　髭	30	70	10週	1年
上口唇	35	65	6週	16週
腋　窩	70	30	3ヵ月	4ヵ月
胴　部	―	―	―	―
陰　毛	70	30	3ヵ月	4ヵ月
上　肢	80	20	18週	13週
下　肢	80	20	24週	16週
乳　房	70	30	―	―

❻ 永久脱毛の定義

　これまでは、米国電気脱毛協会による定義による「最終脱毛から1ヵ月後の毛の再生率が20%以下であればよい」があった。1998年ハーバード大学のグループのDierickxらは永久脱毛の定義の新たな考え方として永久減毛(permanent hair reduction)を提唱した。この概念は、レーザー脱毛施術後に、身体の部位における毛周期を超える期間で、終毛の数が著明に減少している状態が持続することである。医学的見地での永久脱毛の考え方として、現在はこの概念が支持されている。米国FDA(Food & Drug Administration)ではレーザー脱毛装置の認可は、この概念に基づいて行われている。

2　レーザー脱毛の特徴

❶ 優れた安全性

　レーザー治療の基本理論である選択的光熱溶解による脱毛であるので、標的器官である毛包のみを傷害し、表皮に損傷を与えないので、非常に安全な脱毛手技といえる。冷却装置の進歩で、さらに表皮を保護できるようになっている。
　カミソリ、毛抜き、ワックス、電気脱毛などによるものと比べると、最も皮膚にやさしい脱毛方法ともいえよう。

❷ 高い治療効果

レーザー脱毛装置の進歩により、5回ほどの施術を行えば、かなり満足度の高い効果が得られる。

❸ 治療時間の短縮化

従来の永久脱毛である電気脱毛に比べ、一度に広範囲を短時間で処理できるようになった。両腋窩で5分、両下腿で40分程度である。

3 主なレーザー脱毛装置

現在、わが国で使用されている主なレーザー脱毛装置(表2)は、Cynosure社製アレキサンドライトレーザーLPIR™(図1)、Candela社製アレキサンドライトレーザーGentleLASE™(図2)、Lumenis社製ダイオードレーザーLightSheer™(図3)である。各装置はすべて米国のFDAのpermanent hair reductionの認可を受けている。

2004年6月時点での台数のおおよその内訳は、LPIR™が600台、GentleLASE™が500台、LightSheer™が500台である。その他の機種も多数あるが、占有率からするとわずかである。LPIR™は最も早くから使用されている。スポットサイズは12.5mm、15mmと大きく、パルス幅も5〜40msecの使用が可能で、治療実績の最も多いレーザー脱毛装置といえよう。GentleLASE™は冷却ガスによる独自の冷却装置を装備して皮膚への安全性を高め、スポットサイズを18mmにして、治療時間の大幅な短縮を可能にした。LightSheer™は半導体を用い、装置のコンパクト化と独自のサファイヤウインドウ(Chill Tip)による独自の接触冷却システムを導入している(表3)。その他、ダイオードレーザー、ロングパルスNd：YAGレーザー、フラッシュランプの機種がある(図4〜6)。

V　レーザー脱毛・光脱毛

表 2　レーザー脱毛装置の比較

	LPIR™	GentleLASE™	LightSheer™
波長	755 nm	755 nm	800 nm
エネルギー密度	5〜35 J/cm^2	6〜40 J/cm^2	10〜60 J/cm^2
パルス幅	5、10、20、40 msec	3 msec	オート、30、100 msec
スポットサイズ	12.5、15 mm	12、15、18 mm	9×9 mm
冷却装置	air（option）	ダイナミッククーリングデバイス	コンタクトクーリング

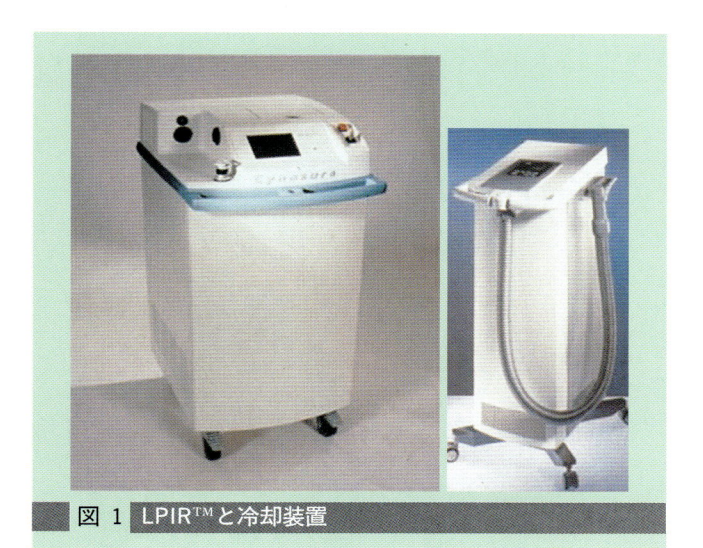

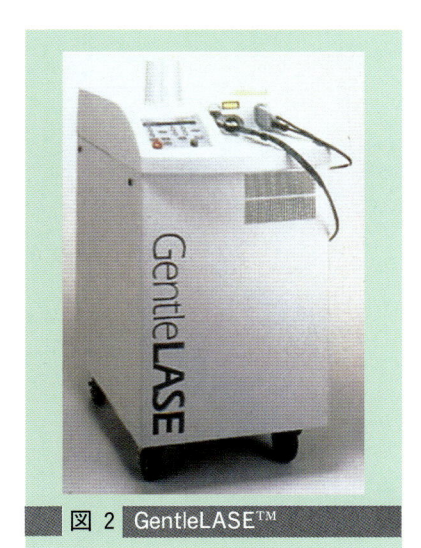

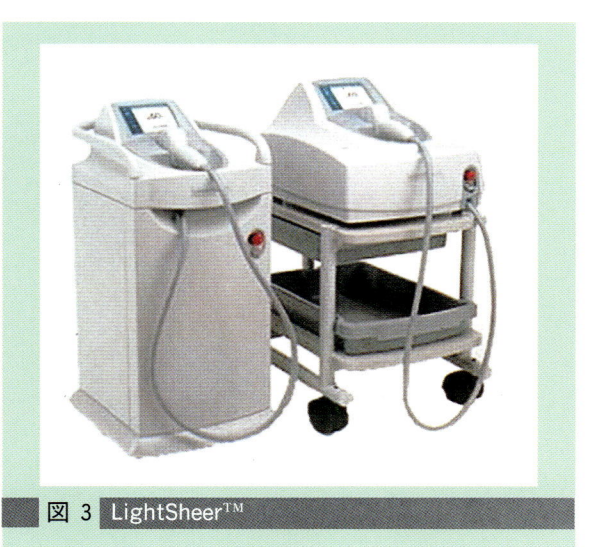

図 1　LPIR™と冷却装置

図 2　GentleLASE™

図 3　LightSheer™

表 3 各社冷却装置の比較

	Cynosure 社	Candela 社	Lumenis 社
冷却装置	ポライア (air：オプション)	ダイナミッククーリング ディバイス(DCD)	Chill Tip
冷却のタイプ	direct cooling	direct cooling	contact cooling
冷却の特徴	連続式冷気吐出	冷却剤の直接噴霧	冷却水の連続循環
冷却の特徴	連続式	pre-spray	pre-cooling parallel-cooling post-cooling
冷却温度	−35℃ (max)	−26℃	＋5℃
レーザーとの シンクロ機能	No	Yes	No
設定機能	風量設定あり	spray time delay time	No

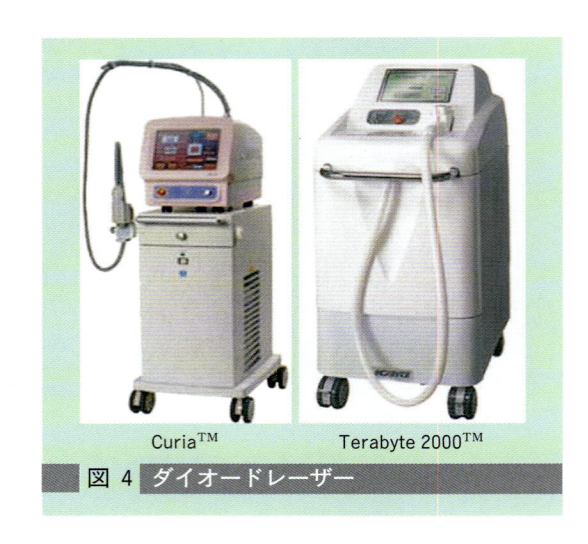

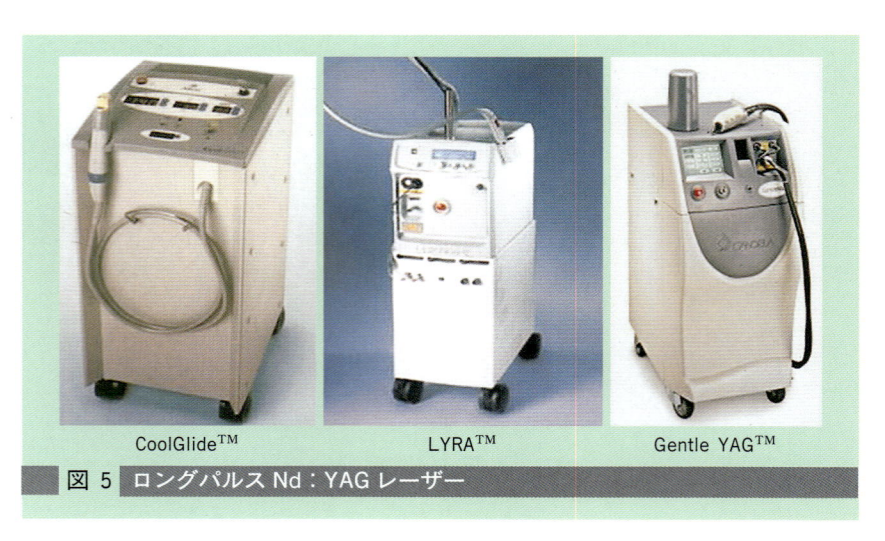

Curia™　　Terabyte 2000™

図 4　ダイオードレーザー

CoolGlide™　　LYRA™　　Gentle YAG™

図 5　ロングパルス Nd：YAG レーザー

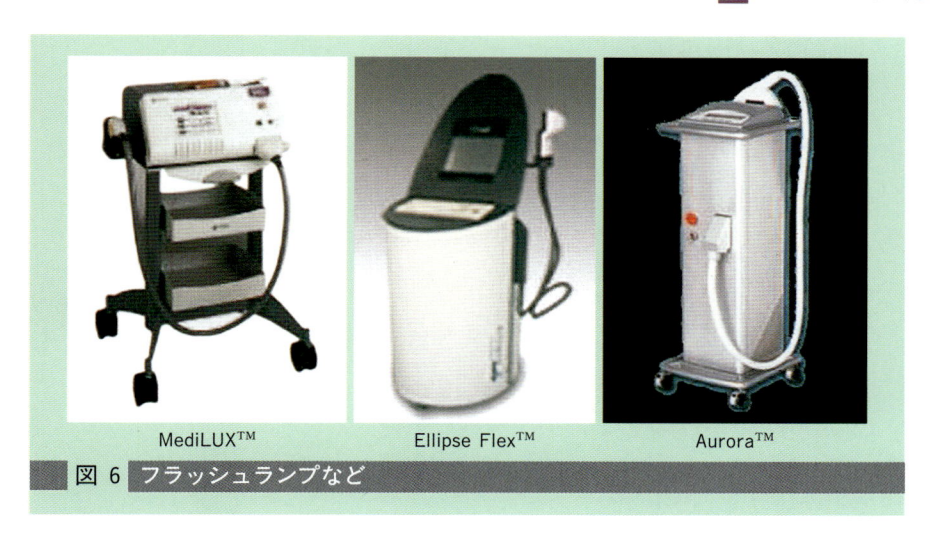

図6 フラッシュランプなど　MediLUX™　Ellipse Flex™　Aurora™

4 レーザー脱毛の実際

　①皮膚の診察とカウンセリング：脱毛部位の皮膚の色調、皮膚疾患の有無について検討する。特に重要な点は色調で、脱毛の自己処理後の色素沈着、日焼け後の色素沈着が著明な場合や皮膚の色調が濃い場合は、症状が改善するまで治療を延期すべきである。一時的な色素沈着の場合はハイドロキノンなどの美白剤の治療を行う。毛抜きの処理、毛を脱色している場合は、レーザーの標的が存在しないので、適切な状態になるまで治療を延期する。多毛症を生じる内分泌障害の存在に注意する。また、毛の成長を促進する薬剤、ホルモン剤にも注意する。

　カウンセリングでは、レーザー脱毛の原理、毛周期の仕組み、治療回数、治療期間、副作用、効果には個人差があることを確実に説明する。脱毛後は部位によって、皮膚が乾燥傾向になるので、アフターケアの必要性の説明も重要である。

　最も重要な点は、レーザー脱毛の目標は、完全に毛をなくすのではなく、医学的な永久減毛を目指すことを十分説明することである。

　②インフォームド・コンセントをとる：レーザー脱毛は美容医療の分野であり、自由診療であるのでインフォームド・コンセントは非常に重要である。カウンセリングでの内容について、書面で承諾を得る。

　③脱毛部位を写真で記録する：臨床写真は副作用の有無、脱毛効果、脱毛部位の範囲などの確認に非常に重要である。

④照射部位を剃毛する：レーザー照射前に、必ず剃毛を行う。皮膚の表面に毛が存在したまま照射するとレーザーが毛に反応し、熱傷を生じる可能性がある。2回目以降は、電気脱毛と違い、毛を伸ばしておく必要はない。次のレーザー照射までの期間中も、剃毛による自己処理は可能である。

⑤レーザー光線防御用のゴーグルを照射する医師、介助者、患者が着用する(図7)。

⑥レーザーの出力を脱毛部位の色調、部位に適したジュール数に調節する。

⑦レーザー装置のハンドピースを脱毛する皮膚面に垂直に当て、照射する。

⑧レーザー照射後、毛嚢一致性の隆起性変化が生じる(図8)。照射部位をアイスパックなどで冷却する。

⑨照射後に、ステロイド軟膏を塗布する。

⑩施術1週後ほどで、処置部の毛が抜けてくる(図9)。

⑪レーザー照射回数は5回程度、照射間隔は約2ヵ月とする。回数については、満足度によるところが大きいので、基本的な目安として説明をする。

⑫レーザー脱毛期間中の注意事項は、毛抜きを使用しないこと、日焼けをしないことである。

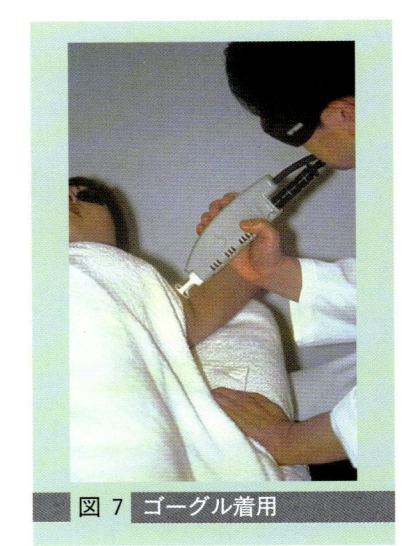

図7　ゴーグル着用

● *Free space* ● ● ●

Ⅴ レーザー脱毛・光脱毛

A：腋窩

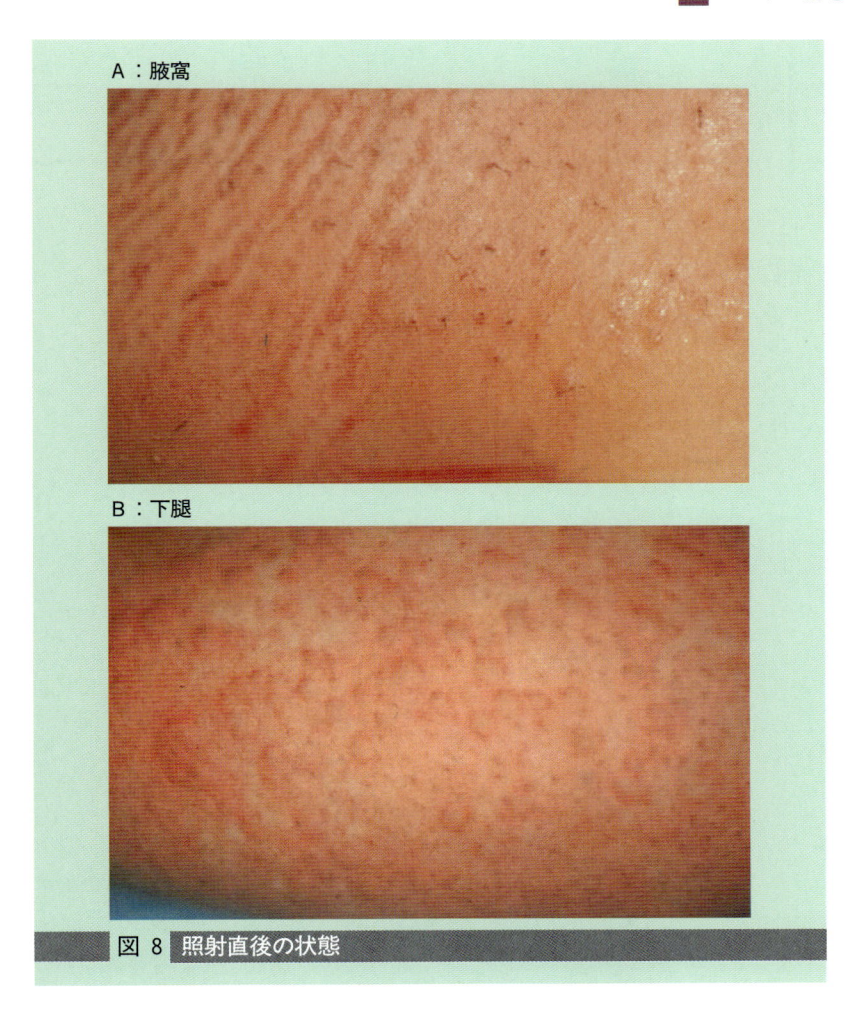

B：下腿

図 8　照射直後の状態

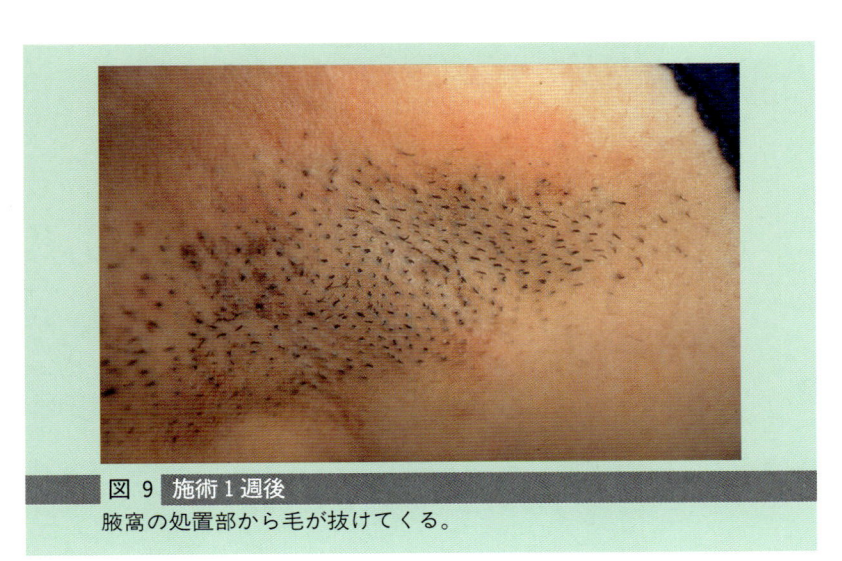

図 9　施術1週後
腋窩の処置部から毛が抜けてくる。

5 症例

<症例1>

35歳、女性。腋窩の脱毛。4回施行後7ヵ月。

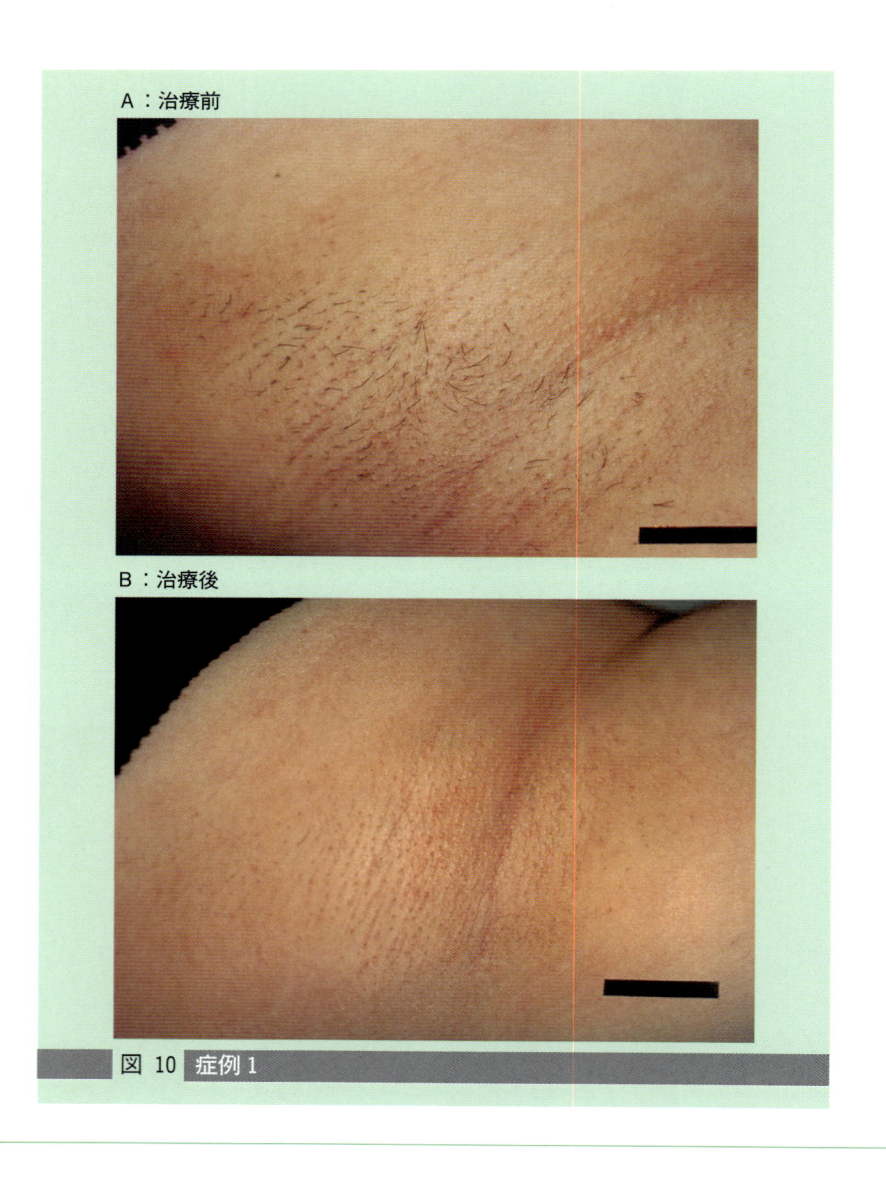

図 10 症例1

Ⅴ　レーザー脱毛・光脱毛

<症例2>
24歳、男性。髭の脱毛。14回施行後5ヵ月。

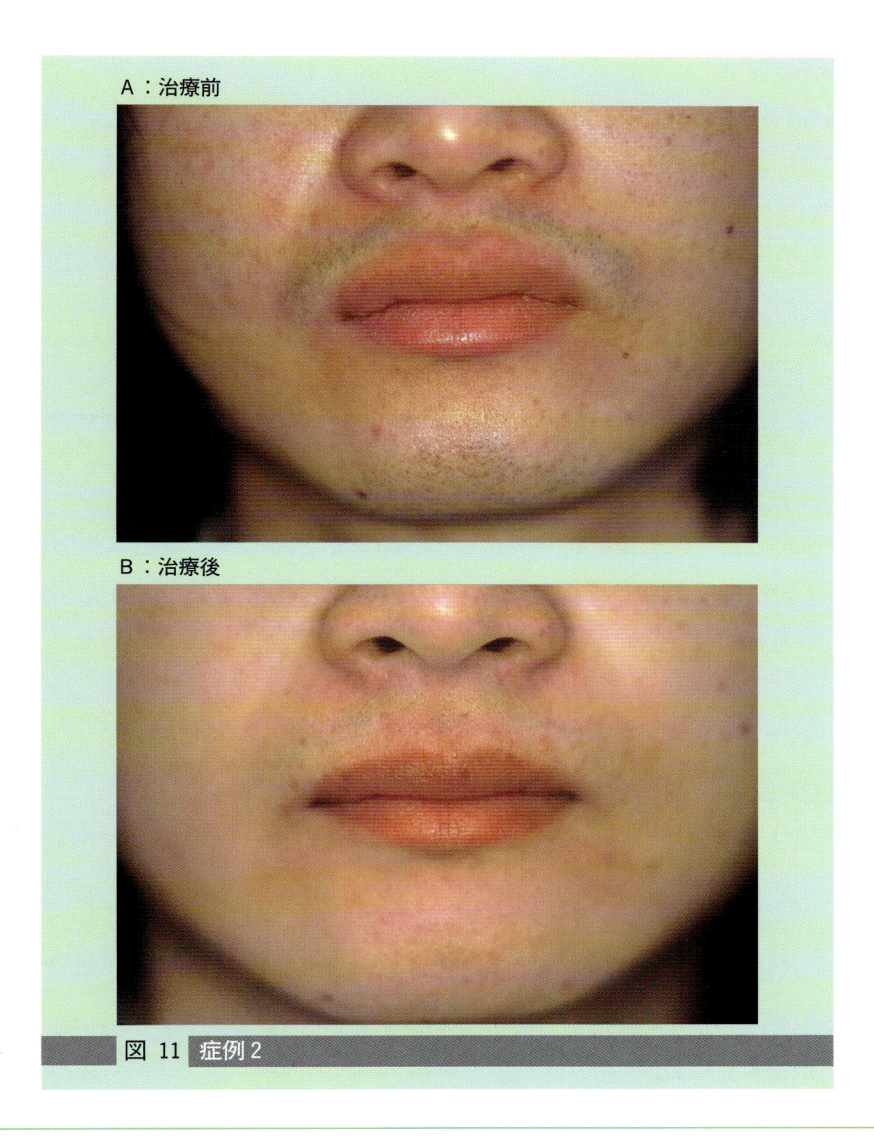

A：治療前

B：治療後

図11　症例2

6 禁忌

1. 光感受性の強い者、近赤外線領域の光に過敏な者。
2. 妊娠している者。
3. 脱毛部位に皮膚疾患を有する者。
4. 脱毛部位の日焼け、色素沈着の強い者。
5. レーザー脱毛の原理、注意事項について理解できない者。

7 副作用と処置

1. 熱傷：抗炎症剤、抗生剤の外用療法。
2. 色素沈着：炎症後に色素沈着を生じることがあるが、通常は6ヵ月程度で、ほとんどの場合は自然消退する。ハイドロキノンの外用も効果的である。
3. 色素脱失：やや時間を要するが、経過観察で軽快する。

（乃木田俊辰）

◆参考文献

1) Anderson RR, et al：Selective photothermolysis；Precise microsurgery by selective absorption of pulsed radiation. Science 220：524-527, 1983.
2) Grossman MC, et al：Damage to hair follicles by normal ruby laser pulses. J Am Acad Dermatol 35：889-894, 1996.
3) Cotsarelis G, et al：Label-retaining cells reside in the area bulge area of pilosebaceous unit；implications for follicular stem cell and carcinogenesis. Cell 61：1329-1337, 1990.
4) Raynolds AJ, et al：Hair follicles stem cells? A distinct germinative epidermal cell population is activated *in vitro* by the presence of hair dermal papilla cells. J Cell Sci 99：373-385, 1990.
4) Fuchs M：Thermokinetic selectivity；A new highly effectivemethod for permanent hair removal. Derm Prakt Dermatologie 5：1-7, 1997.
5) 乃木田俊辰：レーザー脱毛の現況．臨床皮膚 56：138-141, 2002．

2 光脱毛

●●● はじめに

　レーザー光を応用した脱毛法は従来からの電気メスによる脱毛法を完全に駆逐した感がある。本邦へのレーザー脱毛装置導入直後は半信半疑であったがその効果が確認されるに従い急速に認知されたことは記憶に新しい。一方、光脱毛器としてキセノンランプを光源としたIntense Pulsed Light®（IPL®）タイプのパルスライト（以下：パルスライト）が開発されている。パルスライトはレーザー光のように単一波長ではなく可視光から近赤外光までの波長を含んだ高輝度白色光をパルス化したものである。また、平行光線ではないので照射面から離れるに従い光は拡散し、単位面積あたりのエネルギーは急激に減弱する。現在、各社から類似したパルスライト機器が販売されている。最近は適応症別のプローブが付属した機種が多くなっている。

1 パルスライト機器の特徴

主として当院で現在使用中のパルスライト機器の特徴を以下に示す。

1. PhotoSilk Plus™（イタリア DEKA 社）（図1）

　機器本体には同時に2種類のハンドピースを装着可能である。ハンドピース（図2）は波長遮断フィルター（cut-off filters）によってそれぞれ500〜950 nm（最大ピーク600 nm）（図2-A）、550〜950 nm（最大ピーク650 nm）（図2-B）、650〜950 nm（最大ピーク750 nm）（図2-C）が設定されている。この波長帯は紫外線領域と水に吸収し熱作用が強くなる赤外線領域を遮断している。照射面積は8.3 cm²と4.6 cm²のハンドピースが用意されており、当院では操作性を考慮し、4.6 cm²タイプを採用している。照射面は約8℃に冷却されており、高さ2.5 mmのガードが取り囲み、照射面が皮膚に密着しないように設計されている。パルス幅は3〜25 msec（シングルパルスでは2〜25 msec）、繰り返しパルスは1〜3回に設定できる。パルスの間隔は10〜100 msecに設定可能である（表1）。エネルギー密度としては3〜32 J/cm²になる。1回

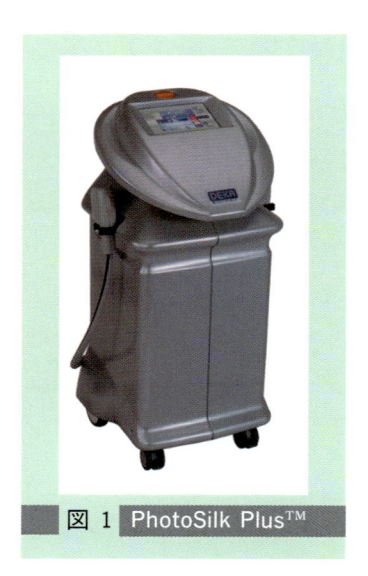

図 1　PhotoSilk Plus™

の照射でパルスを2回または3回に分割することにより、表皮の熱影響を回避しながら、真皮に熱効果を与えることができる（図3）。

適応症はいわゆる光老化といわれる毛細血管拡張、色素異常（老人性色素斑）、小じわや小黒子などと、腋窩や鼠径部、その他の部位の脱毛である。

脱毛の機序はレーザー脱毛理論に準ずると考えてよい。但し、波長帯が広く、レーザー光のように組織選択性が高くないので、レーザー機器に比較して、パルスライトは安全域が狭いと認識すべきである。レーザー脱毛と同じ効果を1回の施術で得ようとすると、色素沈着や熱傷などの副作用が起こりやすいので注意を要す。

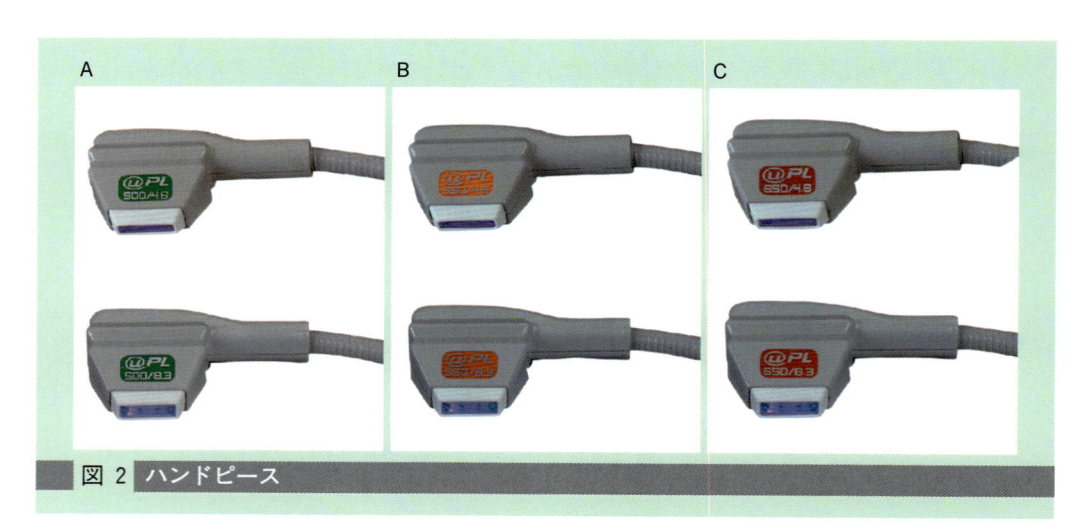

図 2　ハンドピース

表 1　PhotoSilk Plus™仕様

タイプ	数値
ハンドピース 500	500～950 nm
ハンドピース 550	550～950 nm
ハンドピース 650	650～950 nm
エネルギー密度	3～32 J/cm²（30 Jcm² Max）
ハンドピースの面積	タイプA：8.3 cm² タイプB：4.6 cm²
パルス幅	3～25 msec
パルス間隔	10～100 msec
冷却装置	8℃
フリークエンス	1 Hz（最大）

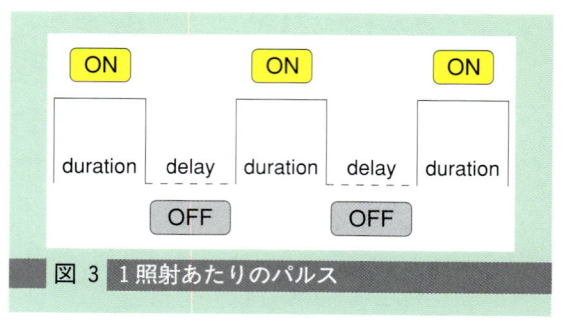

図 3　1照射あたりのパルス

2. PhotoSilk Plus™による脱毛の実際

①ハンドピースはスキンタイプⅠ〜Ⅲaでは550 nmを、Ⅲb〜Ⅴでは650 nmを選択するように推奨している。当院ではほとんどの場合650 nmのハンドピースを使用している。

②パルス回数、パルス間隔、パルス幅を選択する。当院の設定は表2のようになる。

③照射部位をカミソリで剃毛する。

④被施術者はアイシールドを、施術者は専用のゴーグルを装着する。

⑤ハンドピースの照射部(凹部)と照射部位に冷却した専用ジェルを塗布する。

⑥ハンドピースを皮膚に強く押しつけずに垂直に保持し、照射する(重複照射禁止)(図4)。

⑦照射終了後、皮膚を冷却する。

● **Attention** ●照射後の注意点●●

①発赤や痂皮形成(毛孔に一致した痂皮形成を除く)がある場合は来院を指示する。

②瘙痒がある場合はステロイド軟膏・クリームを塗布する。

③日焼けをしない。

表 2 パルスライト機器の設定

ハンドピースの種類	パルス数	パルス幅	パルス間隔	エネルギー密度
500 nm	2パルス	3.0 msec	70 msec	12 J/cm²
550 nm	3パルス	3.0 msec	70 msec	13 J/cm²
650 nm	3パルス	3.0 msec	50 msec	15 J/cm²

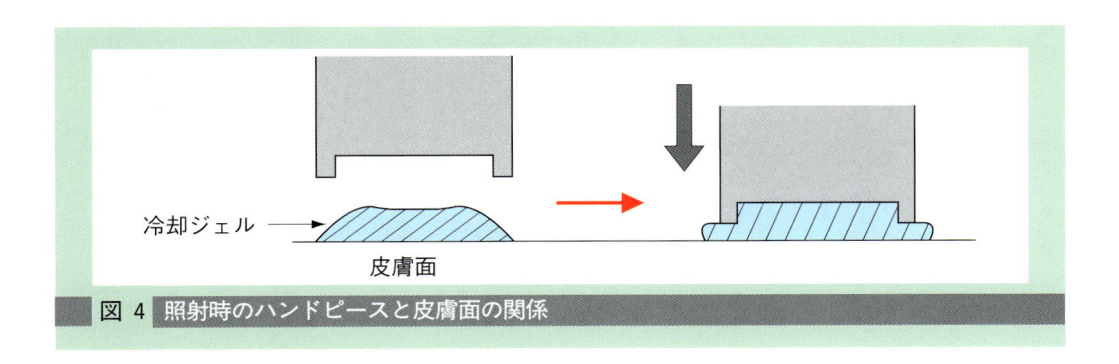

図 4 照射時のハンドピースと皮膚面の関係

2 症例

<症例1>

32歳、女性。腋窩の脱毛(図5)。

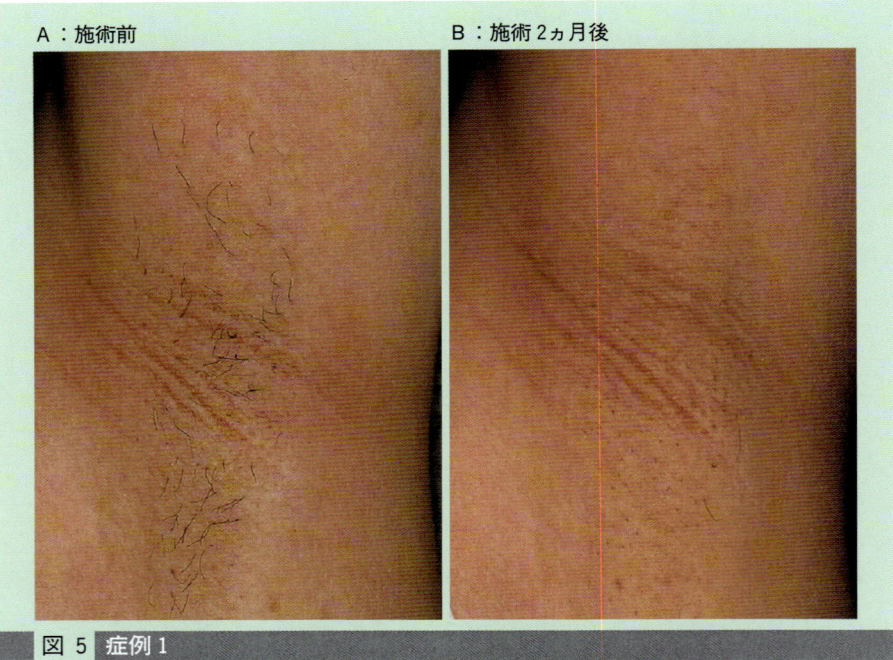

図5 症例1
電気針による脱毛数回。残った腋毛に対して、パルスライト脱毛を2回施行。

＜症例2＞

28歳、男性。ベッカー母斑(図6)。減毛することで目立たなくなる。

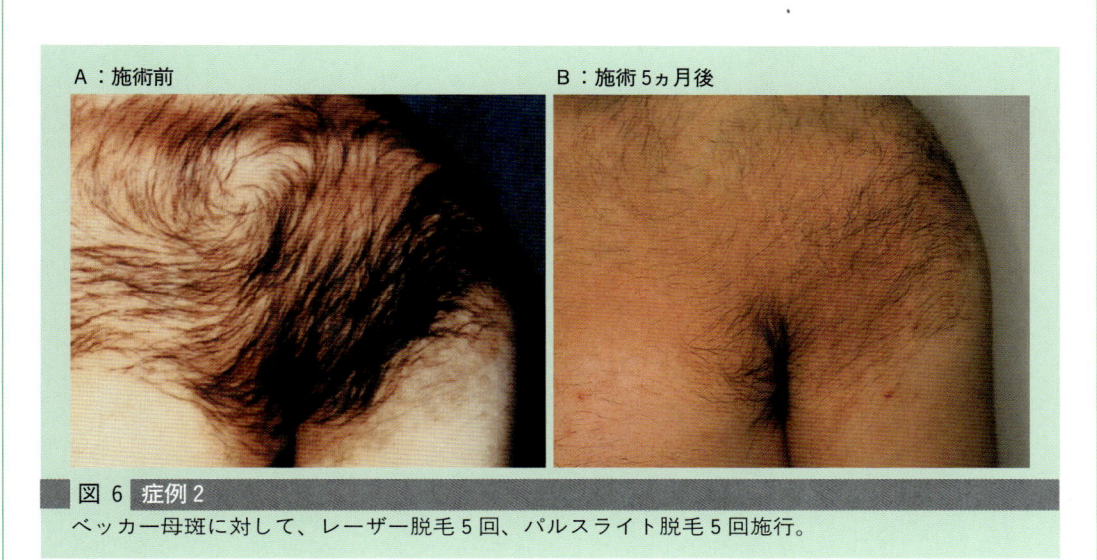

図6 症例2
ベッカー母斑に対して、レーザー脱毛5回、パルスライト脱毛5回施行。

A：施術前
B：施術5ヵ月後

●●● おわりに

　医学的永久減毛の理論とレーザー脱毛装置による技術により、レーザー脱毛は今後も永久脱毛の有効な手段として十分通用するものと考えられる。パルスライトも同様の効果が期待できる。今後レーザー脱毛装置および光脱毛器の改良、開発がなされ、さらなる安全性と確実性の向上が期待される。

（久保田潤一郎）

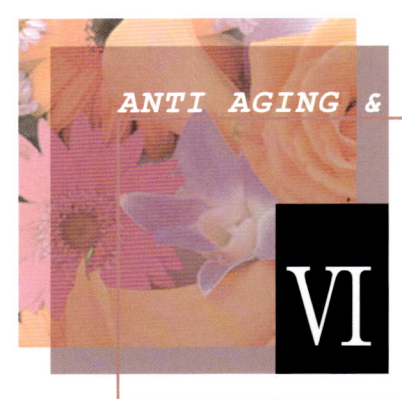

ANTI AGING & SKIN CARE

VI 若返り手術

1 重瞼形成術（埋没法・微小切開法・全切開法）

はじめに

　埋没法がプチ整形と呼ばれ、誇大広告が目につく昨今、やはり美容外科で最も多く行われている手術の1つが重瞼形成術である。重瞼形成術は埋没法と切開法に分類されるが、切開法はさらに上眼瞼全体を切開する全切開法とその一部分だけを切開する部分切開法に分けられる。しかし、術後の回復の早さ、傷跡の有無や手術料金からやはり切開法に比べて埋没法が好まれる傾向にある。ただ、埋没法はさまざまな手術方法が報告されている通り、あくまで仮留めであって重瞼ラインが消失してしまうという欠点から逃れることはできない。ここでは筆者らが行っている重瞼形成術を中心に述べる。

1 上眼瞼の解剖

　上眼瞼の解剖が人種間で異なっているのは周知の事実である。西洋人は、眼の周りの骨の前後差が大きく、眼瞼の運動はいわゆる回転運動に近く、奥に引き込まれていく。上眼瞼は瞼板前の脂肪が少なく、皮膚とすぐ下の眼輪筋が瞼板と一緒に動いている。このため、二重のラインは瞼縁のかなり上方となる(図1)。一方、東洋人では、眼の周りの骨の前後差がほとんどないために、眼瞼の動きは上下運動に近い。さらに上眼瞼には皮下脂肪、隔膜前脂肪、瞼板前脂肪などの脂肪組織が多く、開瞼時に瞼板の上縁に向かってかなり垂れ下がり、眼輪筋と瞼板の間に入って、皮膚の高い位置での折れ曲がりを障害している(図2)。また、瞼板と眼輪筋の間に垂れ下がる脂肪組織の量によって、

図1 上眼瞼の解剖(西洋人)

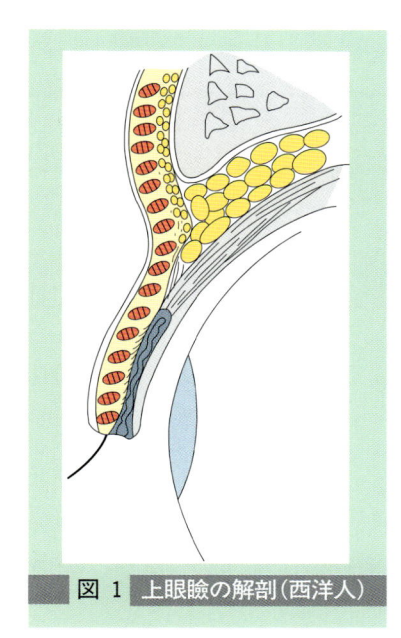

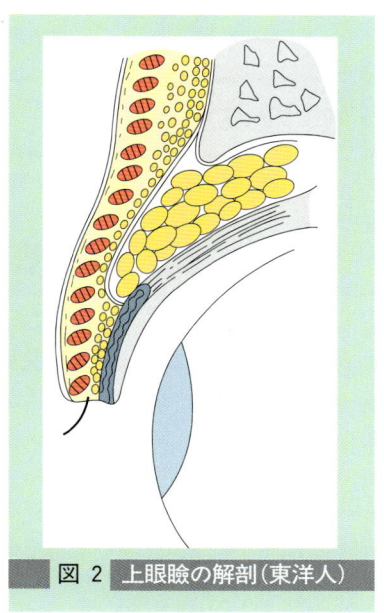

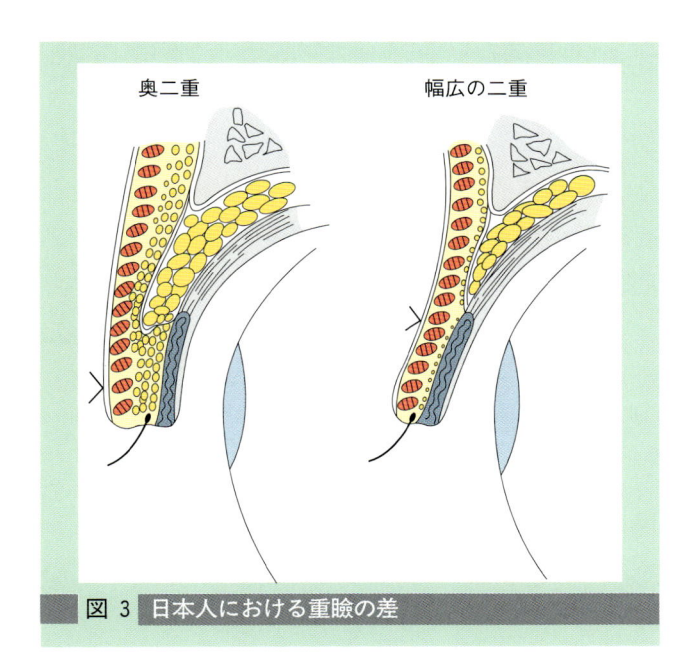

図2 上眼瞼の解剖(東洋人)

奥二重　　　幅広の二重

図3 日本人における重瞼の差

　東洋人でも奥二重から幅広の二重までの変化が生じる(図3)。さらに、東洋人では蒙古ヒダと呼ばれる皮膚の張り出しが内眥の部分に存在する場合には末広がり型、張りが少ない場合には平行型の二重になる[1]。

2　埋没法

1．埋没法による重瞼形成術のよい適応[2)-7)]

　①上眼瞼の皮膚が比較的薄く、閉眼して眼球を動かした際に、その動きが透けて見える眼瞼。
　②アイプチやアイテープなどを使用して容易に重瞼にでき、その状態を1日中保っているような眼瞼や、ブジーで重瞼にした場合にしばらくその状態を保てる眼瞼。
　③状態によって1日のうちでも、一重から二重になったり、二重の位置が変わったり、三重になったりする眼瞼。

2．埋没法が適応になりにくい眼瞼

　①皮下脂肪や眼窩脂肪が厚く、ブジーで押してもすぐ戻ってしまい二重にならない眼瞼。
　②強い睫毛内反や皮膚のたるみがある眼瞼。
　しかし、眼瞼が上記の状態であっても、以下の点が認められる患者にはとりあえず埋没法で二重にすることが無難であり、臨床の場においても最初から切開法を希望する患者は極めて少ない。
・家族、友人の目、職場の目など人目を異常に気にする患者。
・時間がなく、早期の社会復帰を希望する患者。
・皮膚を切開し、傷ができることを異常に気にする患者。
・術者に完璧を求め、若干の左右差など非常に細かいことを気にする患者。
・自分の希望の重瞼線がなかなか決められない患者。

3．インフォームド・コンセント

　埋没法による重瞼形成術は、切開法に比べて腫れや内出血の程度も軽く、早く社会復帰もできるためプチ整形などと呼ばれ安易に行われているが、やはり手術であり、副作用と起こり得る合併症について詳しく説明し、その同意を得ておくことが大切である。

❶ 副作用

a．腫れ

術後は麻酔による腫れおよび糸で眼瞼を締めることによるむくみが起こる。これは通常、翌朝が最も強くなり、3～7日程度でほとんどの腫れが引いてしまう。しかし、完全に落ち着いた状態になるまでには3週間～1ヵ月みておいた方が無難である。また、腫れぼったい眼瞼で幅広の二重にした場合には、なかなかむくみが取れず、落ち着くまでに数ヵ月かかることもある。

b．内出血

麻酔時あるいは縫合時に眼瞼の血管や結膜側の血管に当たった場合、内出血を起こす。結膜側の内出血は直ちに大きな腫れを引き起こすために、術直後は設定した幅よりもかなり広い二重となる。内出血は2週間程度で消失するが、手術結果に神経質な患者にはしっかりと説明しておく必要がある。

c．つっぱり感

糸で無理に縫合して二重にしていることから、一時的につっぱり感や違和感を訴えることがある。すぐに慣れるが、1ヵ月の時点でも違和感が残っていることがある。

❷ 合併症

a．重瞼ラインの消失

時間の経過とともに重瞼ラインが消失することがある。一般的にアレルギー性結膜炎など眼瞼を擦るクセのある患者、コンタクトレンズを装着している患者、蒙古ヒダが存在するにもかかわらず平行型の二重を希望した患者では重瞼ラインが消失することが多い。

b．埋没糸の露出、刺激

通常結膜側の糸はすぐに埋没するが、糸が切れたり、結び目がほどけたりして埋没した糸が結膜側で露出すると、ゴロゴロした違和感が出現し、痛みを訴える。また、皮膚側で結紮された糸が、皮膚の中に完全に埋没されていないと露出してくることがある。糸は直ちに抜去し、後日かけ直しをする。

c．左右差

二重のラインの設定違いや縫合する糸のかけ方の左右差によって生じることがある。但し、若干の左右差はどうしても出る。

d．嚢胞の形成

皮膚側で結紮する際に皮膚成分を巻き込むと嚢胞ができることがある。これらは時と

して感染の原因となる。

4．埋没固定の方法

さまざまな埋没法が報告されているが、大きく分けて、①皮膚眼瞼挙筋固定法、②皮膚瞼板固定法、の2種類がある。

❶ 皮膚眼瞼挙筋固定法

この方法は、皮膚と眼瞼挙筋を縫合し互いに固定する方法である。

代表的な方法として、武藤の方法がある(図4)[2)3)7)8)]。この皮膚と眼瞼挙筋を連結する術式は、術後にできる二重の動きとしては、自然の状態に近いものであるが、結紮する糸の締め具合の調節が難しく熟練を要する。

❷ 皮膚瞼板固定法

この方法は重瞼ライン上の皮膚と瞼板を直接縫合固定する方法である。代表的な方法に渡部法(図5)、鶴切法、平賀法そして結膜側から固定する市田法がある[5)-7)]。瞼板は硬さが皮膚からの縫合をするのに適している。しかし、瞼板結膜側の糸による角膜損傷を起こす可能性があるために注意が必要である。筆者らは、皮膚眼瞼挙筋固定法に比べて皮膚瞼板固定法で重瞼ラインが消失しやすいという印象をもっている。これは手技的な問題もあると考えられるが、それよりも二重のできる際の眼瞼の動きが後者の方が不自然であるためと考えている。

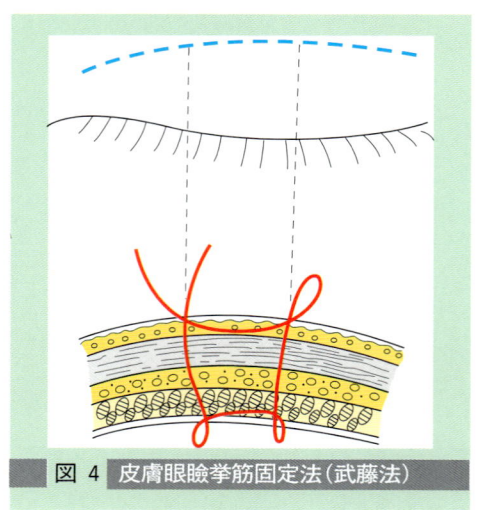

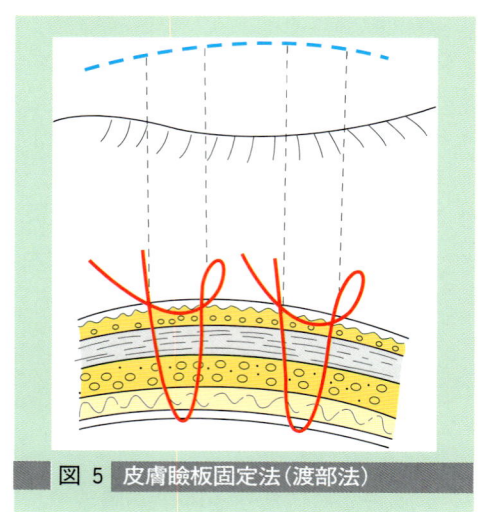

図4　皮膚眼瞼挙筋固定法（武藤法）

図5　皮膚瞼板固定法（渡部法）

5．手術手技

❶ 重瞼ラインの決定

　重瞼ラインの決定は、座位で行う。患者の希望の重瞼幅を聞いた後、顔の前で鏡を持って眼瞼を閉じてもらい、おおよその目安で眼瞼の上に軽くブジーを2本当て、まぶたを開けてもらう。そうすると二重のラインが出現するので、患者にチェックをしてもらいさらに細かい希望を聞いていく。希望のラインが決まったら皮膚のライン上に中心部よりやや内側寄りに8mm幅で2点をマーカーで印を付ける。これが皮膚側のポイントである。この際、むやみに患者の希望を聞くのではなく、眼瞼の上に存在するうっすらとしたラインがあるときやアイプチでクセがつきかけているときにはこれを参考にしながらラインを決めていく（図6）。

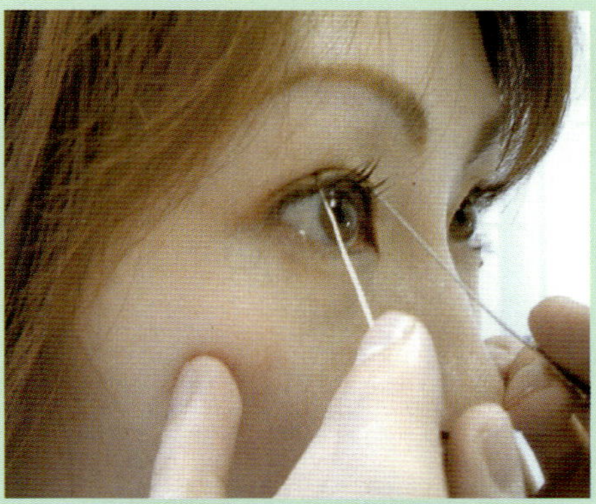

図6　重瞼ラインの決定方法（ブジーを使用）

● **One point Advice 1** ● ● ●
①デザインは座位で行う。
②患者の希望をうのみにしない。
③内側の点は瞳孔正中より5mmの点、外側は瞳孔正中より3mmの点とする。
④最もクセのつきやすいところでデザインを行う。

❷ 麻酔

　局所麻酔で行う。クリニックによっては、患者が手術が怖いという理由や無痛麻酔という名目で静脈麻酔を併用しているが、術中の糸の締め具合が大切であり、筆者らは行わない。ベノキシール®の点眼麻酔後、片側につき、皮膚側で取ったポイント2ヵ所に小さな膨疹をつくる程度、眼瞼挙筋の結膜側にメイロン®、エピネフリン含有1%リドカインを0.2cc程度30G針で注射する。

> ● **Attention 1** ● 禁忌 ● ●
> バランスをとるために、静脈麻酔は行わない。

❸ 実際の手術

　著者らは図4のように基本的に皮膚眼瞼挙筋固定法を行っている。実際は①皮膚側から眼瞼挙筋に糸をかける方法、②結膜側から眼瞼挙筋に糸をかける方法、の2種類の方法を用いて、手術を行っている。それぞれについて説明する。

ａ．皮膚側から眼瞼挙筋に糸をかける方法（図7）

　皮膚側のポイントを11番メスで1mm皮膚全層切開後、角板を眼瞼内に挿入し、眼球を保護した後、皮膚側より角板に当てるように7-0ナイロンを付けた針を刺入する。角板上に存在する眼瞼挙筋をブラインドで5mm幅程度すくって、再び針をもう1つの皮膚側のポイントより抜いてくる。この針を2つのポイント間の皮膚をすくって最初のポイントから再び出す。これで1つのポイントからループをつくっている糸が2本出ていることになり、ここで糸を少ししごいて眼瞼を開けてもらい重瞼幅のチェックをする。よければブジーを糸の間に入れ、1回目はブジーの上で少し締まるくらい、2回目、3回目はしっかり締めて結紮が確実にできるようにする。最終的に結紮は4～5回行う。最後に糸の結び目の断端で残っている糸を切って、結び目を確実に皮膚の中に埋没しておく。術直後は直ちに鏡を持って患者に二重のラインの確認をしてもらう。

ｂ．結膜側より眼瞼挙筋に糸をかける方法（図8）

　皮膚側のポイントを11番メスで1mm皮膚全層切開後、角板を眼瞼内に挿入し、眼球を保護した後、結膜側で皮膚側のポイントに相対する点から皮膚側に向かって針を通して出す。続いてもう片方の糸に針を付け直し、6mm程度結膜をひろうように結膜側のもう一方の点より針を出す。最後にａと同様2つのポイント間の皮膚をすくって最初のポイントから出す。このとき皮膚には緊張をかけ、糸がまっすぐに通るようにすることがきれいなラインを出すためのポイントである。糸を少ししごいて結膜側にしっかり糸を埋没させると同時に眼瞼を開けてもらい重瞼幅のチェックを行う。結紮はａと同様に行う。術後の検診は必要があれば1ヵ月で行っている（図9）。

Ⅵ 若返り手術

図7 皮膚側から眼瞼挙筋に糸をかける方法

図8 結膜側から眼瞼挙筋に糸をかける方法

A：術前

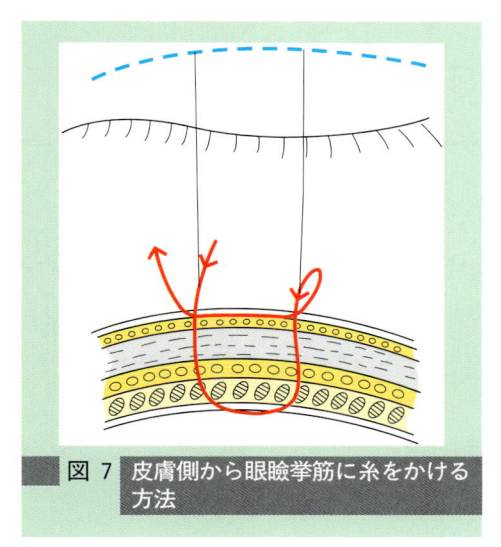

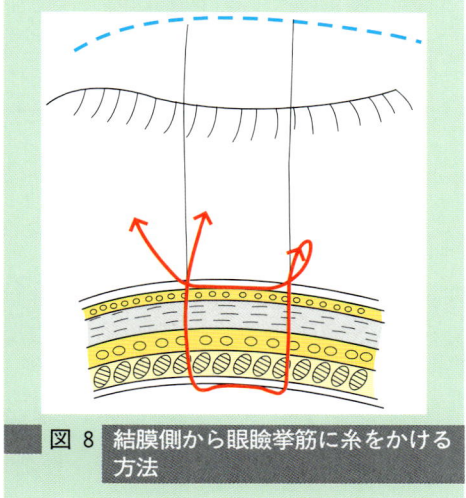

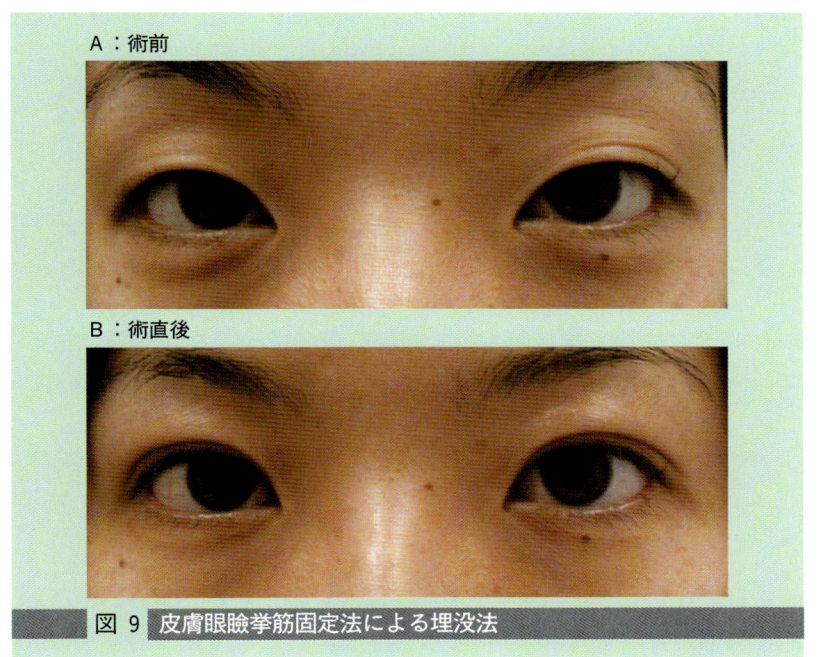

B：術直後

図9 皮膚眼瞼挙筋固定法による埋没法

● *One point Advice 2* ● ● ●

①糸をかける方向を一定にする。
②皮下を貫通させる際に皮膚に緊張をかけてまっすぐ糸を通す。
③糸を締め過ぎない。
④結紮部はきっちりと皮内に埋没する。

3　微小切開法（部分切開法変法）

　部分切開法は、埋没法でも、全切開法でもない方法で、上眼瞼の皮膚の一部分を切開し、二重の形成のために障害になっている組織を切除し、二重にする術式である。できる切開の位置や長さは報告によってさまざまで、上眼瞼の中央部に6mm程度の切開をおくものもあれば、2ヵ所、3ヵ所に分けて切開をおき固定をより確実にする方法もある[9)-11)]。

　著者らは2mm程度の小さな切開を重瞼ライン上に2ヵ所おいて二重にする微小切開法を行っている。

　利点としては、全切開法や通常の部分切開法に比べて傷の長さが短い、腫れや内出血が少ない、術後の回復が早い、埋没法に比べて二重が戻りにくい、などが挙げられる。

　欠点としては、手術時間がかかる、埋没法に比べると若干腫れが大きくなる、目立たないが傷あとができる、などが挙げられる。

1．微小切開法のよい適応

　腫れぼったい眼瞼で埋没法では二重になりにくいような症例や埋没法では何回も戻ってしまったような症例で、全切開法までは考えていない患者がよい適応である。

2．インフォームド・コンセント

　微小切開法でも、術後の副作用や合併症は出現するため、きっちりとその詳細については患者に説明しておくことが大切である。

❶ 副作用

　a．腫れ

　術後の腫れはおおよそ1週間程度で大まかなものは引いてしまうが、完全に落ち着いた状態になるまでには1ヵ月程度みておいた方がよい。

　b．内出血

　多かれ少なかれ内出血は出てしまう。しかしこれは通常2週間以内に消失する。

c．傷あと

2mm 程度ではあるが傷が2ヵ所できてしまう。これらは術後それほど気になることはないが、人によっては目立つことがある。赤みは3ヵ月程度持続する。

❷ 合併症

a．重瞼ラインの消失

埋没法と同じで二重になるために完全に邪魔なものを切除しているわけではないので症例によっては二重が戻ってしまうことがある。

b．左右差

切除する組織量の違いや眼瞼の状態によって、若干の左右差はどうしても出てしまう。

3．手術手技

❶ 重瞼ラインの決定

埋没法のときと同様に、重瞼ラインの決定は座位で行う。患者の希望の重瞼幅を聞いた後、顔の前で鏡を持って眼瞼を閉じてもらい、おおよその目安で眼瞼の上に軽くブジーを2本当て、眼瞼を開けてもらう。患者に重瞼幅をチェックしてもらいさらに細かく希望を聞いていく。希望のラインが決まったら皮膚のライン上に中心部よりやや内側寄りに8mm幅で2点をマーカーで印を付ける。これが皮膚切開のポイントである。

❷ 麻酔

手術は局所麻酔で行う。メイロン®、エピネフリン含有1%リドカインを0.5cc程度重瞼ラインに沿って皮下に注射する。このとき皮下の血管に当てないよう注意する。結膜側の麻酔は必要ない。必要な場合、麻酔の追加は局所で少しずつ行う。その方が腫れが少ない。

> ● **One point Advice 3** ● ● ●
> 麻酔は、一度に多量にするのではなく、必要に応じて層ごとに少しずつ追加をしていく。

❸ 手術の実際(図10)

　2ヵ所の皮膚切開部より、重瞼ライン上の皮下の組織を止血しながら眼輪筋、瞼板前脂肪織と少しずつ分けて切除していく。切開部は瞼板前脂肪織を多めに切除しておく。切除できたところで、眼瞼を開けてもらいバランスをチェックする。この状態で二重になっていることがベストである。よければ7-0ナイロンで皮膚、眼輪筋、瞼板前脂肪

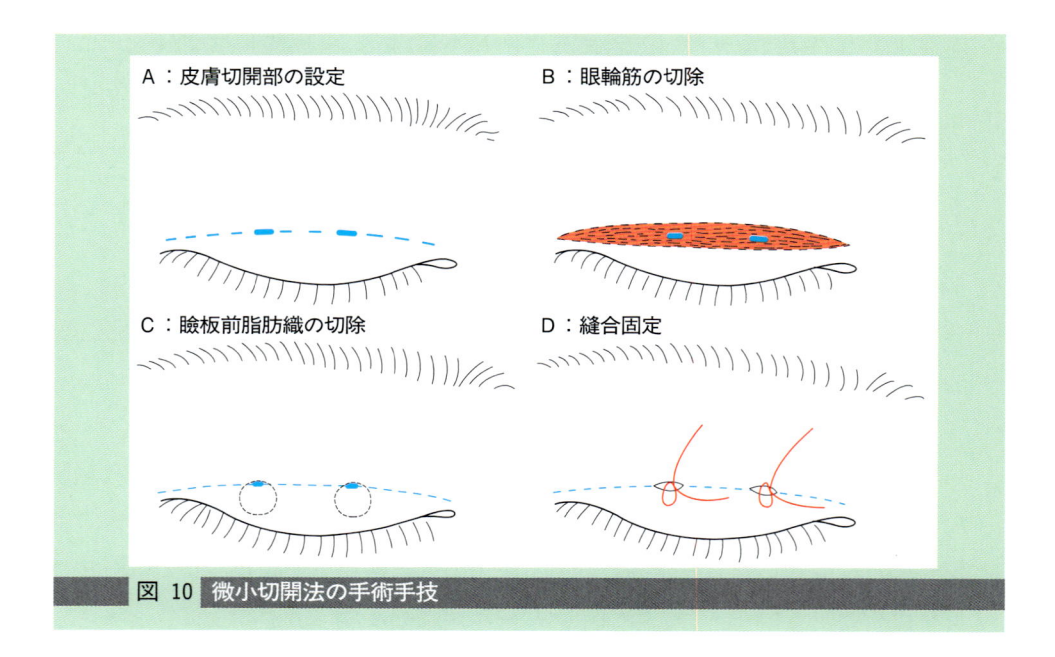

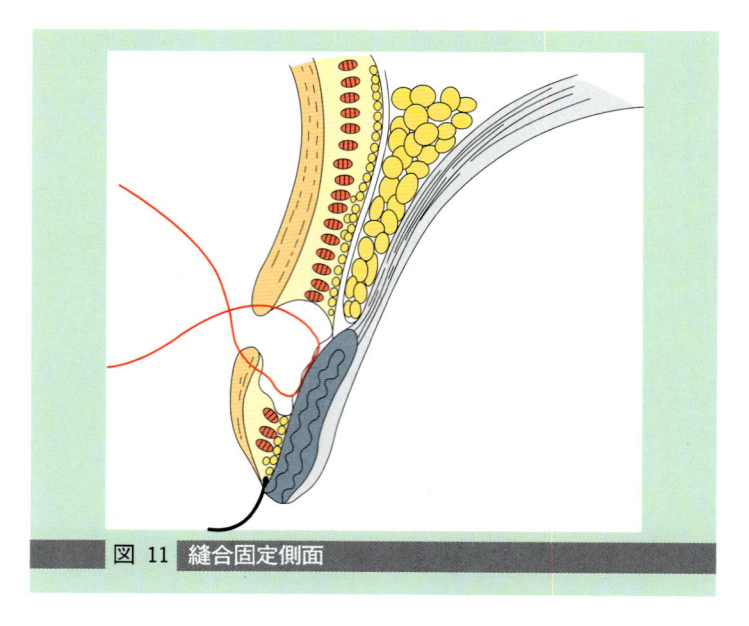

A：皮膚切開部の設定	B：眼輪筋の切除
C：瞼板前脂肪織の切除	D：縫合固定

図10　微小切開法の手術手技

図11　縫合固定側面

A：術前

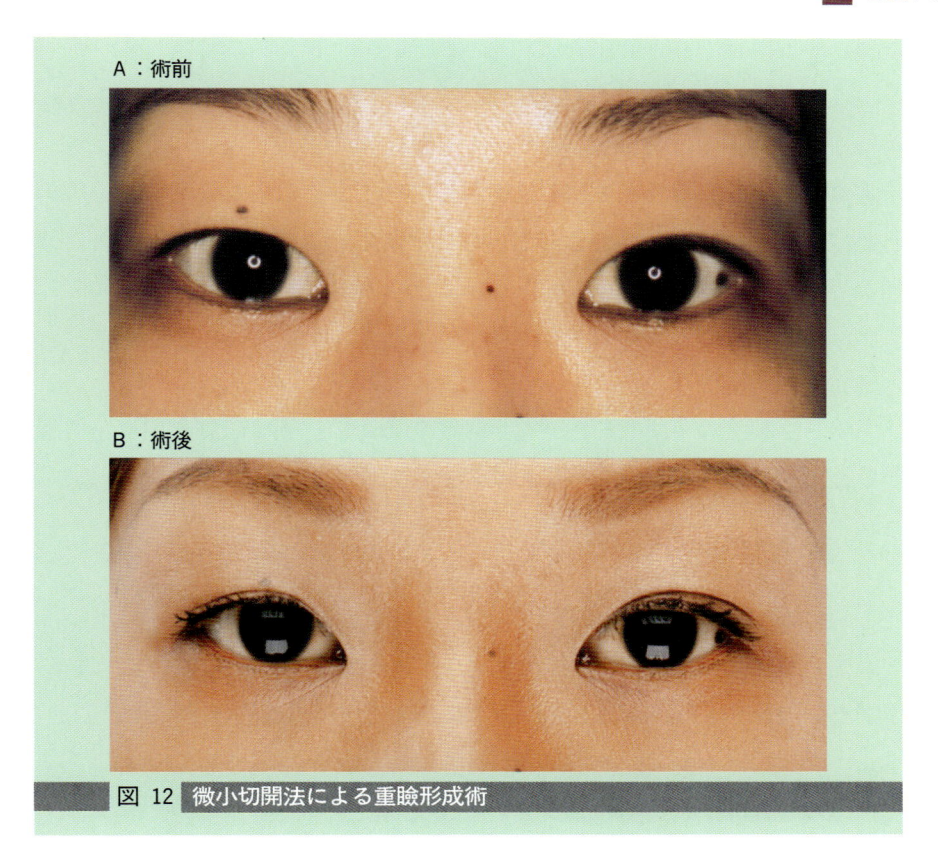

B：術後

図 12　微小切開法による重瞼形成術

織、眼輪筋、皮膚の順に組織をひろって2針ずつ縫合する(図11)。縫合糸の抜糸は、術後10日〜2週間で行う。術後の検診は1週、2週、1ヵ月、3ヵ月で行っている(図12)。

● **Attention 2** ● ● ●
　瞼板を特に縫合する必要はない。

4　全切開法

　全切開法は皮膚切開部より、皮膚、眼輪筋、隔膜前脂肪織、瞼板前脂肪織など二重になるために障害となっている組織をできるだけ切除し二重にする手術である。幅広の二重が作製できる、脂肪を切除し眼瞼の厚みを減らせる、二重が戻りにくい、などの利点がある。欠点として、腫れや内出血が多く出る、腫れが落ち着くまでに時間がかかる、眼瞼に長い傷あとができる、もとに戻すことができない、などがある[2)3)10)]。

1．全切開法の適応

眼瞼の脂肪が厚く、埋没法ではどうしても二重にならない症例や幅広の二重を希望する場合、皮膚のたるみがある場合、などが適応となる。

2．インフォームド・コンセント

切開法は眼瞼の手術でも大きな手術であるため、術後の副作用や合併症についてしっかりと説明し患者の同意を得ておくことが大切である。

❶ 副作用

ａ．腫れ

術後2、3日目が最も腫れが大きく、大まかな腫れが引くまでには最低でも2週間はかかる。最終的に落ち着いた状態になるまでには6ヵ月以上かかることを説明しておく。

ｂ．内出血

術後の内出血は必発で、通常2週間程度で引いてしまう。

ｃ．傷あと

通常1ヵ月までは傷の赤みや硬さがあり、徐々に改善していくが落ち着いた状態になるまでには3〜6ヵ月かかる。また、初期は瘢痕拘縮のために眼瞼に引きつれた感じの違和感を訴えることもある。

❷ 合併症

ａ．重瞼ラインの消失

理由は不明であるが、組織の切除不足とその癒着不足によっては二重が戻ってしまう症例に遭遇することがある。

ｂ．左右差

切除する組織量の違いや眼瞼の状態によって、若干の左右差はどうしても出てしまう。

3．手術手技

❶ 重瞼ラインの決定

　重瞼ラインの決定は座位で行う。まず患者の希望の重瞼幅を聞いた後、顔の前で鏡を持って眼瞼を閉じてもらい、おおよその目安で眼瞼の上に軽くブジーを2本当て、眼瞼を開けてもらう。患者に幅と形のチェックをしてもらいさらに細かく希望を聞いていく。希望のラインが決まったら皮膚の上に何ヵ所かポイントを取り、何度も患者に確認してもらい、よければ最終的にそれぞれの点を結んで切開線をデザインする。但しこのデザインは内眼角部、外眼角部を越えないようにする。皮膚切除は基本的には行わないが閉瞼で10 mm以上の二重を希望する場合は3 mm程度皮膚を切除し、閉瞼時の重瞼ラインを下げるようにしている。

❷ 麻酔

　局所麻酔で行う。メイロン®、エピネフリン含有1％リドカインをまず0.5 cc程度を重瞼ラインに沿って皮下に注射する。必要に応じて層ごとに麻酔を順次追加していく。その方が麻酔による腫れが少ない。また、術後の内出血を減らすために、皮下の血管に当てないようにする。トータルで使用する麻酔量は片側1〜1.5 cc程度である。結膜側の麻酔は必要ない。

> ● *One point Advice 4* ● ● ●
> 麻酔は必要量を層ごとに追加していく。

❸ 手術の実際（図13）[2)3)]

　図13のように皮膚を切開し、皮下の組織の止血をしながら眼輪筋を皮膚切開の幅の中だけで切除する。眼輪筋の下に存在する隔膜前脂肪織と必要があれば眼窩脂肪を切除、そして瞼板前脂肪織を瞼板が完全に露出しないように皮膚切開より少し狭く切除する。このとき、瞼板前脂肪を完全に切除してしまわないことが、術後の重瞼ラインより下の皮膚の軟らかさを残すために重要である。但し、内側の瞼板前脂肪織はきっちりと切除しておく。二重が戻る場合この処理が少ないことが多い。

　全体に必要組織を切除できたら、眼瞼を開けてもらいこの状態で二重になっているか

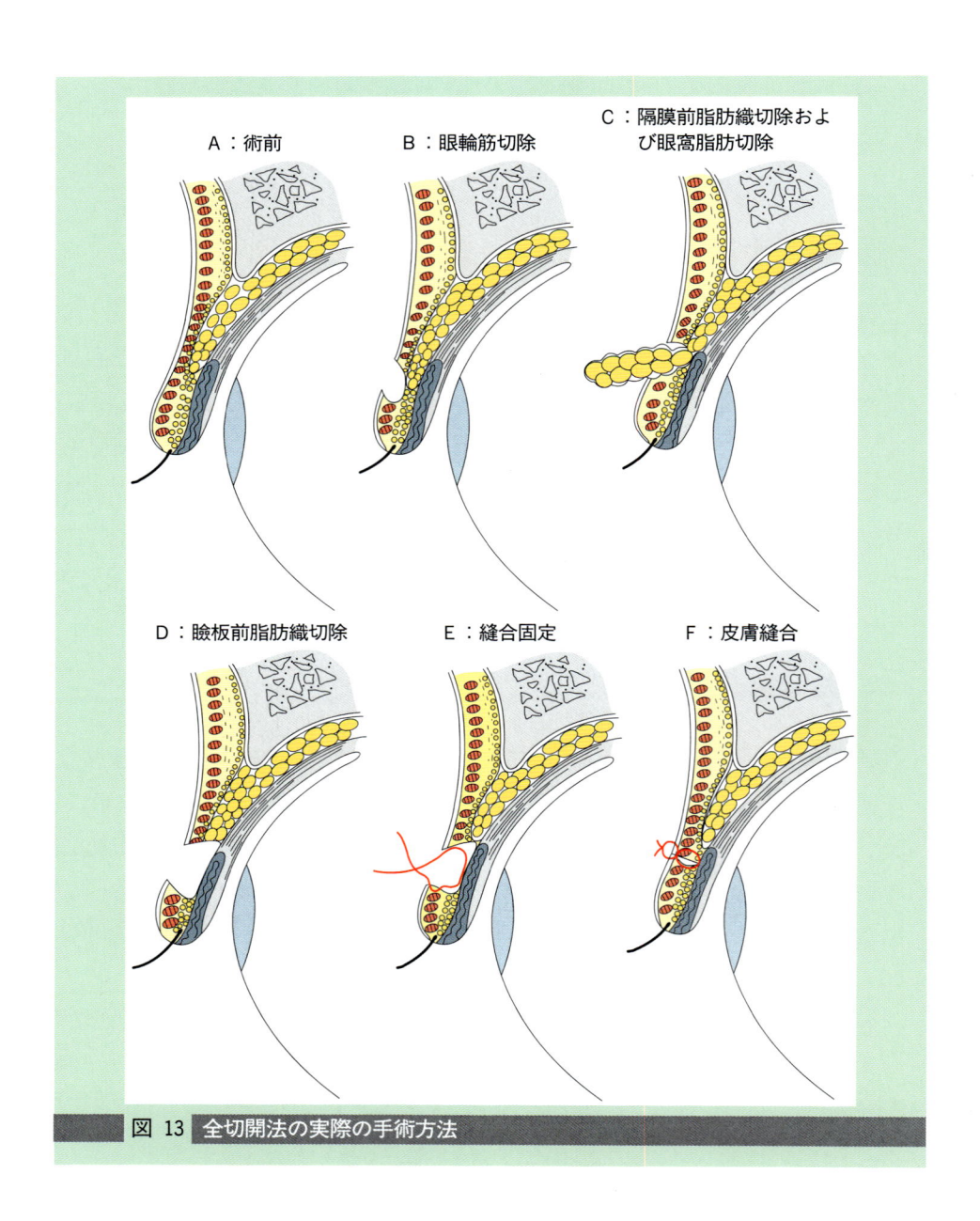

A：術前　　　B：眼輪筋切除　　　C：隔膜前脂肪織切除および眼窩脂肪切除

D：瞼板前脂肪織切除　　　E：縫合固定　　　F：皮膚縫合

図13 全切開法の実際の手術方法

どうかをチェックする。切開法では必ずこの状態で二重になっていなければならない。よければ7-0白ナイロンで創下縁の眼輪筋および皮下組織と瞼板前組織あるいは眼瞼挙筋腱膜を内側、中央、外側の3ヵ所程度で縫合固定する。糸は短めに切っておく。ここでまた眼瞼を開けてもらいきっちりと二重になっていることとバランスのチェックを行う。よければ皮膚の縫合に移っていくが、この前に眼輪筋を縫合してできるだけもとの状態に戻しておくこともある。皮膚縫合は7-0ナイロンあるいは8-0ナイロンで創縁がきっちりと合うように行う。術後は腫れの予防のために1日ガーゼで圧迫することもあ

A：術前

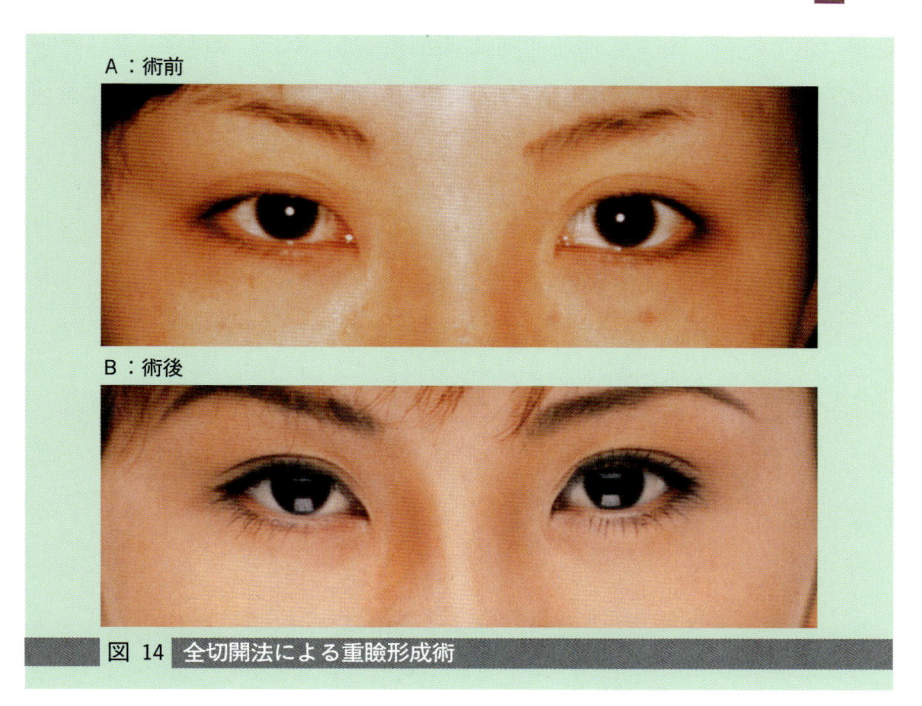

B：術後

図 14　全切開法による重瞼形成術

A：術前

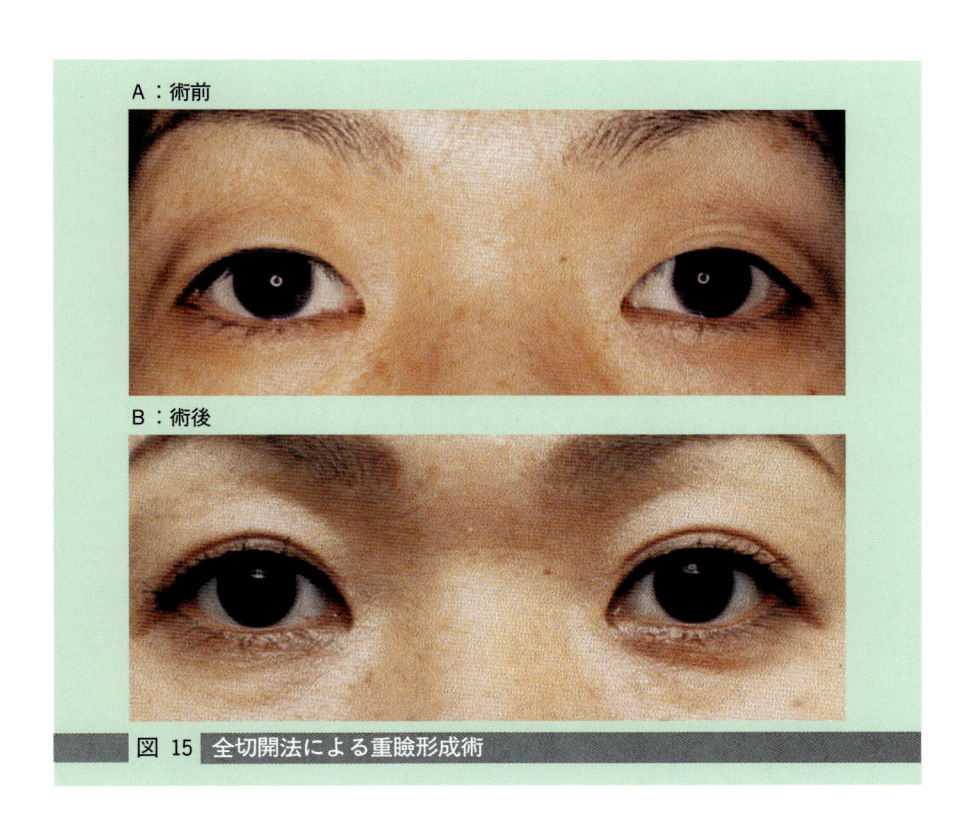

B：術後

図 15　全切開法による重瞼形成術

るが、特に行わなくても問題はない。縫合糸の抜糸は、術後5～7日で行う。術後の検診は1週、2週、1ヵ月、3ヵ月で行っている（図14、15）。

> ● One point Advice 5 ● ● ●
> ①術中の重瞼幅、バランスのチェックは頻回に行う。
> ②内側の瞼板前脂肪織は確実に処理する。
> ③縫合を行わない状態で二重になっていることを確認する。
> ④皮膚縫合の際は創縁を確実に合わせる。

おわりに

以上、筆者らが行っている二重の手術を中心に述べた。これからもやはり切開法に比べると日本では埋没法が主流であることが容易に想像できる。このことは日本人の手術に対する抵抗感と社会的な状況から仕方ないことである。

今後、さまざまな手術方法が開発されると思われるが、日本人に適した戻らない埋没法を考案することはもちろんであるが、営利目的だけではなく、重瞼形成術を希望する患者に無理な二重を希望しないように諭すことも大切である。

（松田秀則、久保田潤一郎）

◆ 文　献

1) 三宅伊豫子，平賀義雄：美容外科に必要な眼瞼の解剖．形成外科 38：S 65-S 71，1995．
2) 市田正成，ほか（編）：美容外科プラクティス I，pp 49-51，pp 92-95，文光堂，東京，2000．
3) 市田正成：重瞼術；切開法．眼の形成外科，pp 76-79，文光堂，東京，2003．
4) 酒井成身：重瞼術；埋没法．眼の形成外科，pp 70-74，文光堂，東京，2003．
5) 鶴切一三：重瞼術(a)埋没法．形成外科 38：S 73-S 80，1995．
6) 鶴切一三：重瞼術；埋没法―瞼板に固定する方法．形成外科 42：1009-1017，1999．
7) 鶴切一三：重瞼術(1)埋没法．形成外科 43：S 37-42，2000．
8) 小住和徳：重瞼術；埋没法―挙筋に固定する方法．形成外科 42：1019-1028，1999．
9) 新冨芳尚，野平久仁彦：重瞼術(b)切開法．形成外科 28：S 81-S 86，1995．
10) 新冨芳尚，野平久仁彦：重瞼術；切開法．形成外科 42：1029-1035，1999．
11) 新冨芳尚：重瞼術；小切開法．美容外科プラクティス I，市田正成，ほか（編），pp 46-48，文光堂，東京，2000．

2 上下眼瞼たるみ取り術、眼瞼下垂修正術（老人性、コンタクトレンズ性）

はじめに

　加齢によって眼瞼の皮膚や皮下組織も他の組織と同様に弾力性を失ってくる。初期は小じわ程度であるがこれが進むと次第にたるみとなって現れる。上眼瞼ではたるみが進むと視野を障害したり、二重の幅が狭くなったり、睫毛内反を起こすこともある。下眼瞼では、疲れた印象や老けた印象を与えてしまう。また最近では、二重の相談やたるみの相談で来院した患者で眼瞼下垂がみられることがよくある。患者は指摘されるまでそのようなことはまったく自覚していないことが多いが、よく観察してみると意外に多い。本稿では、上下眼瞼たるみ取り術の筆者らの方法と外来で簡単にできる眼瞼下垂修正術について述べる。

1 上眼瞼たるみ取り術

　早い人では30歳を超えた頃より、上眼瞼の皮膚の張りがなくなり、二重の幅が狭くなってくることがある。この傾向は年齢とともに強くなり、40代の頃からはほとんどの人がなんらかの状態でたるみが出ている。上眼瞼のたるみ取り術はゆるんできた皮膚を適切量切除するとともにその部分のたるんでいる眼輪筋や突出している眼窩脂肪を除去する手術である。筆者らは林の方法に準じて手術を行っているのでその詳細について述べる[1-3]。

1．適応

　整容的には上眼瞼の皮膚のゆるみによって二重のラインが乱れている症例、機能的には視野が障害されている症例である。

2．インフォームド・コンセント

　術後に起こり得る副作用や合併症についてきちんと説明しておくことが、トラブルを

防ぐために重要である。

❶ 副作用

a．腫れ

患者が最も気にする症状の1つである。二重の切開法と同様に術後の腫れが生じる。腫れの程度は切除する組織量によって異なってくるが、2、3日目が最も腫れが強く、おおまかな腫れは2週間程度で軽快する。ただ、完全な状態になるまでには、3〜6ヵ月程度かかることを説明しておく。

b．内出血

（多かれ少なかれ）必発のものであり、患者が術後慌てないように必ず説明しておかなければならない。通常は2週間程度で徐々に軽快する。

c．傷あと

これも必ず残るものであるので、しっかりと説明しておくことが大切である。通常傷は術後1ヵ月が最も硬く、これは術後3〜6ヵ月で軽快する。傷の赤みも同様であるが、化粧でカムフラージュできる程度である。

❷ 合併症

a．血腫

筆者は幸いに経験したことはないが、眼窩脂肪切除を行った場合などには起こる可能性がある。起こった場合には血腫を除去しないと視力障害や瘢痕拘縮によって重瞼ラインが乱れることがある。

b．感染

ほとんど遭遇することはないと思われる。

c．角膜炎[1]

筆者らは経験したことはないが、林らは術後の腫れによって眼瞼が外反し表層性の角膜炎を起こした症例を報告しているので注意が必要である。このため、術後は点眼薬を必ず処方するようにしている。

3．手術

❶ デザイン（図1）[1,3]

上眼瞼のたるみ取り術を希望する患者では、現在ある重瞼ラインの睫毛側と、眉毛側

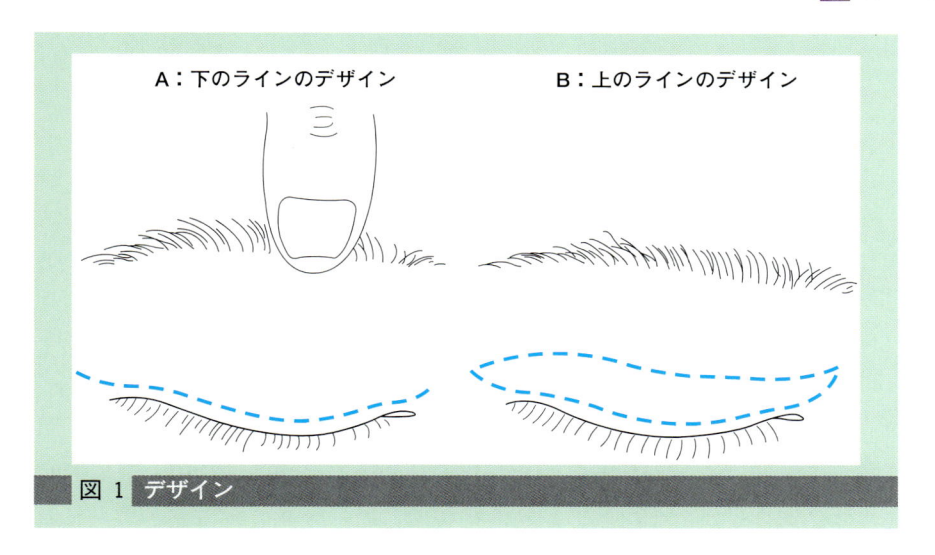

図1 デザイン
A：下のラインのデザイン　　B：上のラインのデザイン

の両方に皮膚のゆるみが生じているために、もう一度重瞼形成を行うつもりでデザインを行う。

　筆者は林の方法に準じてデザインを行っている。まず、仰臥位で術者が患者の眉毛を挙上して上眼瞼のゆるんだ皮膚を上方に引っ張り上げて、ゆるみがない状態にする。この状態で、睫毛に近い下方の線である第1線を決める。この際、二重を希望しない患者の場合は、瞼裂中央部において睫毛からの距離を1〜2 mmとして、瞼縁にほぼ平行に描く。通常は希望の重瞼幅に応じて瞼裂中央部における睫毛からの距離を5〜7 mmくらいに取る。奥二重希望の場合は3〜4 mmとして重瞼形成術と同じ線を描く。幅広の二重を希望する場合には7〜10 mmで設定する。この第一線は外眼角部より外側は上眼瞼のしわの方向に沿って緩やかなカーブを描き、皮膚のゆるみの程度によって必要量外側まで伸ばす。

　下方の線を決定した後、次は眉毛を平常の状態に戻し、余剰皮膚を先ほど決定した線に沿って鑷子で軽くつまみ、上部の皮膚切除量を測定して眉毛に近い上方の線を決定する。このとき、わずかに睫毛が外反するくらいの切除量が適当である。

❷ 麻酔

　眼瞼の手術では術中のバランスを取ることが大切であるので、必ず局所麻酔で手術を行う。麻酔にはエピネフリン含有1%リドカインを用い、一度に全体量を注射するのではなく、層ごとに必要量ずつ注入している。この方が層構造の判別がしやすく、結果として麻酔量が少なくて済む。通常は片側につき1cc程度で十分である。眼窩脂肪を切除する際にはその都度麻酔を追加する。

● **One point Advice 1** ● ● ●
①新しい重瞼ラインを形成するつもりでデザインを行う。
②麻酔は必要量を層ごとに少量ずつ行っていく。

❸ 手術の実際[1)-3)]

　麻酔後、デザインに沿って皮膚切除をまず行い、その創内で眼輪筋の切除を行う(図2)。眼窩脂肪の切除は、眼瞼が脂肪により腫れぼったい症例のみ、外側部を適切量切除する。内側部はくぼみが出ることがあるためあまり切除しない。既に内側部にくぼみが存在する場合には外側の眼窩脂肪を引き出して、内側に移行することもある。また、たるみによって重瞼ラインがぼけている症例で重瞼ラインをはっきりとさせたい場合には、筆者らは二重の切開法と異なり、糸をかける部位のみ瞼板前脂肪織を3ヵ所(内側、中央、外側)切除し、瞼板前組織と創下縁の眼輪筋および真皮を7-0ナイロンで縫合する。眼輪筋は7-0バイクリル® で3針程度縫合し、皮膚は7-0ナイロンあるいは8-0ナイロンで創縁がきっちり合うように丁寧に縫合する。

　また、皮膚縫合時に創下縁の皮膚、眼輪筋、瞼板前脂肪織、創上縁の皮膚と4～5ヵ所程度縫合固定し、残りの部分は皮膚縫合のみ行い、1週間後に抜糸をすることもある。こうすることで、創の癒着によって二重が形成され、中に糸を残す必要がない。術後の固定は、出血が多い場合、眼瞼の圧迫のためにガーゼを1日のみ当てることもあるが、必ずしも当てる必要はない。抜糸は5～7日目に行う。抜糸までの消毒などは必要ない。術後の経過観察は5日～1週間、1ヵ月、3ヵ月で行う(図3、4)。

A：デザイン　　　　　　　　　B：眼輪筋および切除した余剰皮膚

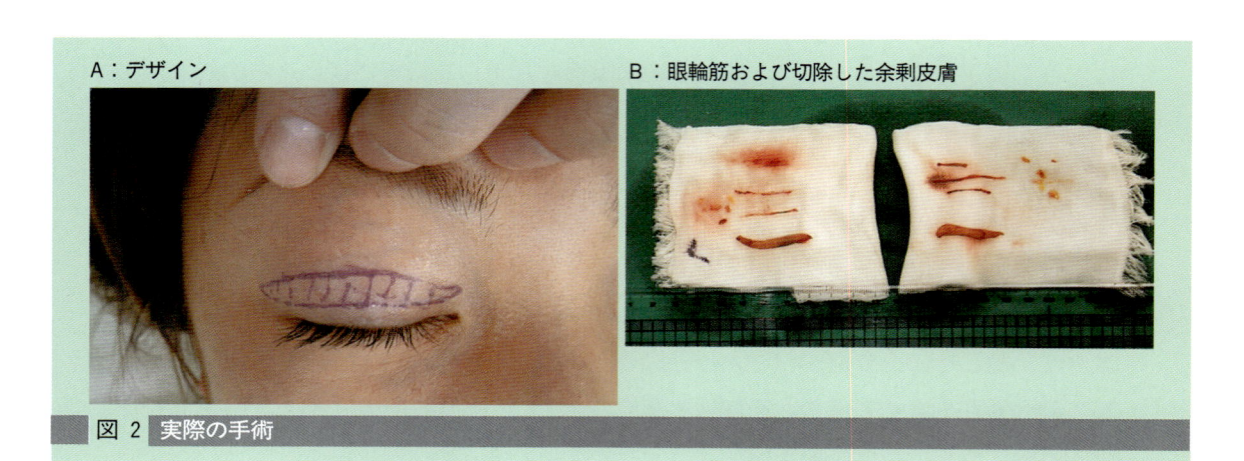

図2　実際の手術

Ⅵ 若返り手術

A：術前

B：術後1週目

C：術後3ヵ月

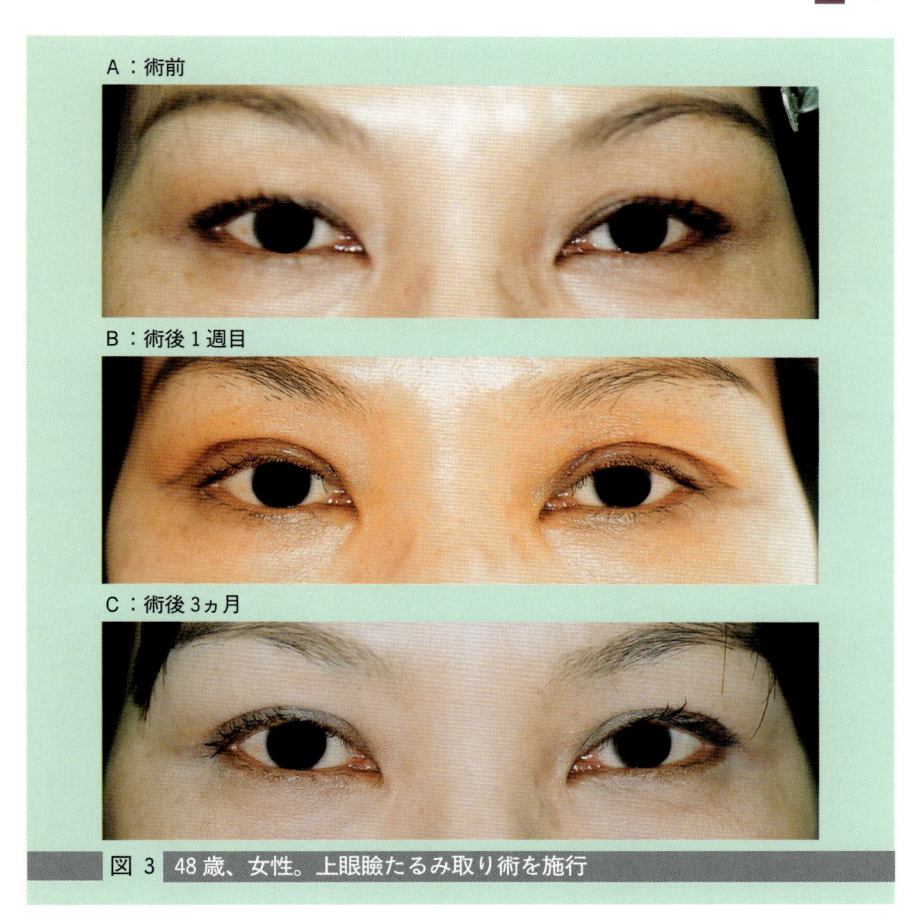

図3 48歳、女性。上眼瞼たるみ取り術を施行

A：術前

B：術後1ヵ月

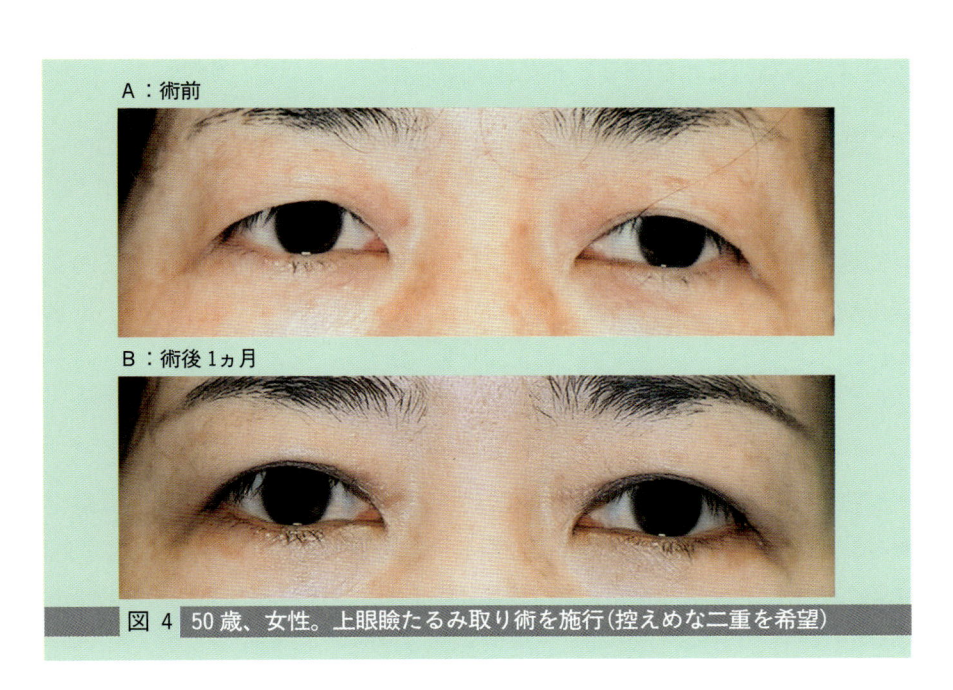

図4 50歳、女性。上眼瞼たるみ取り術を施行（控えめな二重を希望）

> ● **One point Advice 2** ● ● ●
> ①創内でのみ眼輪筋の切除を行う。
> ②眼窩脂肪は内側では切除しない。
> ③重瞼作製時は、必要箇所のみ瞼板前脂肪織を切除する。
> ④創縁をきっちりと合わせておく。

2 下眼瞼たるみ取り術

　下眼瞼部は上眼瞼部と同様に汗腺および脂腺の発達が悪く、かつ皮膚が薄いために、保湿機能が保たれず、小じわやたるみが早くから出現しやすい部位である。また、下眼瞼では眼窩脂肪が垂れ下り袋状になる現象(baggy eyelid)が起こる。ここでは下眼瞼のたるみ取り術について筆者らが行っている方法を中心に述べる。

1．適応

　基本的には下眼瞼の皮膚をつまんで余剰皮膚が存在する場合、たるみを伴って袋状に垂れ下がっている場合などが適応である。ただ、この手術によって下眼瞼部の小じわの改善はできないことを知っておく必要がある。

2．インフォームド・コンセント

　術後に起こり得る副作用や合併症について術前にきちんと説明しておくことが、トラブルを防ぐために重要である。

❶ 副作用

a．腫れ

　患者が最も気にする症状の1つである。腫れの程度は切除する組織量や術式によって異なってくるが、通常2、3日目が最も腫れが強く、大まかな腫れは2週間程度で軽快する。ただ、完全な状態になるまでには3〜6ヵ月程度かかることを説明しておく。

b．内出血

必発のものであり、必ず説明しておかなければならない。通常は2週間程度で軽快する。

c．傷あと

これも必ず残るものであるので、しっかりと説明しておくことが大切である。通常、傷は術後1ヵ月が最も硬く、これは術後3～6ヵ月で軽快する。傷の赤みも同様で最初は化粧でカムフラージュしてもらう。また下眼瞼たるみ取り術の場合、最も目立つのは目尻の部分の傷である。

> ● **Attention** ● ● ●
> 　下眼瞼たるみ取り術では下眼瞼外側部の傷が最も目立つため丁寧に縫合するが、中縫いをするとこれが外から触れたり違和感を訴えることがあるため、中縫いは基本的にはしない。

❷ 合併症

a．血腫

筆者は幸いに経験したことはないが、眼窩脂肪切除を行った場合などは起こる可能性がある。

b．感染

ほとんど遭遇することはないと思われる。

c．眼瞼外反

皮膚を切除し過ぎたり、眼輪筋が粗雑に扱われ、挫滅されている場合には、術後に下眼瞼の外反をきたしたり、強膜が見える scleral show を起こすことがある。またこれに付随して結膜炎を起こすことがある。通常は時間の経過や、ステロイドの注射、マッサージで軽快するが、結膜炎を起こしているような場合には上眼瞼からの皮膚移植などの処置が必要である。

3．手術[3]-[6]

下眼瞼たるみ取り術には以下の方法がある（表1、図5）。
①皮弁法：皮膚のたるみのみのときに用いる。
②筋皮弁法：下眼瞼のしわと同時に眼輪筋のゆるみによる下眼瞼の膨らみが目立つ場

合に用いる。

　③経結膜法(経結膜式眼窩脂肪除去術、217頁参照)：下眼瞼の皮膚のたるみがないが、眼窩脂肪の突出による膨らみの目立つものに用いる。下眼瞼の3つのコンパートメントに存在する眼窩脂肪を内側・中央・外側で突出程度に応じて、それぞれ摘出切除する。

　④ヒアルロン酸注入、コラーゲン注入：眼窩下縁のへこみが目立つ場合に、一時的に使用する。最近、ヒューマンコラーゲンが発売され、比較的使いやすい。

　⑤レーザーアブレージョン：CO_2レーザーなどで下眼瞼の小じわを改善できるが、術後に色素沈着を起こすので注意が必要である。

　⑥色素レーザー照射：レーザーの熱反応で線維芽細胞を活性化させ真皮のコラーゲンを再生、眼瞼の張りを取り戻そうとする方法である。小じわの改善に有効である。筆者らはNLite™レーザーを用いて、下眼瞼から頬部まで広めに、2週に1度の割合で4〜5回を1クールとして、照射している。

　⑦脂肪注入：眼窩下縁のへこみが目立つ場合に行うことがある。

　ここでは、筆者らが行う筋皮弁法について述べる。

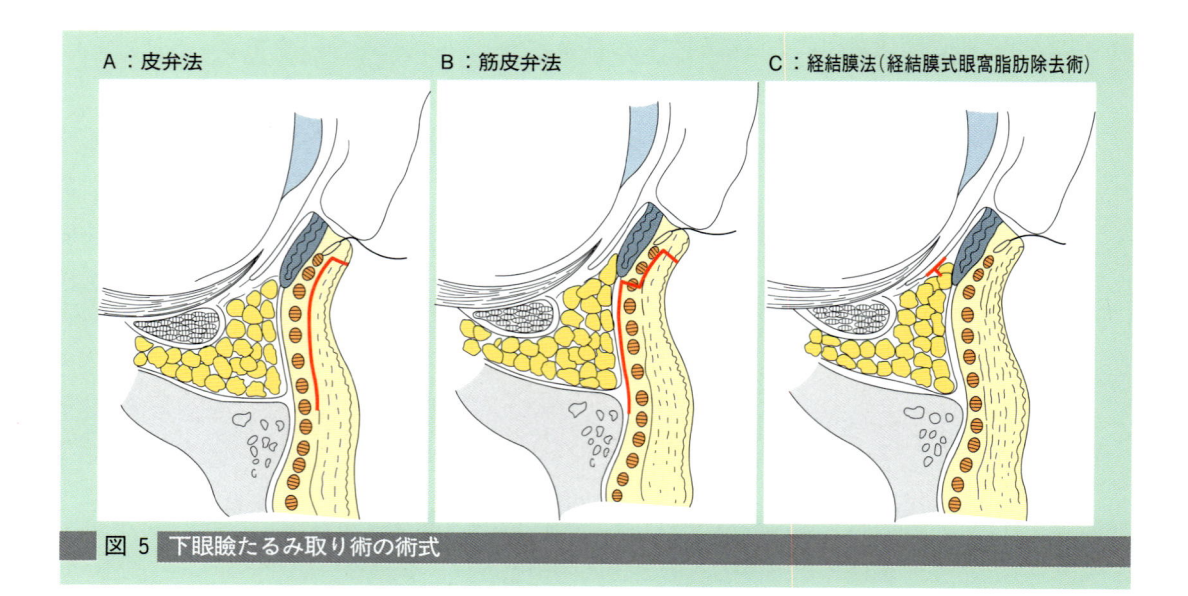

表1	下眼瞼たるみ取り術
	①皮弁法
	②筋皮弁法
	③経結膜法
	④ヒアルロン酸注入、コラーゲン注入
	⑤レーザーアブレージョン
	⑥色素レーザー照射
	⑦脂肪注入

図5　下眼瞼たるみ取り術の術式
A：皮弁法　　B：筋皮弁法　　C：経結膜法(経結膜式眼窩脂肪除去術)

VI 若返り手術

❶ デザイン(図6)

　座位の状態で、睫毛から2〜3mm離れた部位で瞼縁に沿って皮膚切開のラインを引く。これを内側から外側まで行い、外側は外眼角の5mmくらいより外側に存在するしわに沿って、5〜10mm皮膚切開を延長する。また、眼窩下縁、袋状になっている眼窩脂肪の位置、反膚をつまんで切除できるおおよその量などをデザインしておく。

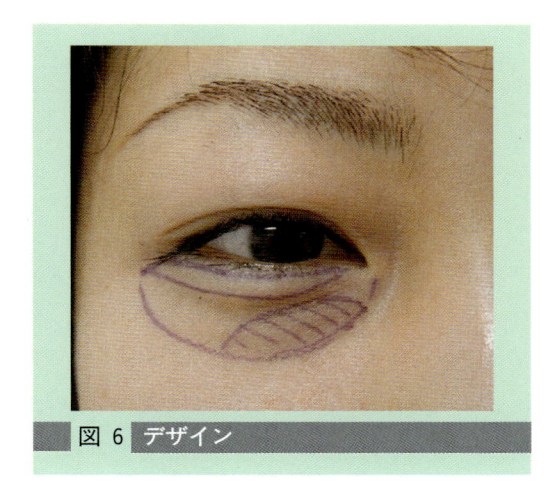

図6 デザイン

❷ 麻酔

　皮膚の切除量を量るために基本的に局所麻酔で行う。麻酔はエピネフリン含有1%リドカインを用い、針は30G針を用いる。注射はイメージ的に眼輪筋と眼窩隔膜の間を剥がすように行うと剥離がしやすく、出血も少ない。エピネフリンの効果が出るように麻酔後5分程度待ってから、手術を開始する。

> ● **One point Advice 3** ● ● ●
> 眼窩隔膜と眼輪筋の間を剥がすように局所麻酔をすると、剥離が容易である。

❸ 手術の実際(図7)

　デザインに沿って皮膚切開を行い、続いて皮下を5mmほど剥離して瞼板の前の眼輪筋を残して、ここより眼窩下縁に向かって眼窩隔膜と眼輪筋の間で筋皮弁として挙上する。直視下で眼窩隔膜を開いて、軽く上眼瞼を押しても眼窩脂肪がはみ出してこない程度まで切除する。脂肪は麻酔後モスキートペアンで挟んで切除し、止血を確実にしておく。筋皮弁の眼輪筋と皮膚を1cm程度剥離し、外側の三角形の部分を外眼角よりやや高めの眼窩骨の外側の骨膜に5-0バイクリル®で2針程度縫合固定する。余っている眼輪筋を止血しながら切除する。瞼縁部の眼輪筋は縫合しない。皮膚切除量は眼球を上転、開口を2横指程度してもらった状態で皮弁を上方に引き上げて決定する。皮膚切除後、皮膚は7-0ナイロンで外眥部にキー縫合をおいた後、連続縫合する。この際、外側のドッグイヤーをきれいに取っておくことが必要である。術後の固定は、眼瞼の圧迫の

A：デザイン　　　　　　　　　B：眼窩脂肪露出

C：眼輪筋の眼窩外側骨膜への固定　　D：皮膚縫合

ここを骨膜に固定する

切除

図7　下眼瞼たるみ取り術の実際

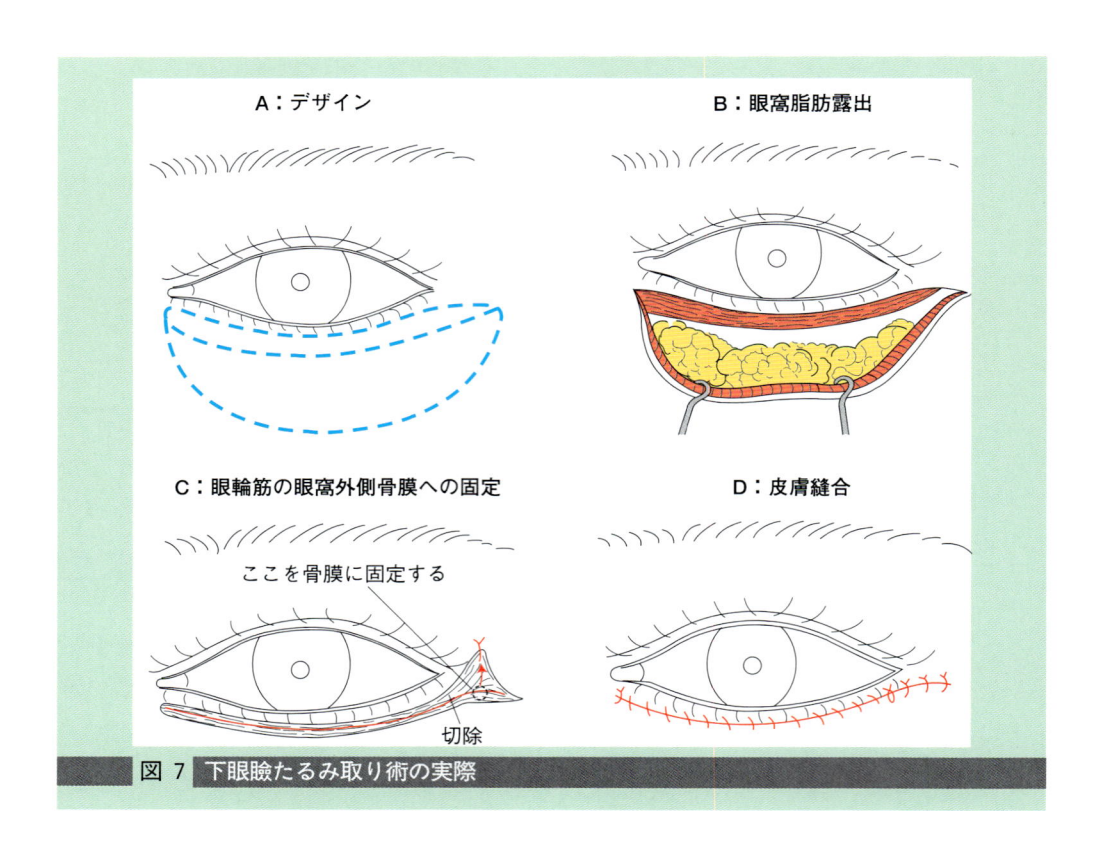

ためにテープで1～3日間行っている。術後の経過観察は5日～1週間、1ヵ月、3ヵ月で行う。抜糸は5日～1週間後に行う(図8)。抜糸までの消毒などは特に必要ない。洗顔、洗髪は翌日より行って大丈夫だが、飲酒は1週間は控えてもらう。化粧は創部のみ除いて翌日から可能である。

● **One point Advice 4** ● ● ●

①局所麻酔は眼輪筋の下に注入するイメージで行う。
②創縁の上部に糸をかけトラクションをかけると剥離がしやすい。
③止血しながら剥離を進めていく。
④皮膚切除はやり過ぎるよりも控えめな方がよい。

VI 若返り手術

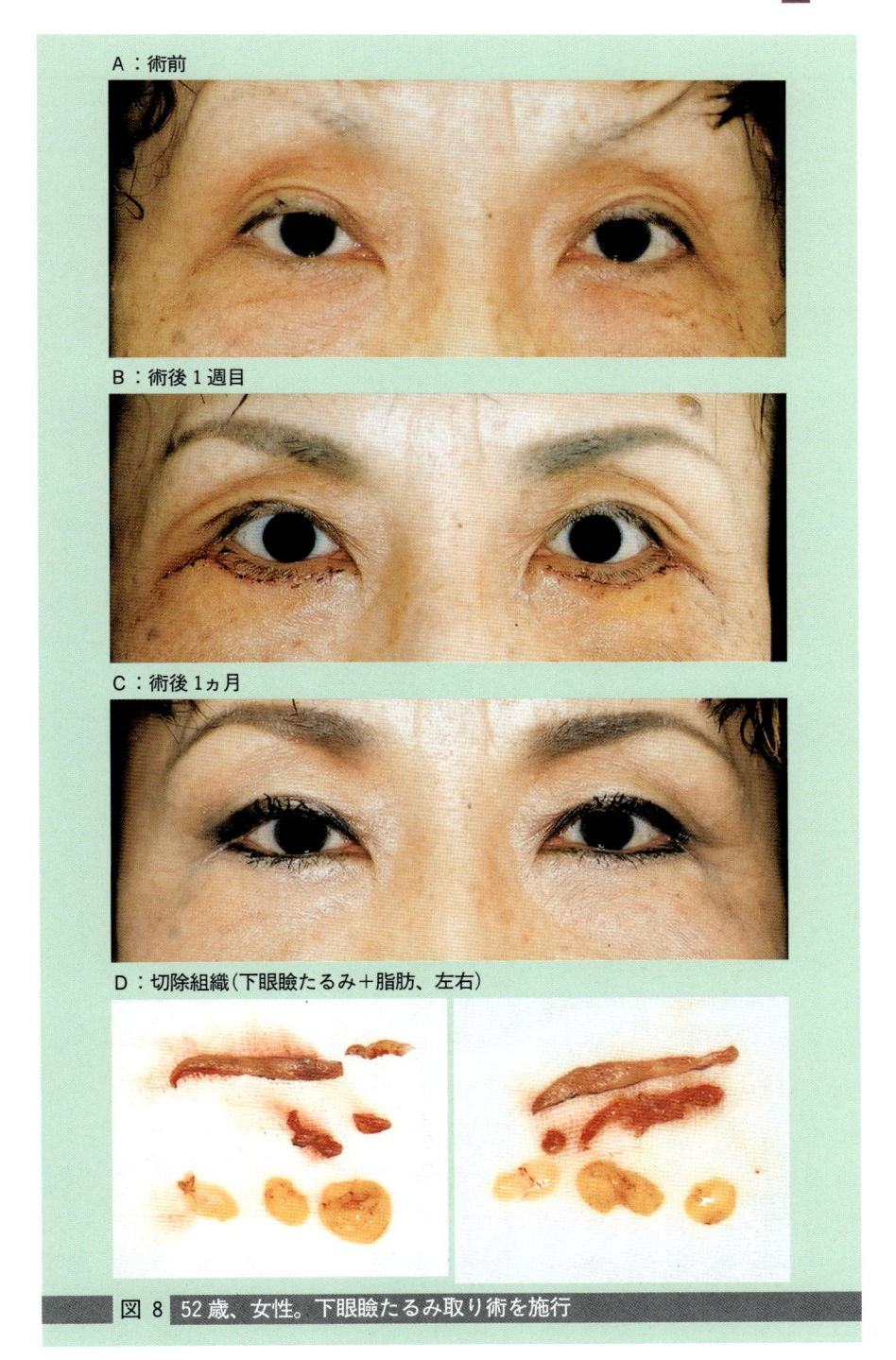

A：術前

B：術後1週目

C：術後1ヵ月

D：切除組織（下眼瞼たるみ＋脂肪、左右）

図8 52歳、女性。下眼瞼たるみ取り術を施行

3 眼瞼下垂修正術

　近年、二重の手術やたるみ取りの手術を希望する患者の中で、診察すると眼瞼下垂の症状を呈しているものがある。ここでは美容外科で行う、後天性の眼瞼下垂の手術について筆者らが行っている結膜側からの Müller 筋のタッキングについて述べる[7)-9)]。

1. 上眼瞼の開瞼に関与する筋肉の解剖 (図9)[7)10)]

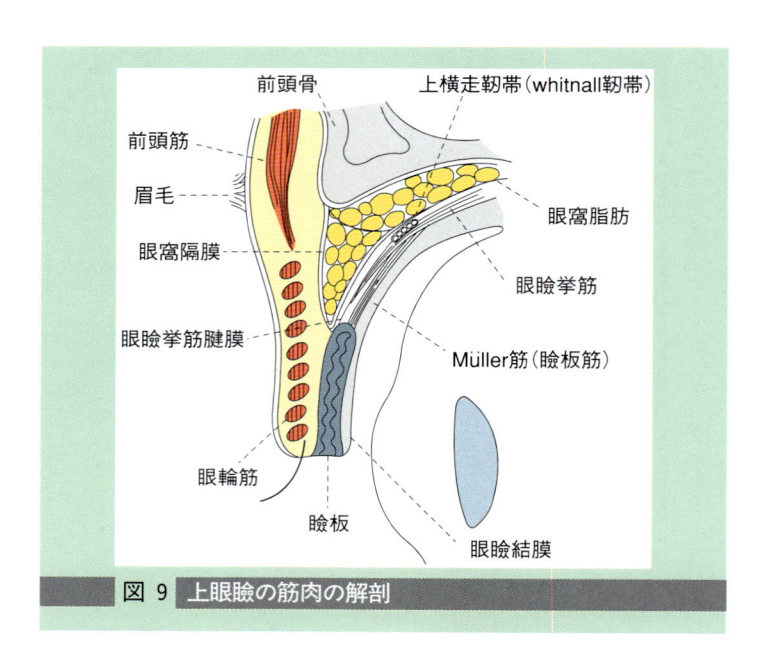

図 9　上眼瞼の筋肉の解剖

2. 適応

　コンタクトレンズや加齢とともに眼瞼下垂となった後天性の眼瞼下垂の症例を第一の適応としている。

3. インフォームド・コンセント

　術後起こり得る副作用、合併症などについて説明しておく。

❶ 副作用

a．腫れ
麻酔時に内出血を起こさない限り、術後大きな腫れを起こすことはない。

b．内出血
麻酔の注射に気をつけて行えば、ほとんどみられない。出た場合は、術後1週間程度で消失する。

c．ゴロゴロ感
糸で留めているために、人によってはゴロゴロした感じを訴えることがある。強いときには別の手術法に変更する。

d．つっぱり感
術後しばらくは人によってつっぱり感が出ることがあるが、すぐに慣れてしまう。

❷ 合併症

a．結膜炎
糸の結紮部が完全に埋没されていないと、眼球に当たり、痛みを訴える。このときは直ちに糸を抜去し、後日かけ直しをする。

b．後戻り
完全に後戻りすることはほとんどないが、若干の戻りはあるため、術直後は若干過矯正気味にしておく。

c．左右差
どうしても完全に左右差をなくすことは難しい。

4．手術

❶ デザイン（図10-A）

座位で開瞼してもらい瞳孔の正中上に、皮膚にマーキングする。また眼瞼の挙上したい位置によって内側、外側寄りに糸をかける位置をマーキングすることもある。通常、糸は正中の1ヵ所にかけるのみであるが、必要に応じては2ヵ所かけることもある。

❷ 麻酔

ベノキシール®の点眼麻酔後、結膜の瞼板より中枢側に1ヵ所、エピネフリン含有

1%リドカインを0.2cc程度、30G針で注射する。このとき血管に当てないように注意する。

❸ 手術の実際（図10、11）

麻酔後、角板を挿入し、眼球を保護する。まず、瞼板縁の結膜に6-0ナイロンをかけ、これをモスキートペアンでつまんで、瞼板を展開しやすいようにする。先ほどマーキングしたポイントを目印にして、瞼板縁の結膜全層を11番メスで1mm切開する。ここより、瞼板、奥の結膜と、Müller筋をひろって、再び同じ切開部より糸を出す。筋肉をひろうのではなく、結膜をすくうようなイメージでかける。取り幅は症例によっ

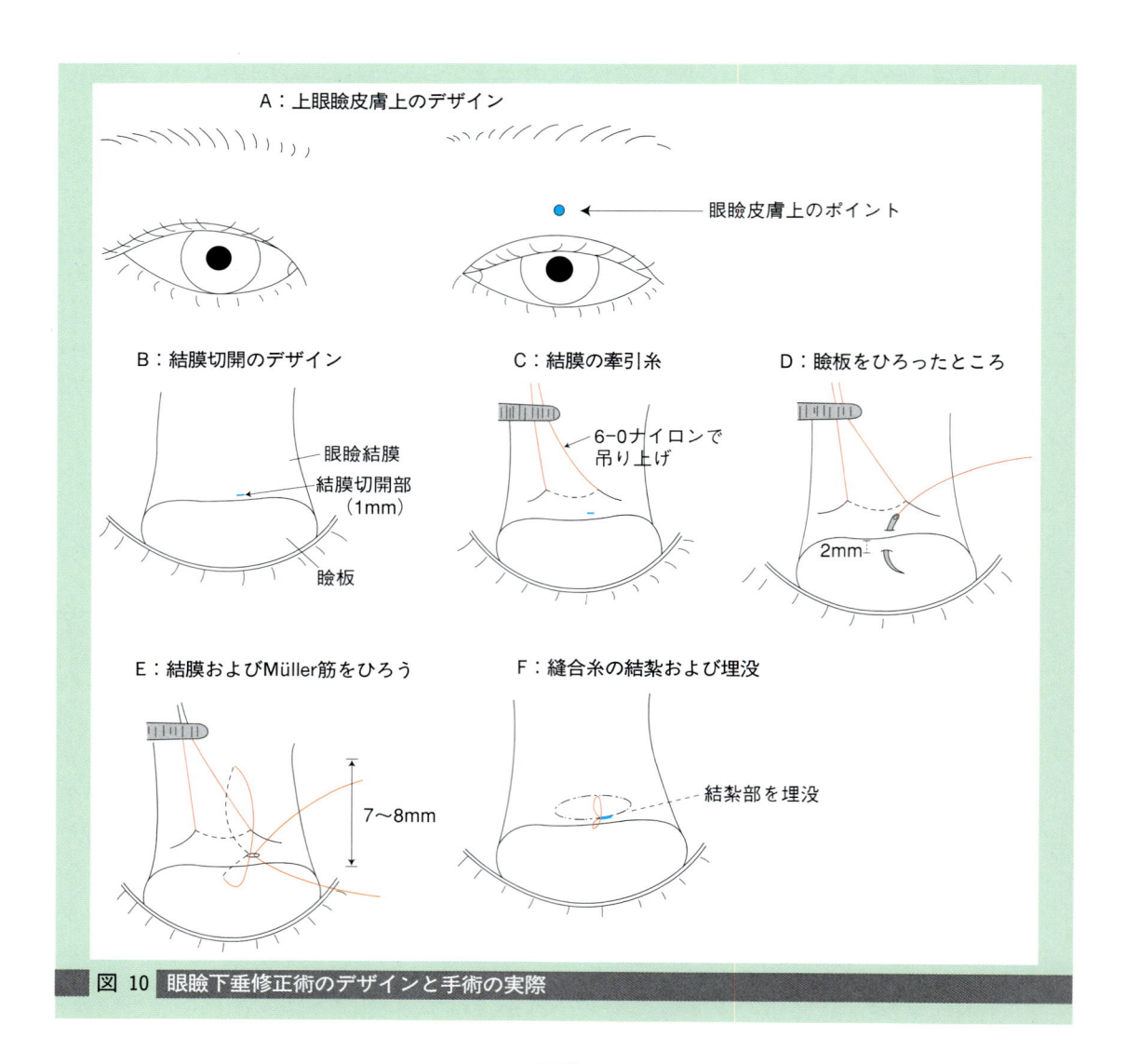

図10 眼瞼下垂修正術のデザインと手術の実際

図 11　手術の側面図

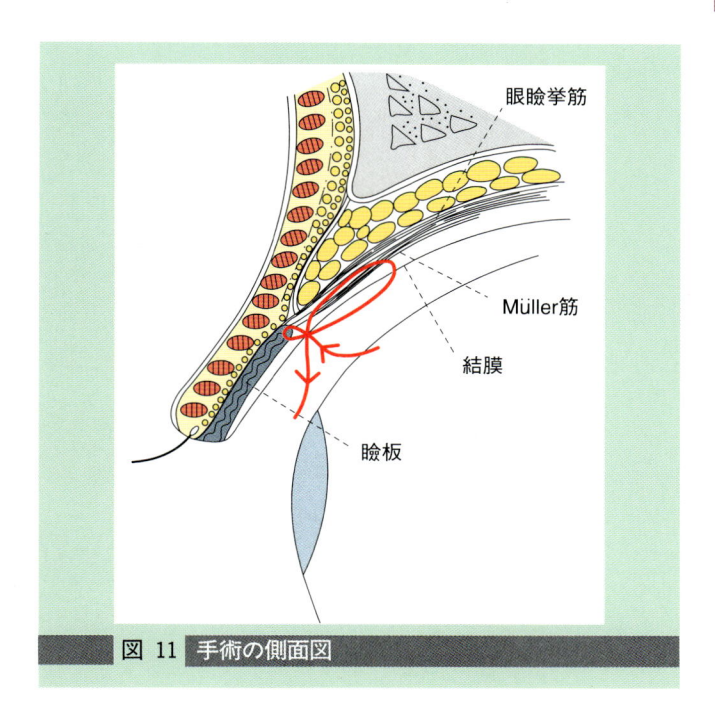

て異なっているが、通常 Müller 筋の瞼板付着部位より奥に 7 mm 程度である。糸をしごいてこの状態で開瞼してもらいバランスをみる。よければ結紮し、それを切開部内にきちんと埋没しておく。悪ければまたかけ直しをする。このとき、エピネフリンの効果によって Müller 筋の収縮力が強くなっているため 1 mm 程度過矯気味にしておく。術後は 1 時間程度経過をみて痛みがないかどうかと、下垂の改善具合をチェックしておく。経過観察は術後 2 週間、1 ヵ月、2 ヵ月、3 ヵ月と行っている（図 12〜14）。

● **One point Advice 5** ● ● ●

①エピネフリンの効果によって Müller 筋の力が強くなっているために、術中は 1 mm 程度過矯正にしておく。

②筋肉自体をひろうのではなく、結膜をひろうイメージでかける。

③術後は 30 分〜1 時間ほど、必ず経過観察をしてから帰宅させる。

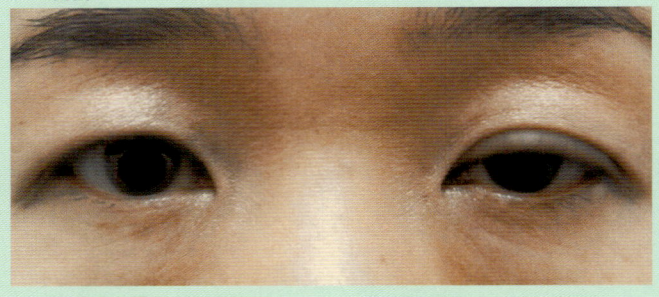

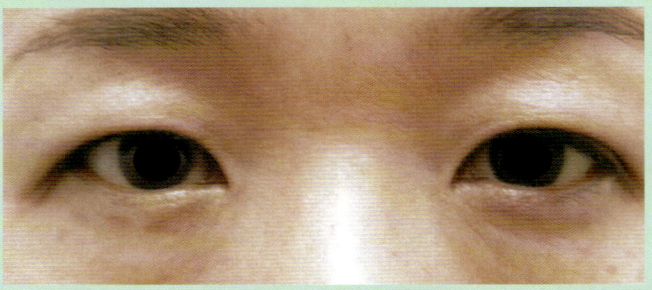

図 12 55歳、女性。左のコンタクトレンズ性眼瞼下垂

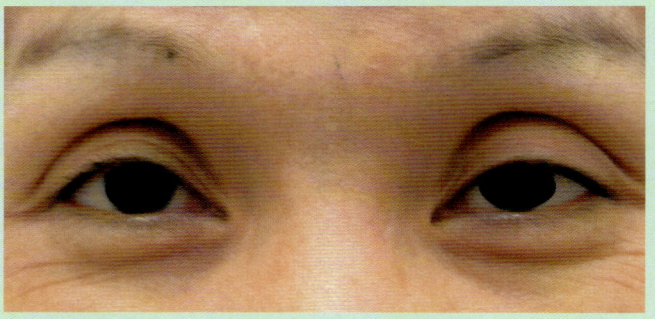

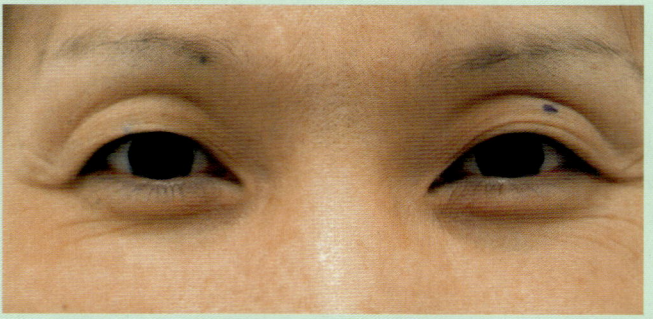

図 13 38歳、女性。両側性のコンタクトレンズ性眼瞼下垂
上眼瞼の陥凹も術前より改善されている。

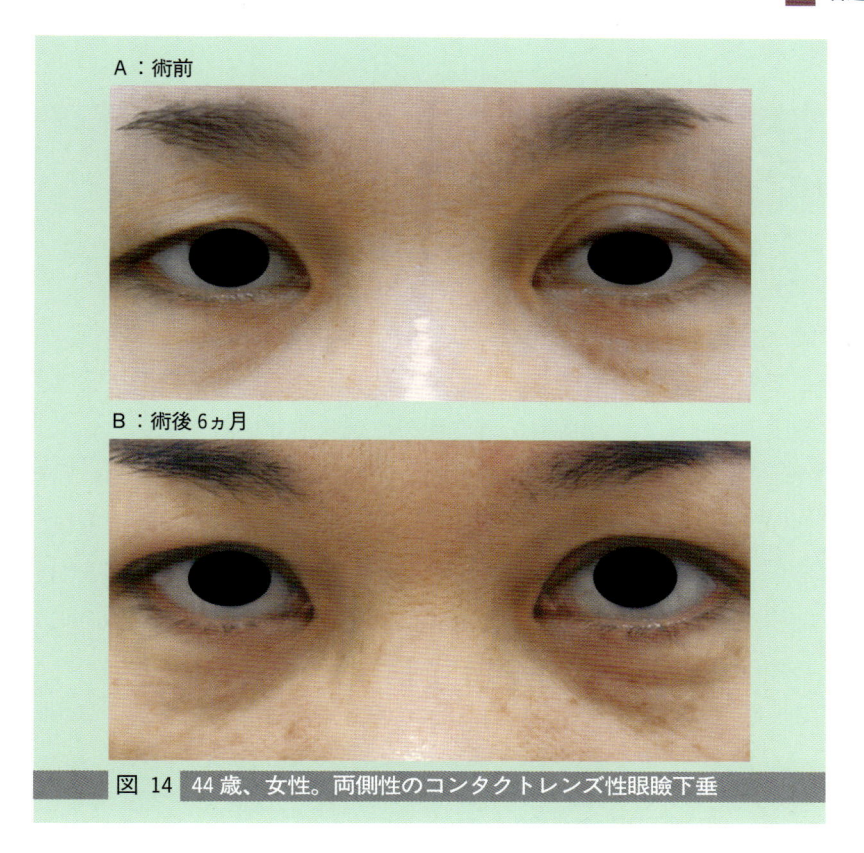

図 14 44歳、女性。両側性のコンタクトレンズ性眼瞼下垂
A：術前
B：術後6ヵ月

●●● おわりに

　以上、上下眼瞼たるみ取り術と、眼瞼下垂修正術について筆者らの行っている方法を中心に述べた。美容皮膚科の台頭で、手術を受ける患者は少なくなっているが、手術を行う場合もダウンタイムができるだけ少なく、効果のある術式を選択するべきである。

（真崎信行、久次米秋人、松田秀則）

◆ 文　献

1) 林　道義：上眼瞼しわ取り術．形成外科 42：1037-1144, 1999.
2) 宇津木龍一，ほか：上眼瞼除皺術；適応と術式の選択．形成外科 46：129-137, 2003.
3) Werner LM：MANUAL OF AESTHETIC SURGERY. pp 131-189, Springer, Germany, 2002.
4) Hamra ST：Arcus marginalis release and orbital fat preservation in midface rejuvenation. Plast Reconstr Surg 96：354-362, 1995.
5) 半田俊哉，阪田和明：下眼瞼除皺取り術；適応と術式の選択．形成外科 42：139-148, 2003.
6) 小室裕造：Hamra 法による下眼瞼除皺術．形成外科 46：149-155, 2003.
7) 久保田信枝：眼瞼下垂．文光堂，東京，2000.
8) 坂上達志：眼瞼下垂；眼瞼挙筋短縮術．眼の形成外科：32-35, 2003.
9) 矢部比呂夫：眼瞼下垂；Müller 筋・結膜短縮術．眼の形成外科：36-41, 2003.
10) 金子博行：眼瞼・顔面の形成外科的解剖．眼の形成外科：20-22, 2003.

3 [上下眼瞼除皺術] こめかみリフト

●●● はじめに

　年齢とともに皮膚の張りがなくなり前頭筋の力も弱まるが、これにより眉毛の垂れ下がり、二重の幅が狭くなるなどの症状が現れてくる。特にこの傾向は前頭筋の解剖学的な位置関係から眉毛、上眼瞼の外側部分に現れやすい。

　最近は内視鏡技術の発達によって、内視鏡下での側頭部を含めた眉毛挙上術も行われているが、この手術は糸で骨膜を吊り上げているのみで、余剰皮膚を切除しているわけではない。このため術後早期に戻ってしまうか、あるいはあまり大きな変化がみられず、結局、上眼瞼のたるみ取り術を行っているような症例もある。

　こめかみリフトはフェイスリフトや前額リフトの一部として行われることが多いが、ここでは眉毛の外側部と目尻の吊り上げの目的に行うこめかみリフトに絞って述べる。

1　側頭部の解剖（図1）[1)-4)]

　側頭部は**図1**のように皮膚から順に、皮下組織、浅側頭筋膜（側頭頭頂筋）、側頭筋膜浅層、側頭筋膜深層、側頭筋、骨膜、側頭骨の順となる。また側頭筋膜浅層と深層の間には中間脂肪織が存在する。

　ここで述べるこめかみリフトで基本的に顔面神経側頭枝を損傷することはないが、一応、顔面神経の走行は熟知しておいた方がよい。

　顔面神経側頭枝は耳下腺を出た後、頬骨弓部では骨膜の直上を走り、さらに浅側頭筋膜を走った後、前頭筋の裏側から筋肉内に入る。

2　こめかみリフトの適応

　眉毛外側部の垂れ下がりや目尻の垂れ下がりを気にしている患者、あるいは上眼瞼外側部の皮膚の垂れ下がりによって二重の幅が狭くなっている症例がこの手術の適応である。

VI 若返り手術

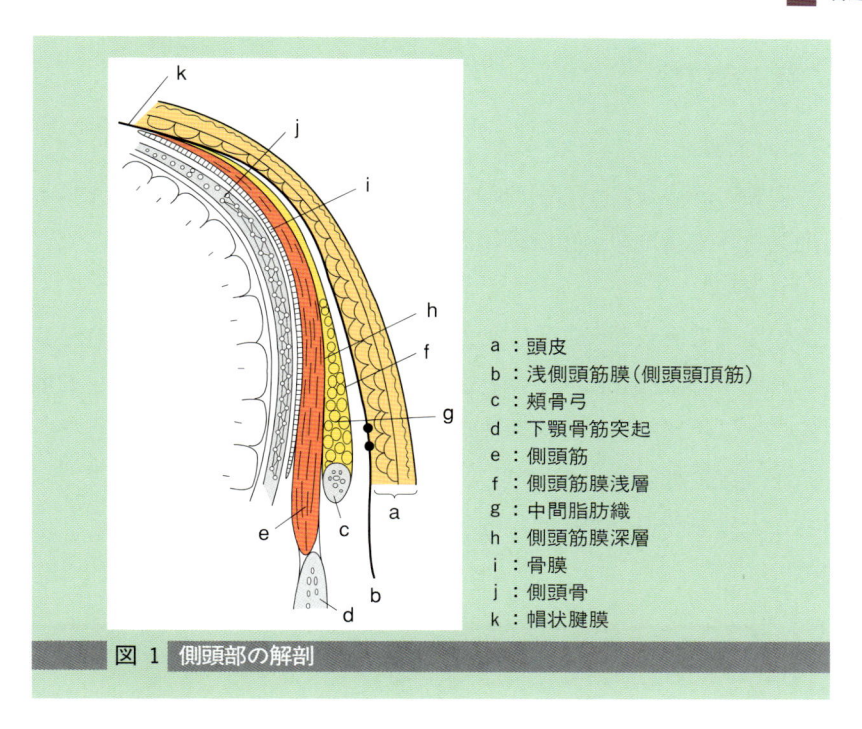

```
a：頭皮
b：浅側頭筋膜（側頭頭頂筋）
c：頬骨弓
d：下顎骨筋突起
e：側頭筋
f：側頭筋膜浅層
g：中間脂肪織
h：側頭筋膜深層
i：骨膜
j：側頭骨
k：帽状腱膜
```

図1　側頭部の解剖

3　インフォームド・コンセント

　他の手術と同様、術後に起こり得る副作用や合併症についてきっちりと患者に説明し手術を行うことが大切である。

❶　副作用

a．腫れ
　術後の腫れは2、3日目が最も強く、人によっては頬まで腫れることもある。この腫れは通常3日目から引き始め2週間程度で大まかな腫れが引いてしまう。

b．内出血
　術後2週間までに消失するが、人によっては下顎部や頸部まで内出血が降りてくることがあるため、患者が慌てないようにあらかじめ説明しておいた方がよい。

c．傷あと
　頭髪内を切開するために術後多かれ少なかれ、ハゲができてしまう。また、傷が幅広くなりハゲが目立つことがある。傷の硬さについては通常3～6ヵ月程度で軽快する。

❷ 合併症

a．血腫

術後に強い痛みを伴って創部の腫れが強くなる場合には血腫を疑う。この場合は再開創し血腫を除去後洗浄、止血後閉創する。

b．感染

頭部の手術で感染が起こることはほとんどないが、髪の毛が巻き込まれたまま創閉鎖が行われているようなとき、あるいは真皮縫合を行った場合には、これがもとで感染を引き起こすことがある。この際には異物を除去すればすぐに軽快する。

c．顔面神経麻痺（側頭枝）

きちんと層を間違えずに手術を行えば、損傷することはない。

4 手術

1．術前の準備およびデザイン（図2）

髪の生え際より約5～6cm内側で皮膚切開のデザインを髪の生え際のラインに沿って平行に7cm程度、フェイスリフトの側頭部の切開のように行う。筆者らは通常剃毛は行わないで、皮膚切開部の周囲の髪の毛を輪ゴムで束ねておく。これは、剃毛をしてしまうと皮膚切開の際に毛根の方向がわからず、傷つけてしまうことがあるためである。洗髪もよほどでなければ行わない。また、W型にデザインを行い術後の傷あとを目立たないようにすることもある（図3）[3)-6)]。

● **One point Advice 1** ● ● ●
①剃毛は行わない。
②髪は皮膚切開のラインで分け、輪ゴムなどで束ねておく。

図2 術前デザイン

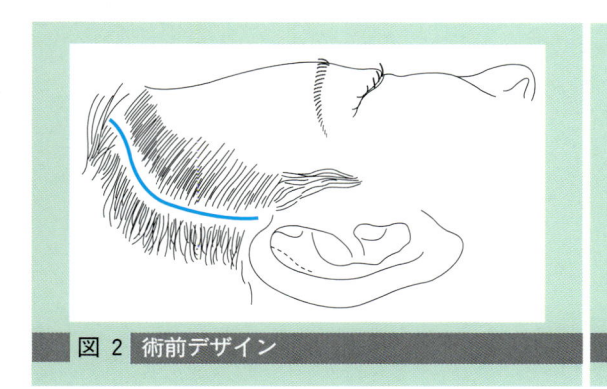

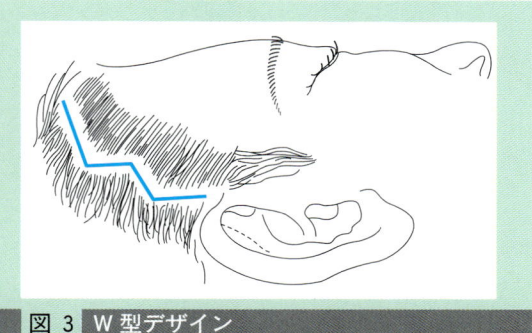

図3 W型デザイン

2．麻酔

　静脈麻酔に局所麻酔を併用することが多いが、症例によっては全身麻酔で行うこともある。もちろん局所麻酔だけでも手術は可能であるが、患者の不安を軽減するために静脈麻酔を併用した方がよい。局所麻酔としてはメイロン®、20万倍のエピネフリン含有0.2%リドカインを用いている。静脈麻酔はドルミカム®とケタラール®の併用、あるいはディプリバン®とケタラール®の併用で行う。

3．手術の実際

❶ 皮膚切開と剥離

　麻酔後、皮膚切開を毛根に平行に行い、できるだけ毛根を損傷しないようにする。浅側頭筋膜を切開後、側頭筋膜浅層に至り、この筋膜上で予定の剥離を行っていく。剥離は前方は外側眼窩骨縁の高さを少し越えるまで、下方は胸骨弓の上縁3cm程度まで鈍的に剥離する。この剥離は指で容易に行える。このとき、顔面神経側頭枝の走行に注意しなければならないが、基本的に側頭筋膜上で剥離を進める限り、それを損傷する危険はない（図4）[3)4)]。

❷ 余剰皮膚の切除と縫合

　側頭筋膜を鑷子でつまんで斜め上方に引き上げられるだけ引き上げ、3-0あるいは4-0ナイロンで縫合固定する。これにより皮膚の引き上げが容易になる（図5）。また、浅側頭筋膜に皮下脂肪をつけた筋膜弁を、髪の生え際まで作製し、これを側頭筋膜に吊り

図 4 剥離	図 5 側頭筋膜のタッキング
側頭筋膜浅層上で行う。	

図 6 余剰皮膚の切除	図 7 皮膚縫合後

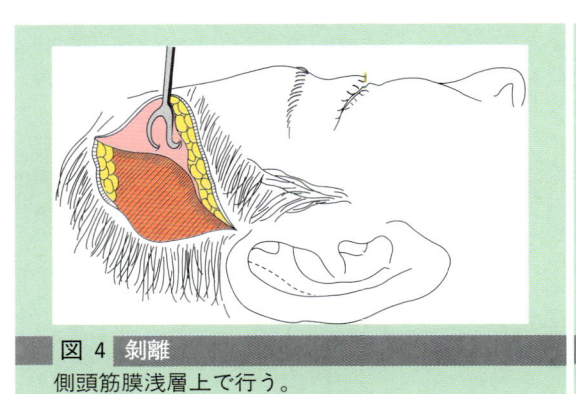

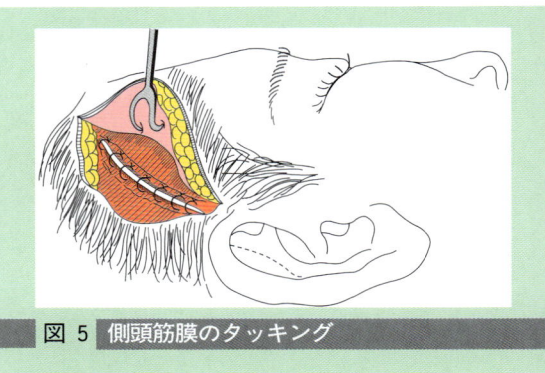

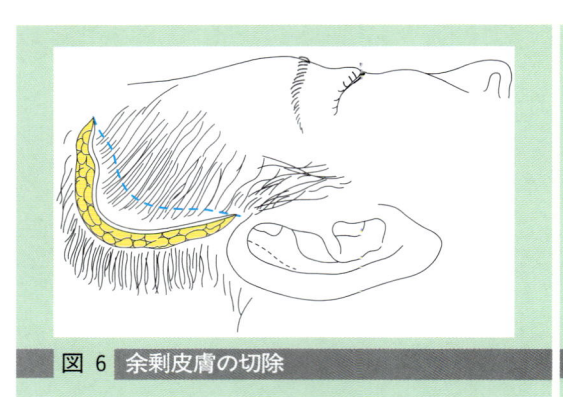

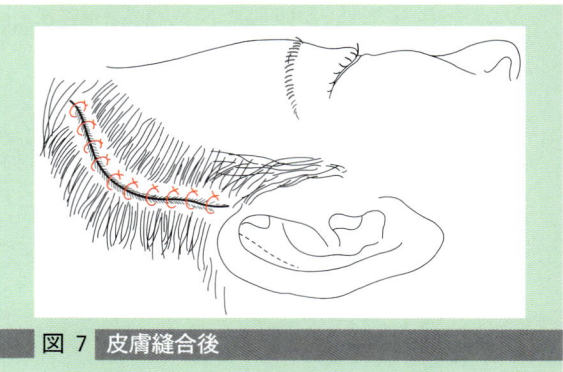

上げ固定することも有効である。続いて皮弁を鉗子で保持して、斜め上方に吊り上げ、余っている皮膚の量を計測する。この中央部に余剰分だけの皮膚切開を入れ、頭皮同士を1針仮留めする。その後、さらに余剰部を計測し、マーカーでデザインし切除する。このとき、皮膚を引っ張り過ぎて緊張が強過ぎると、術後幅広い傷あととなってしまうために、注意が必要である（図6）。

　頭皮の縫合は浅側頭筋膜同士を、まず頭皮の緊張を取るように4-0ナイロンで縫合し、大まかに寄せる。その後、5-0ナイロンあるいはステイプラーで毛根を痛めないように縫合する。あまり密に縫合し過ぎると、毛根を傷めるので注意が必要である（図7）。

● **One point Advice 2** ● ● ●
①側頭筋膜をタッキングして皮膚の切除を容易にする。
②頭皮の緊張をかけ過ぎない。
③浅側頭筋膜を縫合し皮膚を寄せる。
④頭皮は密に縫合し過ぎない。

❸ 術後の処置

　剝離部全体にガーゼあるいはレストンスポンジを当て、フェイスバンドあるいは包帯で固定する。この固定は術後3日間行う。抜糸は通常10日〜2週間目に行う。洗髪は、3日目より問題ない。術後の経過観察は、翌日、3日目、1週間目、抜糸時、1ヵ月後、3ヵ月後に行う。

●●● おわりに

　以上、こめかみリフトに絞って述べた。こめかみリフトは術後の腫れもそれほど大きくなく、外来で容易に行える手術であるが、解剖を熟知し行う必要があると同時に、できるだけ皮膚の緊張をつくらないように皮膚切除を行うことが大切である。

（松田秀則）

◆ 文　献

1) Oritz-Monasterio F, Barrera G, Olmedo A：The coronal incsion in rhytidectomy；The brow lift. Clinics in Plast Surg 5：167, 1978.
2) Ramirez OM：Endoscopic technique in facial rejuvenation；an overview, Part I. Aseth Plast Surg 19：141-147, 1994.
3) 渡部純至：こめかみ除皺術．美容外科プラクティス2，市田正成，ほか（編），pp 287-446，文光堂，東京，2000.
4) Mang WL：MANUAL OF AESTHETIC SURGERY I. pp 51-129, Springer, Germany, 2002.
5) Hamra ST：The deep-plane rhytidectomy. Plasti Reconstr Surg 86：53, 1990.
6) 南雲吉則：前頭部（内視鏡下前額除皺術）．形成外科 43：S 85-S 92，2000.

4 ［上下眼瞼除皺術］
頰・頸部リフト

●●● **はじめに**

　頰・頸部リフトは一般には face lift（フェイスリフト）といわれる。これまでは頰・頸部リフトの標準的手術法というと SMAS-platysma 法フェイスリフトとみなされてきた。しかし、その手術効果には不満も多く、そのために、新しい理論や術式の方法が毎年次々と報告されている。筆者も、この 10 年間、より効果的なフェイスリフトを追及してきた 1 人だが、これまでの経験で得たフェイスリフトについての感想を率直にいうと、頰・頸部リフトは、術式によっては極めて効果的であり、術後のしわ、たるみの予防効果も絶大である。しかし、一方で本当に満足できる結果を得るためには、局麻下でできる程度の手術や従来の SMAS 法ではかなり難しいことも知っておく必要がある。術後 3〜4ヵ月は効果があっても、腫れが落ち着く半年〜1 年後には効果がほとんどなくなる傾向があるからである。まして、効果を年単位で持続することはさらに難しいことである。また、若返りの手術は、手術手技以外にもさまざまな配慮と説明を必要とするため、ある程度専門のトレーニングを受けたり、症例数を経験しないと、手術の結果にかかわらず不満やトラブルを起こしやすいので注意を要する。

　外来中心の医療を行っている場合、中途半端な手術をするくらいなら美容皮膚科的な対処療法をうまく駆使することに徹する方がむしろ患者の満足と信頼を得やすいと考える。フェイスリフトは、一般には究極のアンチエイジング治療と考えられていて、美容医療の象徴的な治療法の 1 つといえる。効果のないフェイスリフトや過度の期待をさせた手術を行って不満をもつ患者数を増やしてしていくことは、アンチエイジングの美容医療は効果が不確実でいかがわしいというイメージを広げ、せっかく需要が高まってきた世相に水を差すことになりかねない。美容医療は、これまでのいかがわしい、失敗が怖いというイメージから、アンチエイジング治療を中心とした、社会的に信頼される美容医療へと生まれ変わろうとしている。アンチエイジングは、治ることのない疾患（老い）と戦う医療なので、若さを求める患者は生涯定期的に治療を受け続ける必要があり、老齢化に伴い、今後空前の需要期がやってくる。信頼できる医療さえしていれば、ほとんどすべての人が、治療を継続する患者になり得る。

　美容医療は一時の経営より長期の繁栄を考える時期にきている。そのために最も重要なことは、治療の現実的な効果とリスクを、患者に過大な期待をもたせることなく、正

直に説明してインフォームド・コンセントをしっかりと行うことが必要である。また、理想的には、フェイスリフトのような手術は大学病院やそれに準じた設備の整った病院でしっかりと効果のある手術を行い、日頃のメンテナンスや美容皮膚科治療は、サテライトクリニックに任せるという役割分担が確立していくことを目指すべきではないかと考える。

　本稿では、外来中心の美容医療従事者が、手術を行ったり患者に説明したりする際に参考となるように、頬・頸部リフトに関する項目についてまとめてみたい。

1　診察と治療適応

　頬・頸部における主訴は多い順に、およそ次のような項目となるのでそれらについて、症状の程度と治療対象の診断を行う。

1. 鼻唇溝
2. jowl（下顎下縁）
3. marionette line（頤頬溝）
4. 下眼窩溝
5. 二重顎、turkey gobbler（七面鳥様首変形）
6. 頸部の横じわ
7. その他：皮膚そのものの老化（シミ、小じわなど）

1．手術の時期

　除皺術全般にいえることであるが、しわ、たるみはひどくなってから手術すればよいという考えは大間違いで、一般的な疾患と同様、早期発見・早期治療が極めて効果的である。アメリカで、40～50代のまだほとんどたるみのない患者が積極的にフェイスリフトを受けるのを数多くみて、筆者は最初、手術時期が早過ぎるのではないか？　ほとんど効果がわからないのではないか？　と思ったが、その年代から手術を受けている女性は80代になっても50～60代の顔を維持する傾向があることを目の当たりにして、早期の手術の重要性を認識させられたものである。

2．治療法の適応と患者の選択

　患者の希望には、若くみえるようになりたいという希望と、年相応でよいから目立つしわ、たるみを治療したいという希望の二通りがある。区別することは難しいこともあるが、この2種類の希望は似て非なるものであり、この点はしっかり意識して治療する必要がある。

❶ 若返りたい場合

　若返りたいという希望の場合は、なんといってもまず手術を中心とした総合的な治療を行う必要がある。但し、注意すべきは、頰・頸部だけ手術しても満足する結果は得られない可能性が高いことである。人は年齢を推測するとき、無意識に顔の中で最も老化の進んだ部位をみて直観的にその人の年齢を判断する。そのため、頰・頸部を手術した場合、なくなったしわ、たるみよりも、むしろほかの部分のしわが強調される傾向があるので、顔面下半分だけ若くなっても、総合的にはそれほど若くはみられないのである。若くなることを目的とするなら顔全体を均等に若くする必要がある。

❷ 局所的なしわ、たるみの治療を希望する場合

　若くなる希望よりも、むしろ局所的な症状の改善を希望する場合は、ボトックス®・コラーゲン・ヒアルロン酸注入、レーザー治療などを行い、それで解決できない部分に対して手術を検討する。また、フェイスリフトを行った後に、さらに局所の治療を追加したり、効果を持続させる目的で定期的にメンテナンス治療を行うときも局所治療は効果的である。

　患者の期待する結果を的確に理解して、満足させる治療法を段階的に行うことが重要である。高齢者ほど、一度に大きく変化する治療はしないようにする。治療前に説明したダウンタイムより長引くことがないように、ダウンタイムは十分に長めに説明する。典型的な治療経過や合併症と、その最終結果の写真を用意して見せた方がよい。

3．術前の手術シミュレーション

　手術によってもたらされる可能性のある予期せぬしわやたるみ、表情については、患者の顔の上で皮膚を実際に移動させて手術シミュレーションをして、患者によく確認してもらうことが重要である。筆者は、フェイスリフトの術前に、コンピュータを使って

VI 若返り手術

予想される結果を患者の写真上でつくってみせているが、時には、筆者が予想もしない現実離れした期待をもっている患者もいて驚かされる。反面、効果が小さ過ぎてほとんど写真上では差がわからないと筆者が感じる程度でも、患者本人にとっては十分満足という例も多い。今や、美容外科の術前コンサルテーションに、コンピュータシミュレーションは必須の道具である。

2 頬・頸部リフトにおける手術法の選択

手術方法は総合的な major surgery と、局所的な minor surgery とがある。

1. major surgery の種類（外来手術には向かない）（図1）

1. 皮弁法：皮膚だけ広範に剥離（皮下剥離）。頸部は cervicoplasty や脂肪吸引をオプションとして併用できる。
2. 皮弁とその下の SMAS 層を別々に挙上（SMAS 下で剥離）
3. 皮弁と SMAS を一塊として挙上（SMAS 下で剥離）
4. 3＋SMAS 下の retaining ligaments を固定源として縫着[1]
5. 3または4＋SMAS や筋膜の組織片で皮弁を吊り上げ
6. 4、5を併用

皮膚、SMAS の剥離範囲によって masseteric ligaments 手前までの剥離をする standard SMAS フェイスリフトと、その靱帯を切断してその先まで拡大剥離する extended SMAS フェイスリフトがある。前者は局麻下でもできるが、後者は無理がある。

2. minor surgery の種類（外来手術向き）

1. 中顔面から下眼瞼の除皺術各種：orbital fat preservation method[2,3]、orbital septum tightening、眼輪筋皮弁吊り上げ[2]、脂肪注入または脱脂術など。
2. 目尻からこめかみ：temporal lift、外眥形成、脂肪注入。
3. jowl、二重顎、turkey gobbler：cervicoplasty[4]（図2）、SMAS の部分切除や tacking、脂肪吸引。

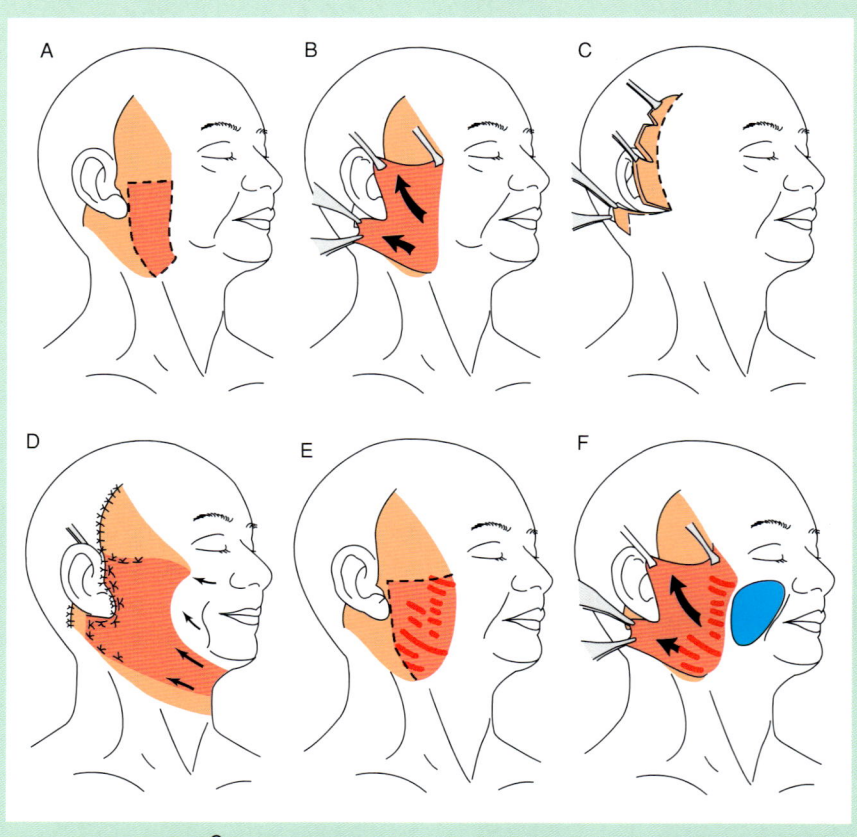

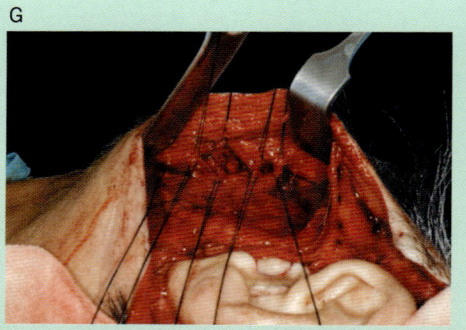

図 1　フェイスリフト手術手技

A〜D：一般的な SMAS フェイリフト手技。皮弁を裏打ちしている SMAS に緊張がかかるように皮弁を縫合する。顔の皮膚と SMAS は、赤でマークした部位にある靭帯で、しっかりと骨に固定されている。そのため従来の方法では靭帯より耳側の SMAS と皮膚しか引っ張ることができず、半年ぐらいで強靭な靭帯に引き戻されたり、皮膚が伸びたりしてしわ・たるみが再発する。

E、F：筆者の行っている ligament to ligament facelift は、図示した靭帯を切離してから、皮弁を引っ張って、切離した靭帯同士が一致している部分を可能な限り（約6〜10ヵ所ほど）再縫合するので戻りが少ない。それを行ってもなお、青でマークした部分の裏は口腔内なので皮弁は固定できず、しわやたるみが再発しやすい。

G は皮弁側と基部側に糸をかけた靭帯を切り離す直前の状態。

(Baker, Gordon, Stuzin：Surgial Rejuvenation of the face. 2 nd ed, pp 231-261, Mosby-Year Book Inc, St. Louis, 1996 より改変して引用)

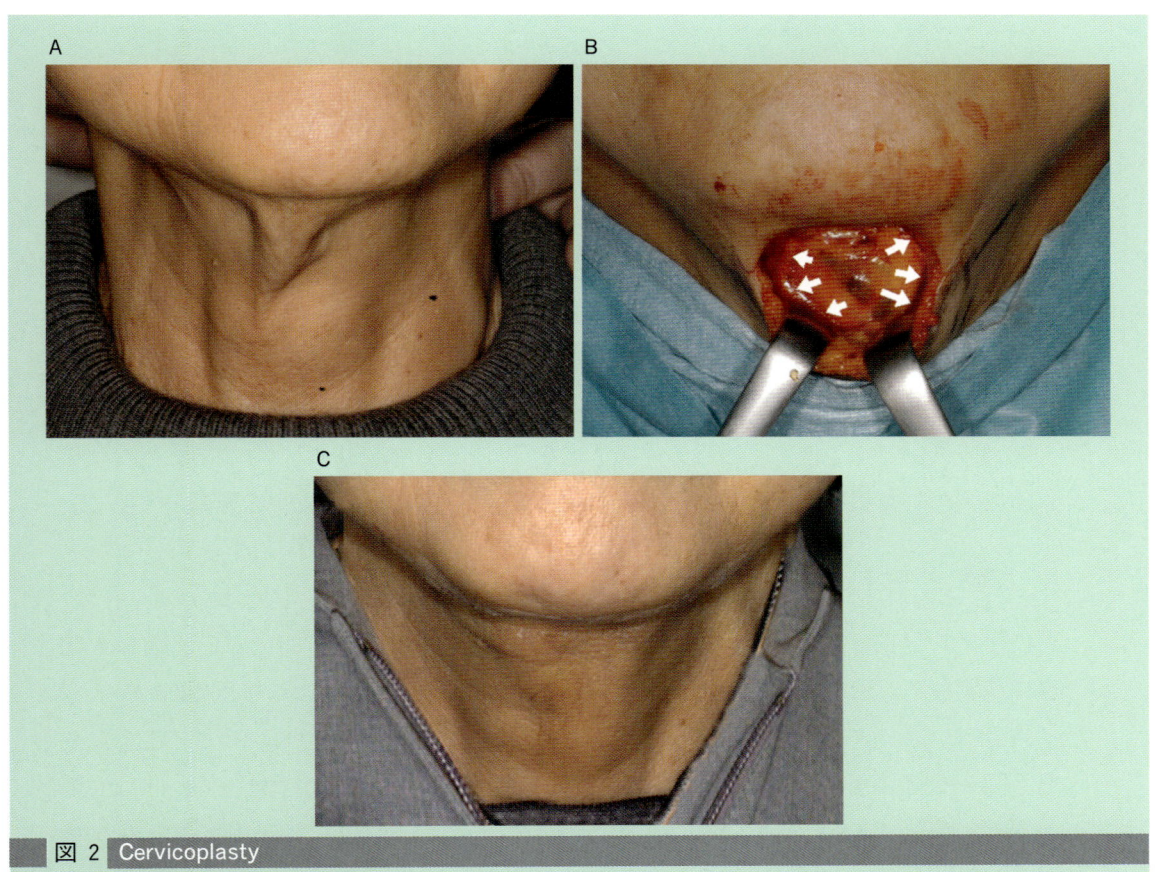

図 2 Cervicoplasty
A：広頸筋内側縁による索条ひだ
B：Cervicoplasty：頤頸部の皮膚切開から、広頸筋の表裏にある脂肪を適宜切除して、左右の広頸筋（白矢印）を縫合する。
C：術後

4．鼻唇溝、marionette line：脂肪注入、真皮脂肪移植。

以上のような局所の小さい手術を組み合わせて効果を上げる。

3．合併症

1．感染、血腫、傷あと、皮膚壊死、緊張による縫合不全、凸凹など一般的な手術に共通する合併症。
2．効果不十分または反対にひきつれ感、不自然なしわや表情、左右差。
3．耳垂下部での大耳介神経損傷によることが多い痛みや知覚麻痺。顔面神経麻痺（神経損傷は、もし起こっても、普通は一時的であることが多い）。

> ● **Attention** ● ● ●
>
> 　フェイスリフトやアンチエイジングの手術は、一度で済むものではなく、年々たるみが生じるために、一生涯に2～3回は手術をする可能性がある。したがって、将来の手術のことまで十分考慮した治療をするべきである。

4．頬・頸部の手術に支障をもたらす可能性のある外来手術

　フェイスリフトや上・下眼瞼の除皺術を希望する患者において、かつて受けた手術が治療に大きな支障を及ぼすことがある。よく遭遇する問題の代表例を列挙しておく。

❶ フェイスリフトの傷（図3）

　フェイスリフトの切開線の傷はほとんど目立たないように手術できる。図3-Aのように切開して、形成的な縫合を行えば傷あとはほとんどわからなくなる（図3-B）。フェイスリフトは、人にすぐわかるような傷あとを絶対残してはいけない手術である。もしも、図3-Cのような切開をされると、傷を目立たなくすることは難しく、もはや傷あとを隠すフェイスリフトはできなくなってしまう。フェイスリフトに限らず手術の傷というものは一度つくったら確実に残るものだけに、皮膚にメスを入れる場合は最大限の躊躇と細心の注意を払いたいものである。

❷ 下眼窩脂肪の脱脂術

　経結膜法や下眼瞼除皺術に併用する脱脂術は簡単に下眼瞼の膨らみを治すことができるため汎用されている。しかし、高齢になるほど眼窩下溝のくぼみをかえって深くし、老化顔貌を強調することもあるという視点から、眼窩脂肪を温存してこれを眼窩下溝を浅くすることに利用するorbital fat preservation法下眼瞼除皺術（Hamra法[2]、Goldberg法[3]など）が報告されている。これまでの術式では改善しにくかったtear trough部（下眼瞼内眥部から頬部に向かう溝）の改善もできる極めてよい方法であるため、筆者は下眼瞼除皺術には主にこの方法を好んで採用している。しかし、既に脱脂術の既往があって眼窩脂肪が十分残っていないと、この術式を適応することができなくなるため個人的には残念に思うことがある。

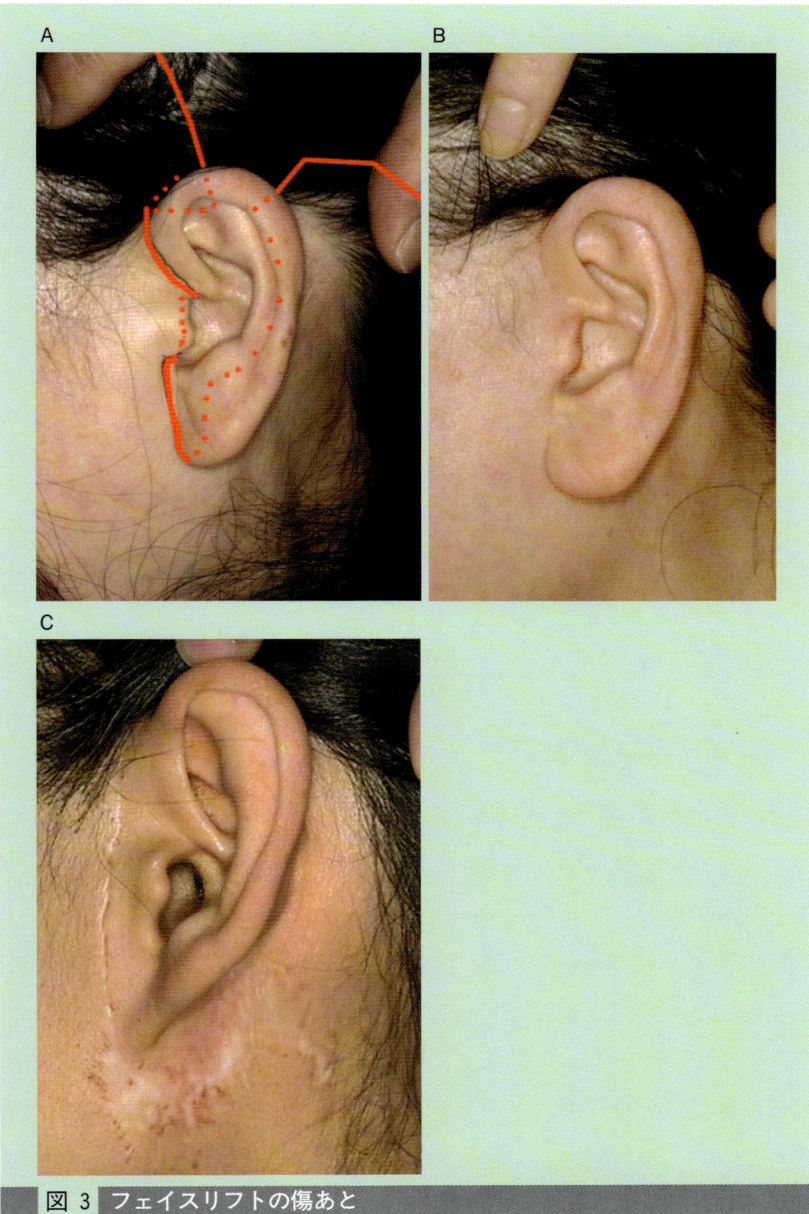

図 3 フェイスリフトの傷あと
A：筆者が行っているフェイスリフト術前のデザイン
B：術後、傷はほとんどわからなくなる。
C：他院で手術した傷、このような傷を残すフェイスリフトは絶対にしてはいけない。

❸ buccal fat-pad の脱脂術

口腔内から頰粘膜に 6〜7 mm の切開をするだけで、buccal fat-pad の脱脂が極めて容易にできるが、この手術の術後、特に 60 歳以上になると、頰部に鼻唇溝に平行する細かいしわや、鼻唇溝から続く髭状のしわが多発するようになり、極めて老化の進んだ顔貌になる。このようなしわができるとフェイスリフトでもしわは伸ばしきれず、対策に苦慮することになる。buccal fat-pad は鼻唇溝の外側部のしわを強力に防止する役割を果たしているので、不必要な脱脂は避けるべきである。

❹ ゴアテックス挿入

ゴアテックスチューブの挿入による鼻唇溝の治療は簡単であるため、外来手術としてはやりやすいが、皮下に入れたのではほとんど効果がなく、真皮内に入れたのでは数年経過すると拘縮による不自然な線やデコボコが生じる傾向がある。この変形はフェイスリフトでも治らず、瘢痕化しているためコラーゲンなどでも修正が難しいことがあり、治療に難渋する。

❺ 頰・頸部脂肪吸引

小顔にする目的や、顎のラインをシャープにみせる目的で、jowl に沿った顎部から頸部にかけての脂肪吸引が行われる。そのような既往のある患者にフェイスリフトをすると、顎下腺付近にある皮膚が 1.5〜2 cm 上方にもち上がってくるので、吸引による凹凸やラインが頰部に引き上げられて目立つようになる。安易な脂肪吸引は後年のフェイスリフトの際に支障が生じることがあるのでくれぐれも注意したい。また、頰顎部の脂肪を吸引すると、その上にのっている頰頂部の malar fat-pad が下垂して、かえって老化したり、疲れてみえるようになってしまう。この悩みの相談で来院する若者は実に多い。頰頂部はある程度隆起していると若々しくみえるが、扁平化すると疲れてみえたり、老化してみえるためである。

❻ retaining ligaments

顔の皮膚と SMAS は、垂れ下がらないように retaining ligaments という数多くの靭帯で、骨や筋膜に強固に固定されている。この靭帯をフェイスリフトの際に切り離す必要があることが提唱され[1]、また、固定源として使用する方法が報告されている[1]。筆者らもフェイスリフトでは、この靭帯を固定源として使っているが、フェイスリフトのときに SMAS 下を剝離すると、当然この靭帯は切断される。retaining ligamentsは一度切断されると、ゴム様に縮んで識別不能になってしまうので、次回の手術ではもはや使用することができなくなる。特にparotid ligaments、masseteric ligamentsなど、耳前部から4～5cm以内にある靱帯は強靱なため、将来フェイスリフトでこの部分の靱帯を使用できなくなることは大きな損失となる。切離した靱帯は可及的に再吻合して固定源として使用し、将来再利用できるようにしておいて頂きたい。

●●●おわりに

外来でできる程度の頬・頸部リフトでは、頸部はcervicoplastyに皮膚だけのリフトまたはplatysmaと皮膚だけのリフトを併用しても良好な改善が期待できるが、頬部および鼻唇溝、marionette lineなどに対しては効果が不十分な手術になりやすいので、術後期待できる効果については正確にインフォームド・コンセントを行ったうえで手術をすることが重要である。脂肪注入などを併用することによってより満足度の高い結果が期待できる。

（宇津木龍一）

◆文　献

1) Ozedemir R, Kilinc H, Unlu E, et al：Anatomicohistologic study of the retaining ligaments of the face and use in face lift；Retaining ligament correction and SMAS plication. Plast Reconstr Surg 110：1134, 2002.
2) Hamra S：Repositioning the orbicularis oculi muscle in the composite rhytidectomy. Plast Reconstr Surg 90：14, 1992.
3) Goldberg R：Transconjunctival orbitak fat repositioning；Transportion of qrbital fat pedicles into a subperiosteal pocket. Plast Reconstr Surg 105：743, 2000.
4) Gradinger P：Anterior cervicoplasty in the male patient. Plast Reconstr Surg 106：1146, 2000.

5 下眼瞼形成術

●●● はじめに

　顔面の年齢による変化はまず眼瞼周囲に現れ、しわ、たるみ、膨らみ、くま、などと表現されるさまざまな症状が現れる。治療には、保湿・遮光を基本としたスキンケアからヒアルロン酸・コラーゲンなどの注入、ボトックス® による治療、ケミカルピーリング、レーザー治療、手術などがあり選択肢が最も多い部位の1つである。

　下眼瞼の手術治療として最もよく行われるのは、皮膚の弛緩によるしわとたるみの改善目的の除皺術、すなわち皮膚切除および眼輪筋のplicationである。眼窩脂肪の圧出によってできる下眼瞼の膨らみ（baggy deformity）を伴う場合には眼窩脂肪の切除や移動（Hamra法）を行い、眼窩脂肪切除のみであれば経結膜的アプローチが有用である。

　ここでは、下眼瞼形成術のうち、経皮的アプローチで除皺と眼窩脂肪切除を併せて行う方法と経結膜的アプローチで眼窩脂肪切除のみを行う方法について述べる。経皮による下眼瞼形成はさまざまな術式が報告されているが、術式別の評価・詳細は他著に譲り筆者の方法を示すにとどめる。後者では炭酸ガスレーザー（CO_2レーザー）を用いた経結膜的下眼窩脂肪摘出術について詳述・供覧する。

1　経皮的下眼瞼形成術（除皺術）

1．適応

　下眼瞼皮膚の弛緩と眼窩脂肪の前方突出による下眼瞼のしわ・膨らみ（baggy eyelid）に対して、余剰皮膚の切除と眼輪筋のplicationおよび眼窩脂肪の減量を行う。

2．手術の実際

①術前に座位で膨らんでいるところ、切除すべき脂肪の部位をマーキングする。内側、中央および外側に分けてマーキングするとよい。皮膚切開のデザインは臥位で消毒後に行う（図1）。

②麻酔は、エピネフリン含有1％キシロカイン® の局所浸潤麻酔を皮膚側より行い、適宜眼窩下神経ブロックを併用する。

③皮膚切開は睫毛直下で行うが、瞼裂部では皮膚のみの切開にとどめ外側では皮下を含めて切開する。続いて、瞼裂部では眼輪筋を瞼板側に残し薄い皮膚のみを挙上し、外側では皮下脂肪を含めて皮膚を剥離挙上する。瞼板部より尾側では眼輪筋も薄くなり皮膚との剥離は困難となる。この部では剥離の層を眼輪筋下眼窩隔膜上とし、下眼瞼皮膚に眼輪筋をつけて挙上し、眼窩隔膜を露出する（図2）。

④眼窩脂肪へのアプローチは、眼窩隔膜より脂肪を透見して確認した後に隔膜を切開し、中央、内側、外側の脂肪塊からそれぞれ必要量を切除する（図3）。止血はバイポーラーで丁寧に行う。

● *One point Advice 1* ● ● ●
　内側脂肪塊の血管束は太く術後出血の原因となるため、血管束を温存しながら脂肪のみを切除するようにした方が術後出血が少ない。

⑤眼輪筋のplicationは、外眼角部で下眼瞼皮膚と一緒に挙上した眼輪筋を5-0ナイロン糸で頭側に牽引固定する。

⑥余剰皮膚の切除は、過剰切除による眼瞼外反を生じないよう慎重にデザインする。口を開け（開口）、目を上目使い（上方視）の状態で皮膚に無理な緊張がかからないよう皮膚切除量をデザインする（図4）。外眼角部で余剰皮膚に縦切開を行いこの部を仮固定した後に皮膚切除を行う。

⑦皮膚縫合は7-0ナイロン糸で外側は密に瞼裂部は疎に行い、多少の出血は創縁よりドレナージされるようにする。

本法による手術前後の所見を図5に示す。

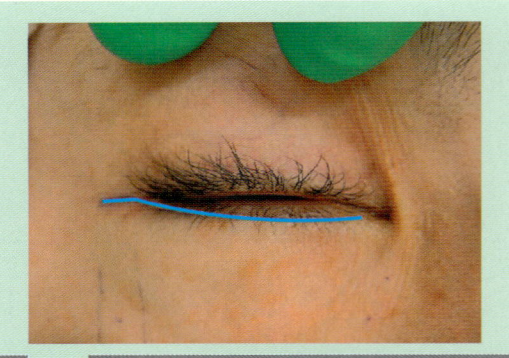

図1 皮膚切開デザイン
睫毛直下にデザインする。

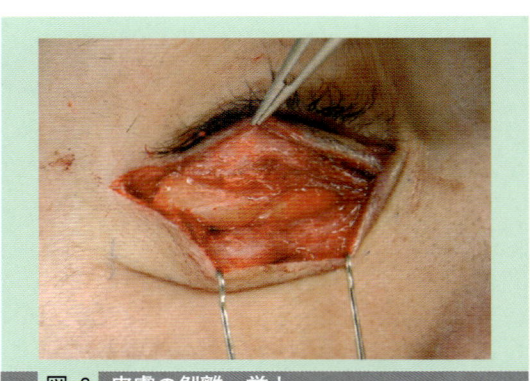

図2 皮膚の剝離・挙上
下眼瞼皮膚の挙上は、瞼板部では眼輪筋を瞼板側に残し、これより尾側では皮膚側に眼輪筋を付着させ挙上させる。これにより同部では眼窩隔膜が露出し、眼窩脂肪が透見される。

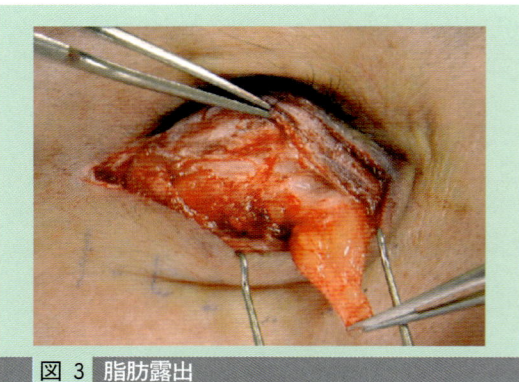

図3 脂肪露出
眼窩隔膜を切開し、眼窩脂肪を露出したところ。

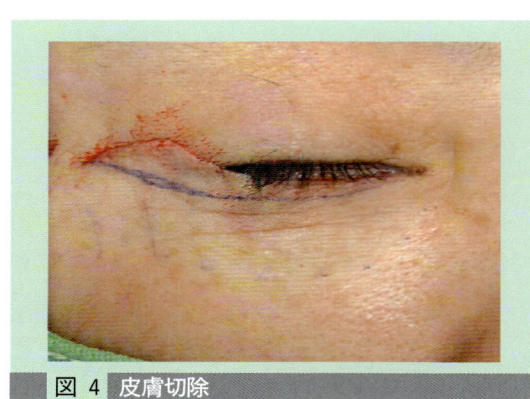

図4 皮膚切除
外眼角で眼輪筋縫縮後、開口・上方視の状態で皮膚切除のデザインをする。

3. 合併症

　術後の血腫および縫合創の瘢痕、皮膚切除後の過緊張による下眼瞼外反については、その病態と処置法を熟知しておく必要がある。血腫予防は術中の止血を念入りに行うことに尽きる。眼窩内の血腫予防には内側脂肪塊の血管処理が肝要である。眼瞼外反も術中の皮膚切除量に十分留意する以外にない。いったん生じた眼瞼外反は植皮あるいは皮弁による再手術でしか改善の方法はない。

Ⅵ 若返り手術

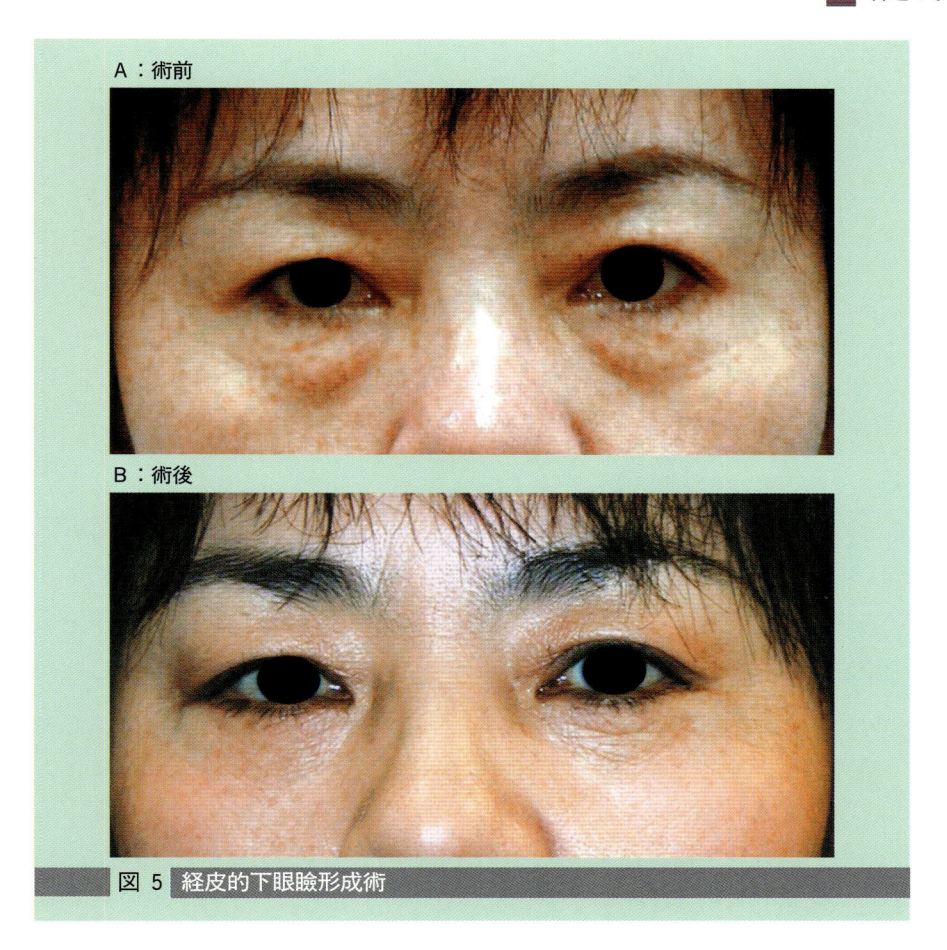

図5 経皮的下眼瞼形成術
A：術前
B：術後

2 経結膜的下眼窩脂肪摘出術

1．適応

　皮膚余剰の少ないbaggy eyelidに眼窩脂肪切除のみ行う場合によい適応となる。また、皮膚に瘢痕を残したくない若年者や男性にも有用である。

2．手術の実際

① CO_2レーザーの準備：CO_2レーザーの設定は、連続波（continuous wave）

5Wを基本とし、フォーカス径はなるべく小さいもの(0.2mm程度)が望ましい。

> ● **One point Advice 2** ● ● ●
> 　実際には、結膜切開の際、char free の short pulse mode を用いた方が組織の熱収縮が少なく、結膜下腱膜組織切開時にも層を認識しやすい。筆者は ultrapulse mode 5W 250mJ(Coherent社)や superpulse mode 5W(NIDEK社、SHARPLAN社など)を用いることが多い。止血は defocus で(フォーカスを絞らずに)行うが、レーザーと別にバイポーラーも用意し十分な止血処置を行う。

②術前に座位で切除すべき部位(膨らんでいるところ)をマーキングする。脂肪塊を内側、中央および外側に分けてマーキングするとよい。
③麻酔は、ベノキシール®による点眼麻酔およびエピネフリン含有1%キシロカイン®の浸潤麻酔を瞼結膜側に行う。

> ● **One point Advice 3** ● ● ●
> 　筆者は切開部結膜下にエピネフリン含有1%キシロカイン® 片側1.5mlずつ局注している。注射針は26Gを用い外側から内側に向けて結膜および直下に刺入する。内側の脂肪塊は血管束が発達しており、麻酔針により出血させるとその後の操作が行いにくくなるため注意を要する。

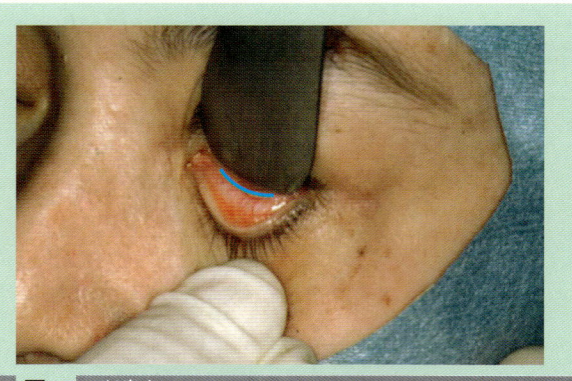

④結膜切開は瞼結膜最下端より数mm瞼板側で横方向に10mm程度行う(図6)。結膜切開を行う前にあらかじめ同部の細血管をdefocusで焼灼しておくとよい。結膜切開の際は、患者に眼球を上転するよう指示すると瞼結膜が隆起突出するため操作が行いやすくなる。

図6　デザイン
瞼結膜最下端より数mm瞼板側で横切開をデザインする。

● Attention 1 ● ● ●

　瞼結膜は助手に下眼瞼皮膚を尾側に牽引させることで露出させ、筆者はデマル鉤などは用いない。デマル鉤を用いるときは、皮膚が結膜下に反転せぬよう注意が必要である。結膜裏側に皮膚が入り込むと、レーザー照射により皮膚側に穿孔する危惧がある。

　⑤眼窩脂肪へのアプローチは、結膜切開後そのまま、capsulopalpebral fasciaを破って直接眼窩脂肪に至る方法①と、いったん眼窩隔膜と眼輪筋の間を剥離し、眼窩下縁部より脂肪を露出する方法②がある（図7：アプローチ①、アプローチ②）。前者は脂肪量の多い患者でオリエンテーションを十分把握できている場合には容易であるが、血腫を形成したりいったんオリエンテーションがつかなくなると外眼筋損傷などの心配がある。前面からのアプローチ②は経皮法に準じたオリエンテーションが得られるので経皮法に慣れた術者には後者が望ましい。

● One point Advice 4 ● ● ●

　アプローチ②で眼窩隔膜前面を眼窩下縁まで剥離する際は、綿棒などを用いて鈍的に行うと出血もなく容易に行え、またオリエンテーションもつきやすい。

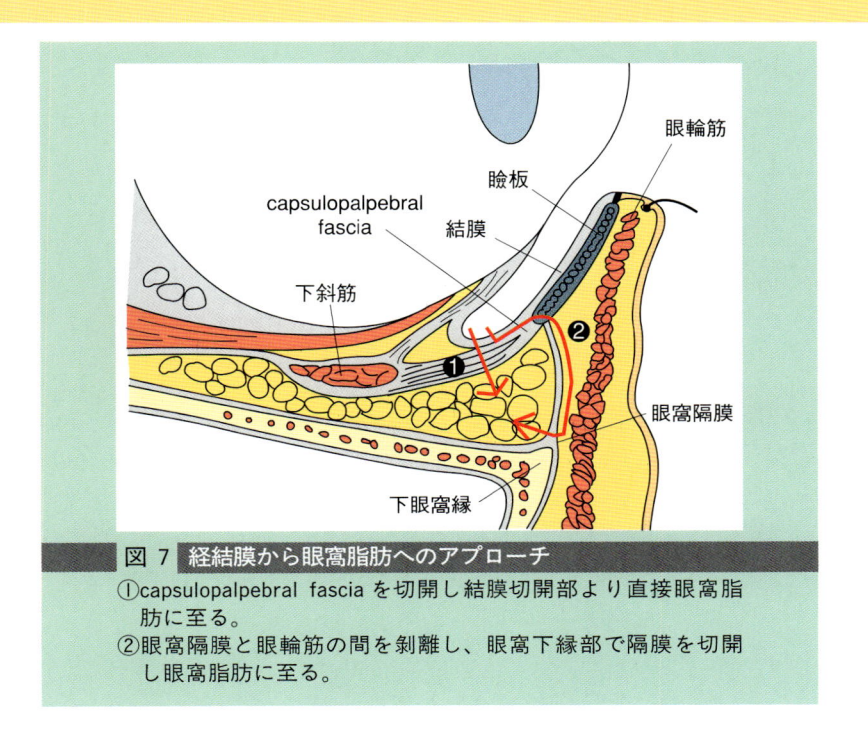

図7　経結膜から眼窩脂肪へのアプローチ
①capsulopalpebral fasciaを切開し結膜切開部より直接眼窩脂肪に至る。
②眼窩隔膜と眼輪筋の間を剥離し、眼窩下縁部で隔膜を切開し眼窩脂肪に至る。

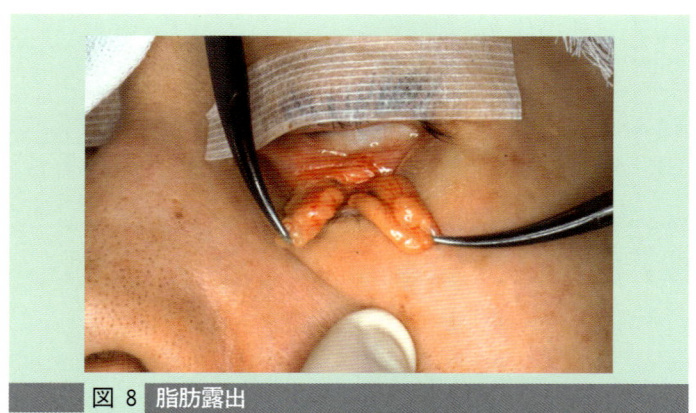

図 8 脂肪露出
眼窩隔膜を切開し、眼窩脂肪を露出したところ。

⑥眼窩隔膜の切開により眼窩脂肪が露出するので、必要量を適宜切除する(図 8)。脂肪周囲の血管束は可及的にバイポーラーで止血した後にレーザーで切離する。特に内側の脂肪周囲の血管束は径約 1 mm ほどで太くかつ脆い。術後血腫の原因となるため留意が必要である(One point Advice 1)。

⑦閉創のための結膜縫合は通常行わず、有鉤摂子で創縁結膜を寄せるのみとしている。

本法による手術前後の所見を図 9 に示す。

● One point Advice 5 ● ● ●

結膜側の小切開から内側、中央、外側の脂肪塊のオリエンテーションをつけるのは困難であるが、目安として色調が白っぽく、太い血管束を認めたら内側の脂肪塊である。また、内側の脂肪塊は牽引により上眼瞼の痛みを訴えるので鑑別に有用である。

● Attention 2 ● ● ●

眼窩脂肪切除は左右の対称性に留意する。切除量は経皮的アプローチの際の経験をもとに行うが、筆者は軽く眼球を圧迫して露出する分を切除するようにしている。内側と中央はルーチンに切除するが、外側は症例に応じて適宜切除している。

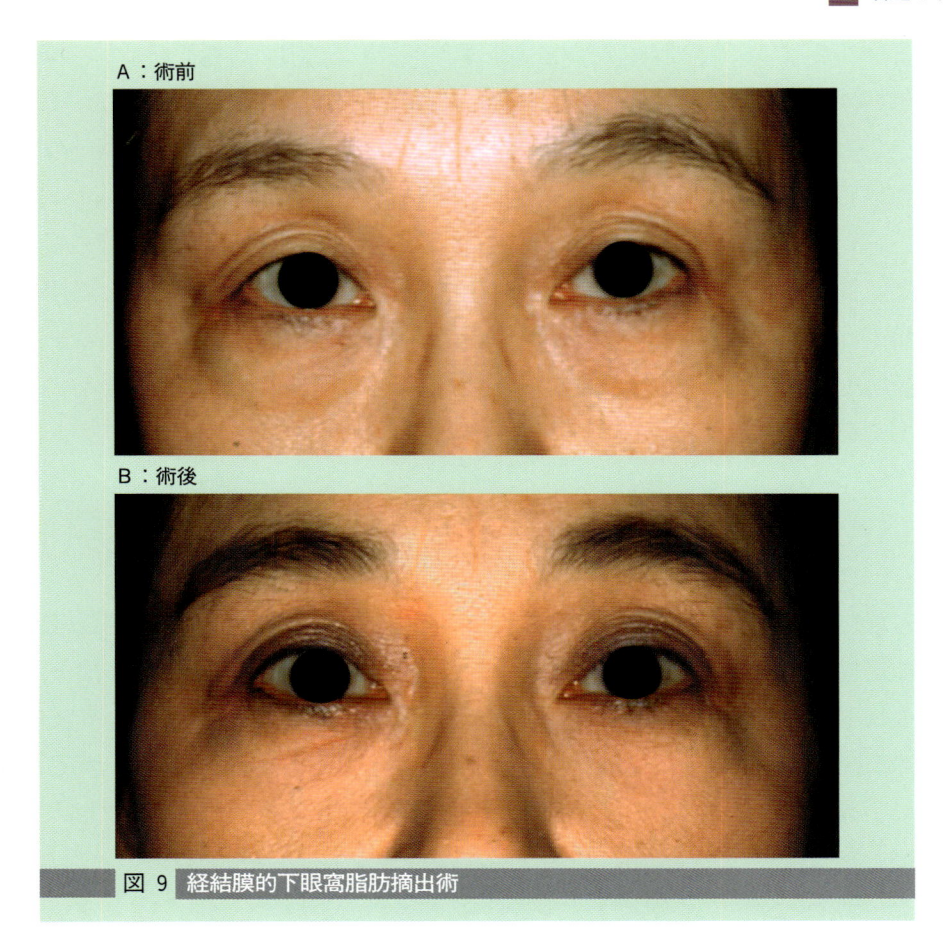

図 9　経結膜的下眼窩脂肪摘出術
A：術前
B：術後

3．合併症

　本法による危険な合併症はほとんどないが、主要な合併症は経験 100 例以下の術者で起こすとの報告があり、経験の浅いうちは慎重に手技を進めるべきと思われる。特にレーザー使用に関するトラブルは少なくなく誤照射には特に注意を要する。皮膚穿孔、外眼筋照射などがあり得、後者では眼球運動障害などを生じ得る。また、高齢者では多少の術後出血は必発と考え、あらかじめ内出血・血腫の説明も行っておく必要がある。

4．CO_2 レーザーを用いる利点

　結膜切開に CO_2 レーザーを用いる利点は 3 つある。
　①非接触切開であること。結膜は支持性がなく通常のメスでの切開が難しい。これを

克服するために高周波メス（サージトロン®）などが用いられているが、レーザーは非接触切開であり意図通りの粘膜切開をより容易に行うことができる。
　②出血が少ないこと。結膜切開に際し出血がほとんどないため、良好な術野の展開が可能である。
　③術者の技量に応じた設定が可能であること。当初は連続波のみでも手術は可能である。慣れるに従い、short pulse mode や ultrapulse mode を用いることでより fine な手術が可能となる。一方、留意することとしてフットスイッチ誤操作による誤照射、一点に照射し続けると想像以上に深部まで穿孔照射してしまうことを留意しておく必要がある。

5．経結膜的アプローチの利点と適応

　経結膜的アプローチによる眼窩脂肪摘出術は古くからある術式ではあるが、近年その有用性が見直されてきた。CO_2レーザーの導入が進んだこと、レーザーリサーフェイシング（laser resurfacing）やケミカルピーリングの普及に伴って皮膚切開せずに眼窩脂肪を切除する必要が出てきたこと、などがその要因である。利点としては、皮膚に手術瘢痕を残さないことが最大の利点であり、若年者、男性での受け入れはさらに良好である。

3　Baggy eyelid の発症原因

　下眼瞼 baggy eyelid の生じる機序は、加齢により眼窩内に眼球を支持する線維（lockwood suspensory ligament）が弛緩し、眼球下垂による眼窩下方の脂肪圧が高まることで、前方に突出することによる。下眼瞼皮膚・眼輪筋・眼窩隔膜などの弛緩による支持力の低下も眼窩脂肪の前方突出の要因となる。このようにして生じる下眼瞼の膨らみは baggy deformity あるいは puffy deformity と呼ばれる。また、眼窩下縁に沿った軟部組織の扁平化が、下眼瞼部の膨らみを強調する要因になっているものもある。頬部皮膚のたるみ（下垂）によって、眼窩下縁部皮膚が尾側に牽引され、相対的に眼窩下縁部が陥凹するからである。一方、若年者にみられるいわゆるなみだ袋は眼輪筋の発達によるもので脂肪の突出によるものとは異なるので患者の訴えに対しての留意が必要である。

●●● **おわりに**

　経結膜的下眼窩脂肪摘出による下眼瞼 baggy eyelid の改善は想像以上に患者の満足度が高い治療である。手術瘢痕を残さない利点から患者の受け入れも良好で、術後不定愁訴もほとんど経験しない。皮膚切除を伴う下眼瞼形成術に比較し、手術時間も短く術後社会復帰への日数も短い。レーザーリサーフェイシングが普及している諸国では下眼瞼形成の半数以上が経結膜的手技で行われていることを示す報告もあるが、本邦ではいまだ認知度は低い。CO_2レーザーやエルビウム・ヤグレーザー（Er：YAG レーザー）によるレーザーリサーフェイシングの代わりに、IPL®（Intense pulsed light®）タイプのパルスライト、NLite™、Therma Cool TC™システムなどの non-ablative skin rejuvenation やケミカルピーリングが普及しつつある現在、まずは、眼窩脂肪の減量のみ試み、皮膚の引き締めについては後療法で対処する方法も選択肢の1つとして考慮したい。

　　　　　　　　　　　　　　　　　　　　　　　　　　　　　（緒方寿夫）

6 脂肪吸引術

はじめに

　日本も飽食の時代に突入し、日々の生活形態が不規則になる中、痩身に対する興味はかなりの勢いで伸びている。その証拠にエステティックサロンの乱立、薬局、インターネットを通じてのダイエット食品、薬の販売などが社会現象となっている。それと同時に薬の副作用による肝機能障害での死亡例も発生し社会問題となった。

　しかし、人々の痩せたい、少しでも細く見せたいという欲求は尽きることはない。それ故外来診療の場では、運動や食事バランスを考えたカロリーコントロールでの痩身努力をすることなく、安易に脂肪吸引術で細くなりたいと訴える人が増えている。最近、脂肪吸引術による死亡事故も発生したが、このような現状で、いかに安全かつ効果的に脂肪吸引を行っていくかということが、今われわれに課せられている課題だと考える。ここでは、従来からの脂肪吸引をいかに行うべきかについて述べる。

1 歴史（表1）

　脂肪吸引自体の歴史は比較的浅い。最初は今のような吸引管で脂肪を吸い出すものではなく、婦人科で使用するキュレットを使用して大腿の脂肪を掻き出そうとした。

　その後、さまざまな手技の工夫がなされ、現在のカニューラによる脂肪吸引と wet-method（ウェット・メソッド）と呼ばれる皮下脂肪内に溶液を注入して脂肪を軟らかくし、吸引を容易にする手術手技を確立したのがフランスの Illouz（イルーズ）である[1-3]。

　その後、カニューラの形や注入する溶液内容の開発、さらには電動カニューラ、体内式超音波吸引器、体外式超音波装置などの手術器械自体の開発がなされ現在に至っている[4-9]。

　しかし、多くのクリニックでは、機器の使いやすさ、価格、手術時間の問題から、従来の電動式の吸引ポンプとカニューラを用いて脂肪吸引が行われているのが現状である。

表 1 脂肪吸引術の歴史

1. curettage 法
   1921 年；Dujarrier（フランス）：小切開より婦人科で使用するキュレットを使用し、有名ダンサーの大腿の手術を行ったが、大出血を起こして、脚を切断することとなった。
2. suction 法
   A．curettage ＋ suction 法
   1972 年；Shrudde（旧西ドイツ）：婦人科のキュレットに電動吸引をプラスした術式を開発した。
   1976 年；Kesselring & Meyer（スイス）：扁平で先の尖った独自の吸引カニューラを作製した。
   B．cannula ＋ suction 法
   ・wet-method
   1980 年；Illouz（フランス）：皮下脂肪層に溶液を注入し、脂肪を軟らかくし、先が鈍なカニューラで脂肪吸引を行った。
   ・dry-method
   1982 年；Fournier & Otteni（フランス）
   C．tumescent 法
   1990 年；Klein（アメリカ）：希釈した 10 万倍エピネフリン含有 0.1％キシロカイン® を脂肪吸引部位に大量に注入した。
   D．superficial liposuction 法
   1992 年；Gasparotti（イタリア）：皮下脂肪の浅い層を脂肪吸引することによって、皮下の拘縮による張りを出そうとした。

2　手術適応と術前検査

1．適応

　基本的には全身性肥満の患者には、食事療法、薬物療法、エンダモロジー、EMSなどを組み合わせた痩身治療をまず行う。脂肪吸引は、局所の脂肪のみを気にしている患者に行うべきであり、全身の脂肪吸引を希望している患者には行うべきではない。理想的には標準体重か少しそれを上回る患者が、脂肪吸引術のよい適応である。ただ、最終的には皮膚をつまんで皮下脂肪の厚みを測る Pinch test（表 2）や皮膚の弾力性を参考にして、手術の適否を決定する。特に皮膚の弾力性が低下している場合には、術後にたるみやしわ、凹凸変形などをきたすことがあるために注意が必要である。また、腹腔内脂肪や筋肉量が原因の患者ではよい結果は得られない。

● **Attention 1** ● ● ●
　脂肪吸引術は皮膚切開の大きさに比べて、皮下での手術侵襲が大きいため、糖尿病患者、ステロイド服用者、貧血患者、出血傾向のある患者、ヘビースモーカーでは細心の注意が必要である。

表 2	皮下脂肪の Pinch test
上腕	3 cm 以上
腹部	4 cm 以上
大腿部	3 cm 以上
下腿部	ふくらはぎで 2 cm 以上、足首で 1.5 cm 以上

表 3 術前検査
- 血液型
- 貧血検査(ヘモグロビン、ヘマトクリット)
- 凝固機能検査
- 肝機能、腎機能などの血液生化学検査
- 空腹時血糖、HbA_{1c} などの糖尿病検査
- 感染症検査
- 心電図
- 胸部 X 線

2. 術前検査(表3)

術前検査として、ヘマトクリット値とヘモグロビン値の貧血検査は、手術適応を決めるあるいは実際の脂肪吸引量を決定するのに必須である。また、脂肪吸引に使用する麻酔方法によって術前検査も異なってくる[4)5)]。

3 インフォームド・コンセント

術前の状態から予測される治療効果の程度と限界についてきちんと説明し、患者に過大な期待をもたせないことが重要である。また手術によって、術中あるいは術後に起こり得る副作用や合併症についてきちんと説明をし、患者の理解と同意を得なければならない。

1. 副作用(表4)

患者は広告などに惑わされ、脂肪吸引の術後はすぐに細くきれいになるものと思っていることが多い。このため以下の内容についてはきちんと説明をしておく必要がある。

表 4 副作用
- a. 貧血
- b. 痛み
- c. 腫れ
- d. 内出血
- e. 皮下の硬さ
- f. 知覚鈍麻

a. 貧血

多量に脂肪吸引を行った場合や術前に若干の貧血状態にあった患者では、それがひどくなることがある。このため、患者の希望を鵜呑みにした多量脂肪吸引は行わず、部位別に分けて、期間を3ヵ月以上空けて順次手術を行っていくこと

が重要である。術前に貧血状態となっている患者は2週間以上前より、鉄剤の内服などで改善を図っておく。

b．痛み

脂肪吸引術においては、どの部位でも痛みは必発である。特に大腿部、臀部、下腿部の脂肪吸引を行った場合にはかなりの痛みが起こる。腹部も筋肉上の脂肪吸引を行うため、人によっては筋肉痛よりも強い痛みを感じることがある。この痛みは術後2日間が最も強く、3日目より弱まり、通常1～2週間程度で軽快する。

c．腫れ

他の手術と同様、術後2、3日目がむくみのために腫れが最も強くなる。これは、3日目の夜より引き始め、大まかな腫れが引くまでに2週間程度かかる。また患者が細くなった印象を受けるまでには1ヵ月程度かかると説明しておいた方が無難である。

d．内出血

部位によってその出方は違ってくる。また重力によって内出血は脂肪吸引部位の下方に出る傾向がある。最も内出血が出やすい部位は経験上下腿であり、特に足首から足背にかけては強く出る。

一方、脂肪吸引を行った範囲を越えて内出血がみられることもあるため、患者が慌てないように説明をしておくことも大切である。

e．皮下の硬さ

脂肪吸引術後2週間目頃より、手術を行った範囲全体が皮下瘢痕のために硬くなる。このためラインが硬くみえたり、患者はつっぱりを感じるが、この症状は術後1ヵ月目が最も強く、3～6ヵ月程度で軽快する。程度が強い場合には吸引部位のマッサージなども考慮する。

f．知覚鈍麻

皮下の細い神経が損傷されるために、術後一時的に皮膚の知覚が鈍くなる。これらは術後3～6ヵ月程度で回復する。

2．合併症(表5)

脂肪吸引術は、皮膚の傷が小さいのに比べ、皮下での操作はかなり広範囲なため、起こり得る合併症も重要な問題となることがある。

a．出血性ショック

術中は吸引物の色から大まかな出血量を推測し、必要があれば、術中、術後にヘマトクリット、ヘモグロビン値の測定を行い、慎重に経過観察を行う。通常、手術の翌日に

は手術終了時よりもヘマトクリット値はさらに低下する。一般的に、若い女性に比べて、中高年の女性や男性では皮下脂肪が線維化しており硬いため、術中の出血が多くなる傾向がある。脂肪吸引術では、吸引脂肪量を目安にするのではなく、安全にきれいな形態を得ることを主眼にすることが大切である。

表5 合併症
- a．出血性ショック
- b．肺塞栓、脂肪塞栓
- c．腹壁穿孔
- d．皮膚面の凹凸変形
- e．血腫
- f．漿液腫(セローマ)
- g．感染

b．肺塞栓、脂肪塞栓

突然起こる胸痛と血痰がみられた場合には、肺塞栓が疑われる。これは、術後に静脈血が停滞することによって起こるもので、胸部のX線像では"snow storm様陰影"を認める。

幸いわれわれは遭遇したことはないが、予防のために、術後早期に離床させることが大切である。

c．腹壁穿孔

腹部の脂肪吸引術で最も気をつけなければならないのが、吸引カニューラやフェザーリングバーによる腹壁穿孔である。腹壁穿孔は腸間膜や肝損傷による腹腔内出血や腸管穿孔を起こす。腹腔内出血では血圧が低下し、腸管穿孔では、突然激しい腹痛を伴った腹膜刺激症状が出現する。

d．皮膚面の凹凸変形

まだらに脂肪吸引を行った場合に起こる結果であり、修復はなかなか困難である。そのため、溶液注入をまんべんなく行い皮下脂肪を軟らかくした後に、細いカニューラを用いて立体的かつ均一に脂肪吸引を行っていくことが重要である。また部位別に細かく区分けをして脂肪吸引を行っていくと、取りムラを減らすことができる。

e．血腫

筋肉から出る穿通枝などの深いところにある血管を傷つけた場合には、出血が多くなり血腫を形成することがある。必要があれば術中、術後に排出することや皮膚切開部にペンローズドレーンを留置することも考える。

f．漿液腫(セローマ)

深い部位の脂肪吸引を行った場合にできることがある。通常は自然に吸収されていくことが多いが、吸収されない場合は、穿刺・排液後圧迫する。

g．感染

清潔操作を行わないと、創部が閉鎖されているために、嫌気性菌による感染を引き起こすことがある。予防のために、手術範囲の入念な消毒と吸引カニューラなどの使用器具の洗浄と滅菌消毒を行うことが重要である。特に吸引カニューラが細い場合には中に

図1 頬の脂肪吸引部位

図2 下顎部の脂肪吸引部位

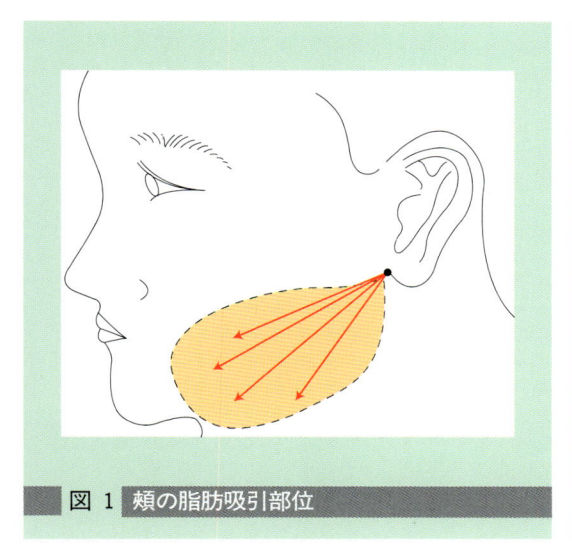

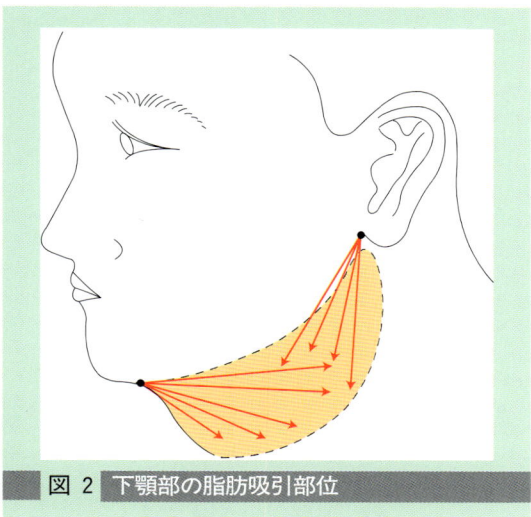

前回の手術での脂肪が残っていることがあるため、徹底した洗浄が必要である。

4 手術デザイン[4)5)10)11)]

　取りムラができないように、必ず立位にてデザインする。デザインは油性ペンで皮膚の上に直接行い、脂肪吸引をしっかり行う部位、ほどほどの部位、取り過ぎない部位などを分けて目印をつけておく。

❶ 顔面（頬）

　吸引し過ぎると老けた印象を与えるために注意が必要である。下顎のラインを挟むように楕円形のデザインを行う。皮膚切開は通常、耳垂下部に1〜2mm程度のものをおき、ここより扇状に脂肪吸引を行っていく（図1）。

❷ 顔面（下顎部）

　フェイスリフトに併用したり、頸部から顎にかけての引き締めに有効な脂肪吸引部位である。デザインは首を折り曲げたときに頸部にできるしわから下顎骨のラインに沿って、下顎角まで全体的に行う。皮膚切開は、下顎の正中部に1ヵ所と耳垂下部に1〜2mm程度のものをおく（図2）。

図3 上腕の脂肪吸引部位

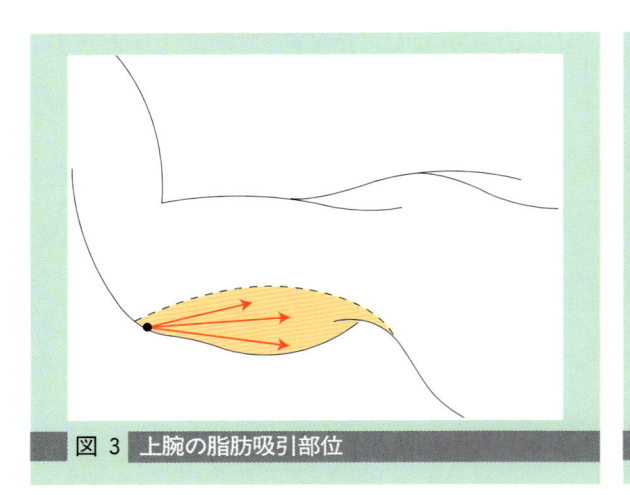

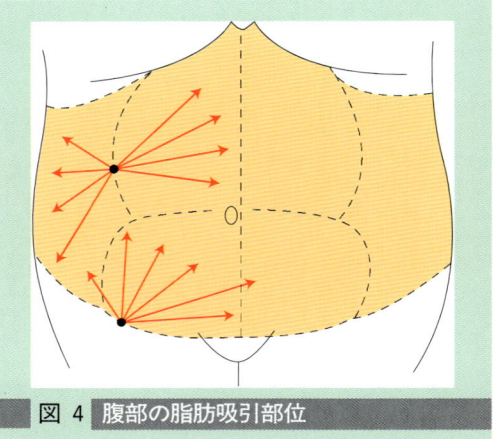

図4 腹部の脂肪吸引部位

❸ 上腕

　立位で肘を90度に曲げた状態で、上腕二頭筋の内側縁および外側縁に相当する範囲、すなわち上腕三頭筋上の上腕後面の脂肪を吸引できるようにデザインを行う。皮膚切開は3mm程度のものを肘関節の上腕側に1ヵ所おくが、必要があれば腋窩部に近いところにもおく(図3)。

> ● **Attention 2** ● ● ●
> 　中央部を取り過ぎないようにデザインをしておく。

❹ 腹部

　立位で皮下脂肪をつまんで脂肪量を量りながら吸引部位を決定する。デザインは上腹部、下腹部、側腹部の3ヵ所にまず分け、上腹部、下腹部をさらに左右に分ける。脂肪吸引をまんべんなく行うために等高線を描くことも有効である。われわれは皮膚切開は下腹部に2ヵ所、上腹部に2ヵ所おくが、上腹部2ヵ所の代わりに、臍部におくこともある。皮膚切開は3～4mm程度である(図4)。

> ● **One point Advice 1** ● ● ●
> 　①上腹部、下腹部、側腹部の3ヵ所に分ける。
> 　②さらに左右で2つに分ける。
> 　③必要に応じて等高線を描いておく。

❺ 腰部

立位で臀部上部から背部をつまんでウエストラインが出るようにデザインを行う。皮膚切開は通常背部に左右2ヵ所おく。症例によっては、臀部正中に1ヵ所とすることもあるが、2ヵ所の方がまんべんなく脂肪吸引できる(図5)。

❻ 大腿部

大腿は臀部下部、大腿外側部、後面、内側、前面に分けてデザインを行う。全周の脂肪吸引を一度に行うとリンパの流れが遮断され、術後、下腿のひどいむくみや脂肪吸引量に比べて細くならない現象が起こるため、2回に分けて手術を行った方が無難である。また、全体に行う場合は、全周の75%程度までにとどめておいた方がよい。皮膚切開は予定される脂肪吸引部位がまんべんなく吸引できるように、必要箇所に数ヵ所おく(図6)[12]。

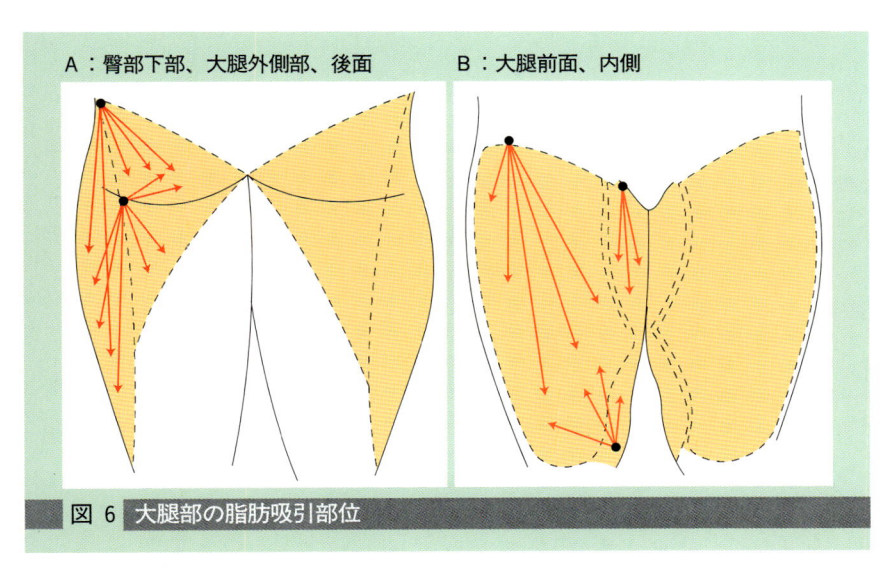

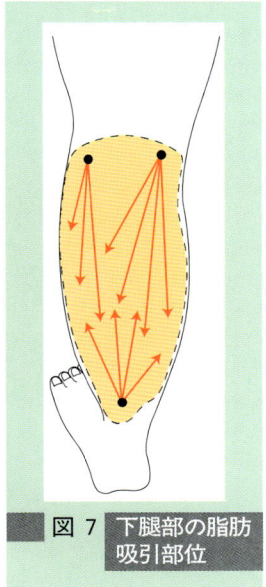

図5 腰部の脂肪吸引部位

A：臀部下部、大腿外側部、後面
B：大腿前面、内側

図6 大腿部の脂肪吸引部位

図7 下腿部の脂肪吸引部位

❼ 下腿部

立位で、腓腹筋の外側縁と内側縁をまず見つけ、これより後面にデザインを行う。通常、皮膚切開はふくらはぎの内外側に1ヵ所ずつとアキレス腱上に1ヵ所で十分である。ふくらはぎの中央部におく報告もあるが、皮膚切開部に陥凹変形がみられることがあるため筆者はおかない（図7）。

5 麻酔方法

脂肪吸引に使用する麻酔方法は以下のように部位によって変えている。

❶ 顔面（頬、下顎部）

基本的に局所麻酔で手術を行う。但し、患者によっては静脈麻酔を併用する。局所麻酔は、皮膚切開部に1％リドカインを浸潤させた後、50万倍に希釈したエピネフリン含有0.2％リドカイン溶液を吸引予定部位の皮下脂肪内に、カニューラで均一に浸潤させる。注入量は吸引予定量よりも多めにし、組織を膨張させる。

❷ 上腕

基本的に局所麻酔で行う。患者によっては静脈麻酔を併用することがある。脂肪吸引部位をアイスパックで冷却し、皮膚の知覚を鈍麻させた後、皮膚切開部に1％リドカインを浸潤させ、皮膚切開部より50万倍に希釈したエピネフリン含有0.1％リドカイン溶液を予定脂肪吸引部位全体より少し広めにまんべんなく注入する。

❸ 腹部、腰部、大腿部、下腿部

硬膜外麻酔を用いて手術を行う。さらにエピネフリン含有0.1％リドカイン溶液を吸引予定部位にまんべんなく吸引カニューラで浸潤させる。全身麻酔で行うことや硬膜外麻酔に静脈麻酔を併用することもある。

> ● *Attention 3* ● ● ●
> 麻酔溶液の注入による血中の麻酔濃度は5〜6時間後に最高濃度になることを知っておく。

6 手術手技

1．手術機器

　吸引ポンプは脂肪吸引専用に市販されているものを用いる(図8)。吸引カニューラは1.4〜4 mmのものを部位によって使い分ける(表6)。筆者は4 mmよりも太いカニューラは脂肪を取り過ぎることがあるため使用しない。カニューラ先端の開口部の数も1穴、2穴、3穴を使い分けている。通常は太いもの、開口部の数の多いものから順番に使用し、脂肪層が浅くなるに従って、細く、開口部の数が少ないカニューラに換えていく(図9)。

表 6　使用する吸引カニューラの太さ

部位	太さ
腹　部	2〜4 mm
大腿部	2〜3 mm
下腿部	2〜2.5 mm
上　腕	2〜2.5 mm
顔　面	1.4〜2 mm

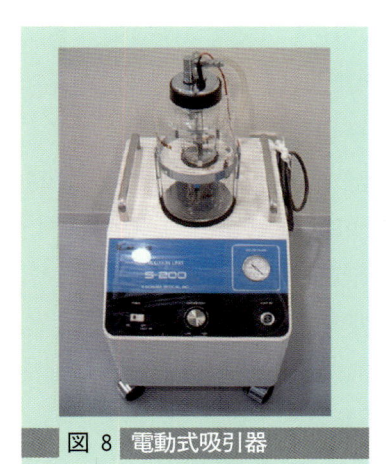

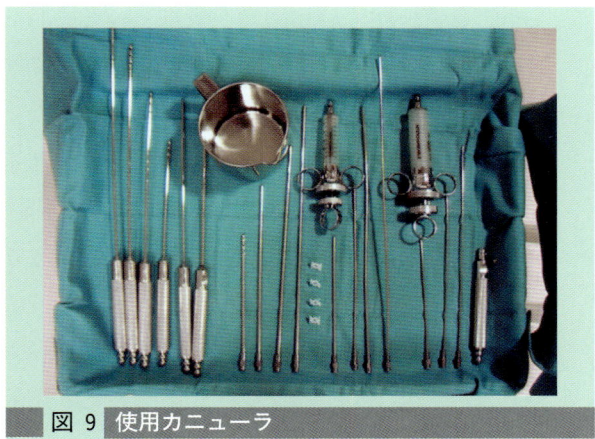

図 8　電動式吸引器

図 9　使用カニューラ

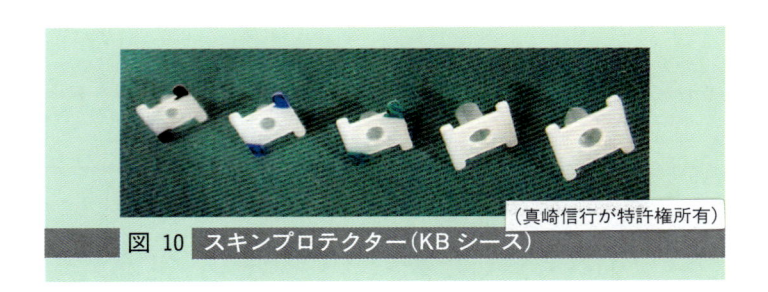

図10 スキンプロテクター(KBシース)
（真崎信行が特許権所有）

2. スキンプロテクター(図10)

カニューラの摩擦による皮膚のダメージを最小限にするために、市販されているスキンプロテクターを使用している。ペンローズドレーンやストローは組織内に埋入する可能性があるため筆者らは使用していない。

3. 溶液の注入[13]

脂肪を軟らかくし、出血を少なくして脂肪を吸引しやすくするために、前記のようにエピネフリン含有 0.1%リドカイン溶液を吸引予定部位の皮下脂肪層にまんべんなく大量に注入する。通常は、予定脂肪吸引量の1.5〜2倍程度の溶液を注入する(Tumescent法あるいはsuper-wet法)。溶液注入後15分程度待って、エピネフリンが効いた時点で脂肪吸引をする方がよいとの報告もあるが、筆者はリドカインの体内への吸収をできるだけ少なくし、術後のリドカイン中毒を予防するために溶液注入後直ちに脂肪吸引を開始するようにしている。

表7 Tumescent溶液組成
① 生理食塩水 410 ml
② 1%キシロカイン® 50 ml
③ メイロン® 40 ml
④ ボスミン® 1A
（筆者らの方法）

● One point Advice 2 ● ● ●
筆者らのtumescent溶液の組成は表7のようである。

4．フェザーリング

溶液注入後さらに脂肪を液状にして吸引しやすくするために、フェザーリングバーを用いることもあるが、溶液を浸潤させる際に、少しずつカニューラで脂肪を砕くことにより必要ない。

> ● One point Advice 3 ● ● ●
>
> 皮下脂肪が硬い場合は、脂肪を軟らかくするために市販のマッサージ機で脂肪吸引する部位をマッサージしておくと吸引しやすい。理想的には体外式、体内式超音波がよいが、市販のマッサージ機が安価で簡便である。またエンダモロジーを全体にかけてもよい。

5．カニューラの操作[1]-[4]

カニューラは前後方向のみの動きで、これを皮膚切開部を中心に扇状に行っていくが、脂肪層の厚みを立体的にイメージすることが重要である。深部の脂肪層の吸引では皮膚をつまんで、その中の脂肪を吸引するようにし、浅い層になるに従って、吸引カニューラを持つ手と反対側の手を、カニューラ先端を探るセンサーのように位置を確認しながらまんべんなく吸引することが大切である。常に全体を眺め、取り足りない部位については細い、開口部の数の少ないカニューラで丁寧に吸引を行う。

1ヵ所の皮膚切開からたくさんの吸引を行うのではなく、複数の皮膚切開から脂肪吸引部が交差するように脂肪吸引を行っていく（criss cross法）。こうすることで血管や神経の損傷を最小限にすることができ、最終的に皮下脂肪層は、蜂巣状（honey comb）あるいはswiss cheese状となる。

> ● One point Advice 4 ● ● ●
>
> ①カニューラの動きは前後のみで、かつ扇状に吸引する。
> ②深い層から順に吸引する。
> ③常に立体的なイメージをもって手術を行う。

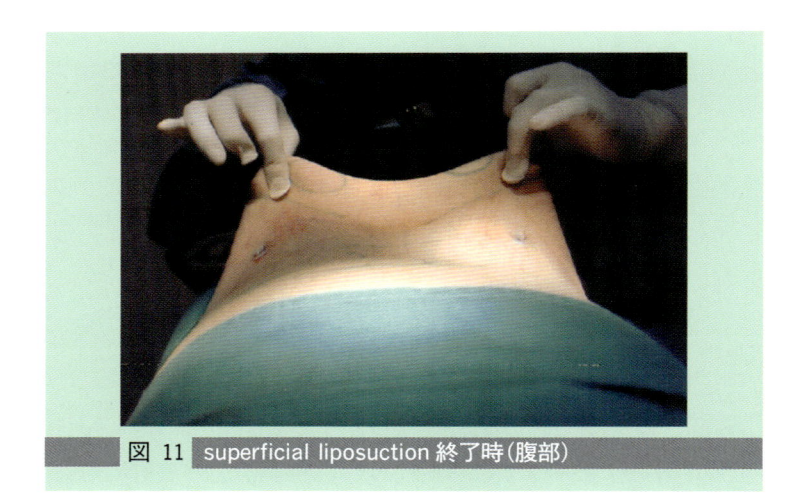

図 11 superficial liposuction 終了時（腹部）

6．脂肪吸引量の目安

　吸引量は患者の年齢、皮下脂肪量などによりさまざまである。あくまでも形態を改善し、美しいラインを出すことが目的で、むやみに脂肪吸引量だけを目安にしてはならない。一応の目安としては術中のヘマトクリット値が30％を切らない範囲で行う。

7．superficial liposuction[14]

　従来、脂肪吸引は皮下脂肪深層のみで行わないと、皮膚の凹凸を残すとされてきたが、浅層の皮下脂肪をまんべんなく吸引することで、皮下の均一な瘢痕形成によって皮膚の収縮が期待できるようになった（図11）。しかし、溶液の均一な注入と3mm以下の細いカニューラを使用しないと、変形をきたすことがあるために細心の注意が必要である。

8．超音波脂肪吸引

❶ 体外式超音波脂肪吸引術

　超音波を体外より発生させ、脂肪細胞を破壊することなくその結合を緩めて脂肪吸引することによって、血管や神経の損傷を最小限にするものである。但し、溶液の注入後超音波をかけるため、リドカインの吸収と手術時間の延長という問題がある[7,8]。

❷ 体内式超音波脂肪吸引術

　Zocchi（1992）は超音波を用いて皮膚切開孔より挿入したチップを高速振動させることにより、脂肪細胞自体を破壊し吸引する装置を開発し報告した。この方法は血管や神経を索状に残して脂肪吸引できるため出血が少なく、脂肪吸引時に必要な力も少ない。また、皮下で発生した熱のために、良好な皮膚の収縮が期待できる。ただ欠点として、チップの先端で熱が発生するために、皮膚の浅い層を吸引すると熱傷の危険性があることと、手術時間が長いことが挙げられる。最近、体内式超音波に従来の脂肪吸引術を併用し良好な結果を得ている報告もあるが、機器の価格と手術時間が長いことと、従来の方法でも同様の効果が得られるという理由から日本では一般的ではない[15]。

7　術後管理

　脂肪吸引術においては術後の脂肪吸引部位の圧迫が、きれいなラインを出すために非常に重要であり、これで結果が決まるといっても過言ではない。出血量が多い場合には皮膚切開部にペンローズドレーンを留置することも有効である。通常は皮膚切開部より吸引部位に残った溶液を押し出した後、皮膚縫合を行い、ガーゼを当てボディスーツ、圧迫帯、ストッキング、ハイソックスなどでしっかりと均一に圧迫する（図12）。この圧迫は術後1週間行い、その後も腹部、大腿、下腿では3ヵ月を目安に圧迫するようにしている。術後の経過観察は定期的に行い、圧迫がきちんとできているかどうか、むくみの程度、凹凸の有無、知覚の回復程度、色素沈着の有無などを調べる（図13～17）。

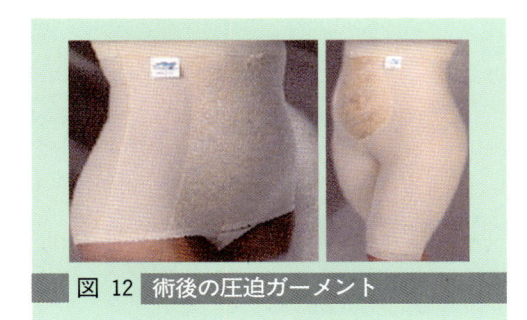

図12　術後の圧迫ガーメント

● **One point Advice 5** ● ● ●
①術後の圧迫はきれいなラインを出すために最も大切である。
②術後は3ヵ月程度、脂肪吸引部位を圧迫する。
③必要に応じてエンダモロジーなどでマッサージも行う。
④定期的に経過観察を行う。

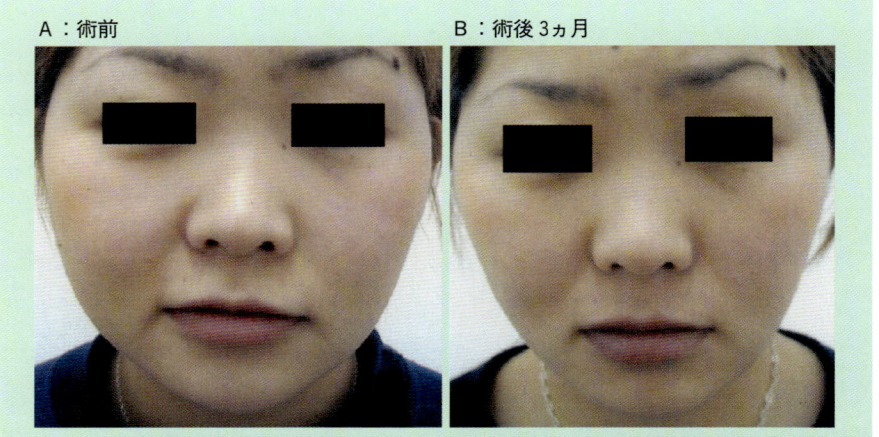

図 13 症例1：24歳、女性。頬部の脂肪吸引を希望

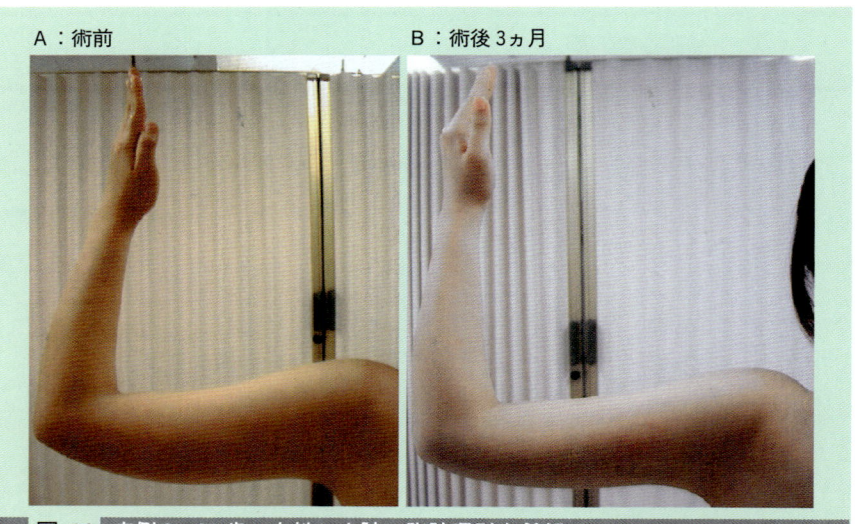

図 14 症例2：25歳、女性。上腕の脂肪吸引を希望

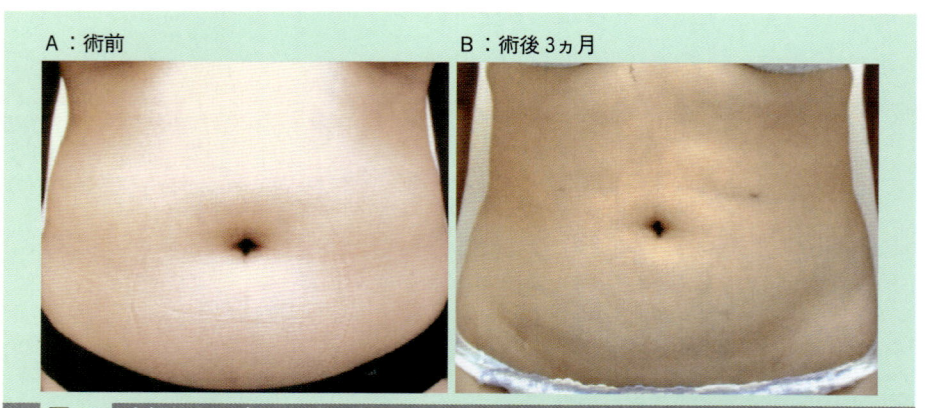

図 15 症例3：20歳、女性。腹部の脂肪吸引を希望

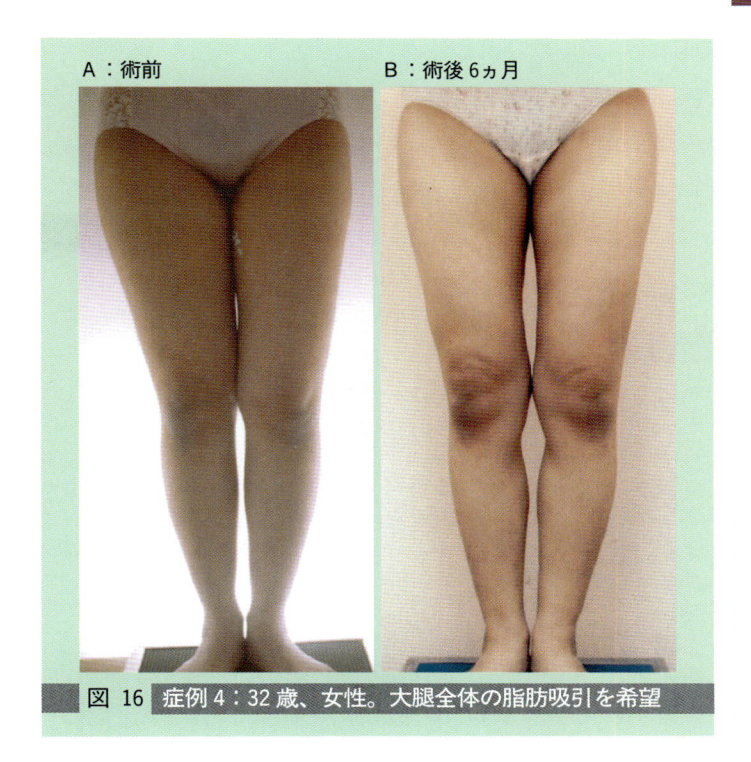

図 16 症例4：32歳、女性。大腿全体の脂肪吸引を希望

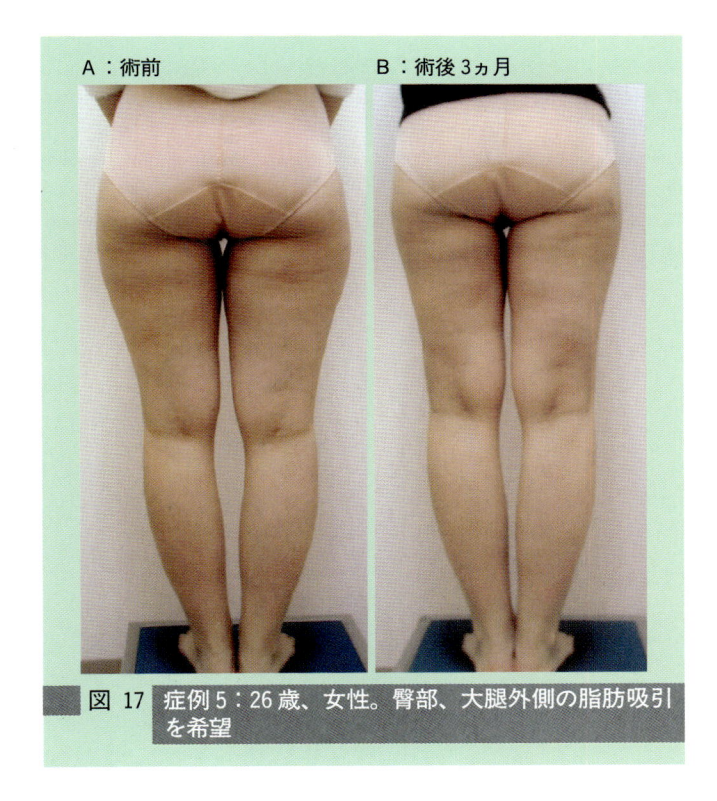

図 17 症例5：26歳、女性。臀部、大腿外側の脂肪吸引を希望

●●● **おわりに**

　従来の脂肪吸引術を中心に述べた。美容外科での脂肪吸引術の発展と誇大広告の影響で、脂肪吸引を非常に手軽な手技と考える患者が多い。しかし、脂肪吸引術はあくまでも補助的な手術であって、基本は患者自身で痩せる努力をしてもらうことが大切である。

（松田秀則、真崎信行、久次米秋人）

◆ **文　献**

1) Illouz YG：Body contouring by lipolysis；A 5 year experience with over 3000 cases. Plast Reconstr Surg 72：591-597, 1983.
2) Illouz YG, Villers YT：Body Sculpturing by Lipoplasty. pp 1-17, Churchill Livingstone, New York, 1989.
3) Illouz YG：Advances in lipoplasty. Suction-Assisted Lipoplasty in the 1990：S 361-S 373, 1992.
4) 出口正己, 小林清史：脂肪吸引術. 形成外科 38：S 27-S 32, 1995.
5) 出口正己, ほか：腹部・体幹の liposuction. 形成外科 44(5)：449-457, 2001.
6) 原口和久：Liposuction の進歩と現状. 形成外科 44(5)：427-435, 2001.
7) Silberg BN：The technique of external ultrasound-assisted lipoplasty. Plast Reconstr Surg 101：552, 1998.
8) Silberg BN：The use of external ultrasound assist with liposuction. Aesth Surg 18：284-285, 1998.
9) 渡部純至：Superfcial liposuction. 美容外科プラクティス 2, 市田正成, ほか (編), pp 461-462, 文光堂, 東京, 2000.
10) Umeda T, Ohara H：Toxic shock syndrome after suction lipectomy. Plast Reconstr Surg 106：204-207, 2000.
11) 小住和徳：四肢の脂肪吸引. 形成外科 44(5)：437-448, 2001.
12) 渡部純至：臀部・大腿の除脂術；脂肪吸引術. 美容外科プラクティス 2, 市田正成, ほか (編), pp 443-446, 文光堂, 東京, 2000.
13) Klein JA：Tumescent technique for regional anesthesia permits lidocaine dose of 35 mg/kg for liposuction. J Dermatol Surg Oncol 16：248-263, 1990.
14) Gasparotti M：superficial liposuction；A new application of the technique for aged and flaccid skin. Aesth Plast Surg 16：141-153, 1992.
15) Zocchi M：Ultrasonic liposculputuring. Aesth Plast Surg 16：287-298, 1992.

VII 痩 身

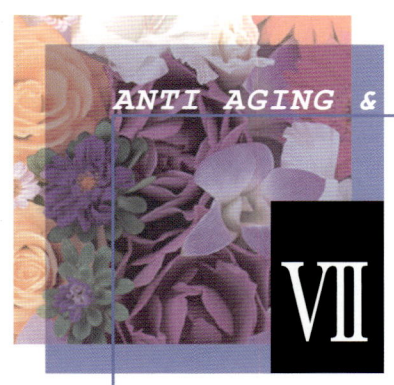

ANTI AGING & SKIN CARE

●●● はじめに

　「痩せたい」という願望は現代人の多くがもつようで、女性ではその願望は優に90％を超えるとの調査報告がある。肥満は多くの生活習慣病を引き起こすもとになるといわれているが、減少傾向はなく今後ますます増加することは必至である。

　なぜ肥満が増加したかの原因は明らかで、人類史上初めて遭遇しているといってもよい動物性蛋白・脂肪、炭水化物（砂糖）の過剰摂取と肉体労働の減少が挙げられている。特に幼少期からの生活習慣が肥満を招いているといわれ、米国では学童期の長期休暇中の肥満対策に頭を悩ませていると聞く。ダイエットブームが続く中、確実に肥満が増加していることは、本邦においても同様である。

　運動療法で肥満が解消できればよいのであるが、相当の運動負荷をかけないと体重を減らすことはできない。食物摂取量制限を併せて行わなければ効果が出ないばかりか、逆に体重増加を招く。

　低カロリーでビタミン・ミネラルのバランスのよい、繊維成分を多量に含んだ食事を心がける必要があるが、ほとんど不可能である。そのため、ダイエット食品が多数市販されて、それなりの効果が出ているようであるが、多くは短期間にリバウンドしている。一方、中枢神経に作用して食欲を抑制したり、腸における脂肪の分解吸収を抑制する内服薬も注目されているが、これらは病的肥満に対して使うべきであり、安易な投与は肝機能障害や心不全、脂溶性ビタミンの摂取不良を招くので慎重な取り扱いを要す。

　最近、安全に効率よく身体を引き締める各種の機器が使われているので、当院における実際の施術を紹介する。ほとんどの場合、各治療器を組み合わせている。

1　エンダモロジー

　エンダモロジーとはセルライトの分解装置で、浅い層の皮下脂肪を主に治療する。Cellu M6 ST™はフランスのLPGグループによって開発された器械で、吸引装置つきのマッサージ機と考えれば理解しやすい。いわゆるエステサロンでは吸引圧の弱い機器が使用されているという。医家向けの器械は吸引が強くいくつかのプログラムが用意されているが、後で述べるようにその有意差はそれほど多くないと思われる。実際、最近使用している器械は医家向けではない。

1．セルライトとは

　エンダモロジーの施術の際に常に引用される「セルライト」という言葉は一般用語であり、医学用語ではないことを明記しておきたい。
　皮下脂肪層の脂肪細胞の肥大、静脈やリンパの循環不全による浮腫によって、筋膜から皮膚に至るコラーゲンを主とした結合組織の隔壁（血管や知覚神経の皮膚への穿通枝が通る）以外の部分が膨隆することで、皮膚が凸凹することを指している。それが長く続くと線維化が進行し、皮膚の感触は硬化する。

2．器械の概要と使用方法

　操作パネルを含む器械本体(図1)と吸引口とローラーが組み合わされたメインヘッド(図2)に分けられる。
　使用方法の詳細については割愛するが、基本的には1コース35分間、吸引圧を任意に設定し、ローラーを前後に回転させ、皮膚を少し持ち上げるようにヘッドを移動させる。移動速度はローラーの回転速度とすることが大切で、無理に滑らせないことがコツである。また、ヘッドを皮膚に押しつけないことも大切である(図3)。
　施術間隔は1週間に1回または2回、少なくとも10回以上は必要である。効果が出てきたら、施術間隔を延ばしてもよい。
　セルライトが軽減すると同時に、血行の改善が期待できる。
　他社からも同様の吸引とマッサージ機能を備えた製品が多数販売されている。比較検討は行っていないが、同様の効果は期待できると考える。

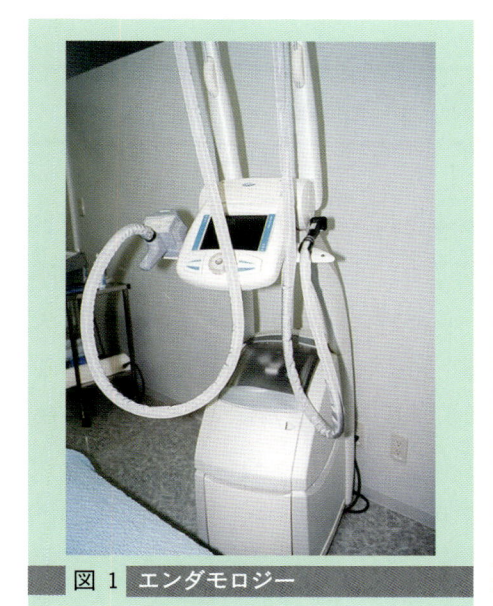

VII 痩身

図1 エンダモロジー

A：上部モニター

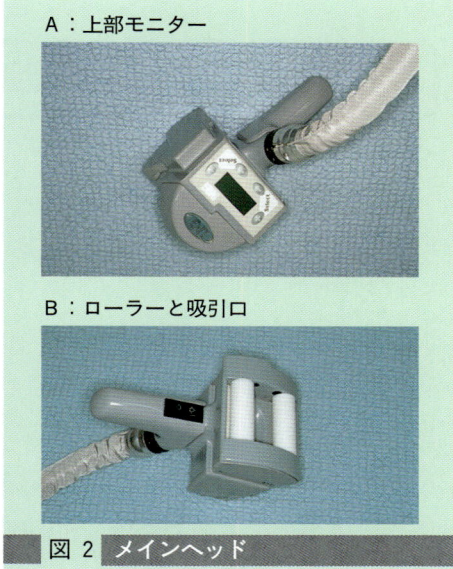

B：ローラーと吸引口

図2 メインヘッド

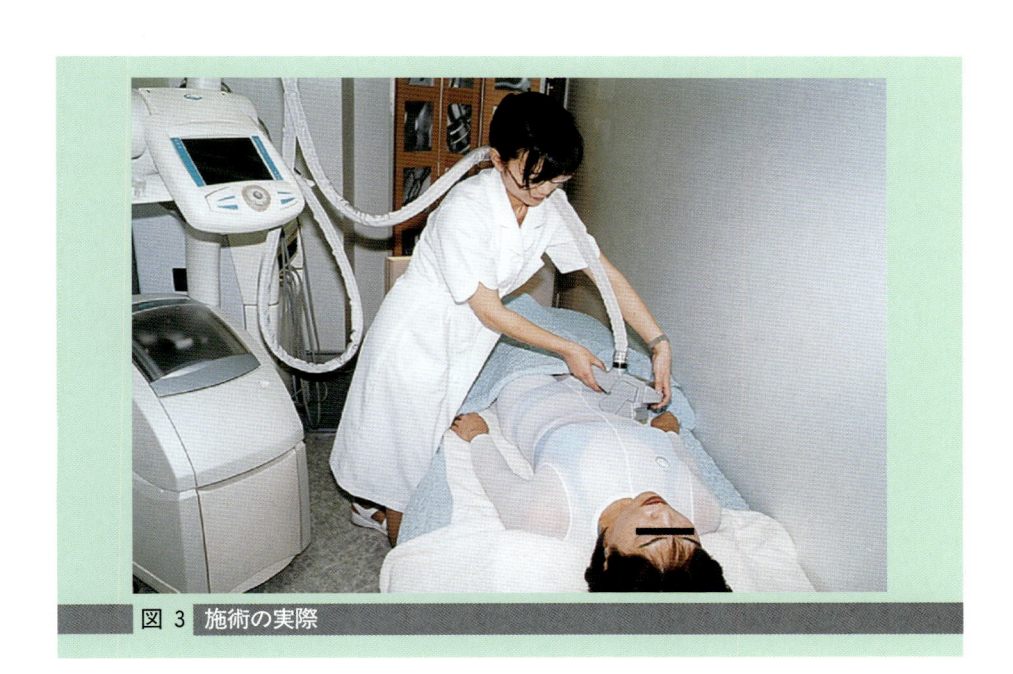

図3 施術の実際

243

2 超音波美容・健康器

　脂肪分解の機序は、運動などでエネルギー源が減少すると、副腎からアドレナリン、交感神経からノルアドレナリンが分泌される。これらによって脂肪が遊離脂肪酸に分解され血液中に放出される。その際、筋肉で燃焼・消費されれば、脂肪が減少する。

　ソニックスリム（三輪サイエンス社製、図4）は約517KHzの周波数で、その強さは110 mW/m²の微弱超音波を発生させる装置である。照射パッドを装着した局部では脳中枢神経からの指令とは無関係に局所の交感神経末端を刺激し、ノルアドレナリンが放出することが確認された。本機器は超音波で脂肪を分解する装置として特許を取得している。10分間の照射で照射局所の脂肪細胞中のノルアドレナリンは照射前の約2倍に増加し、血中遊離脂肪酸濃度はノルアドレナリンと同様に2倍に達したと報告されている。施術時間に関しては、10分間より長くしても有意差がないので必要ない。

　ところで、脂肪が遊離脂肪酸に分解した状態で放置すると再び合成されて脂肪に戻ってしまうことから、必ず施術後に運動を負荷し遊離脂肪酸を消費させる必要がある。実際には時速3～4kmで20分程度の歩行でよいとされている。施術間隔はできれば1日おきがよいが、実際に通院できるのは1週間に1～2回である。しかし効果は確認できる。但し、運動負荷が可能な患者は少ないため、後述するEMSと併用するとよい。安全性に関しては問題なく、患者は温かい感覚のみで熱傷などの合併症はまったくない。

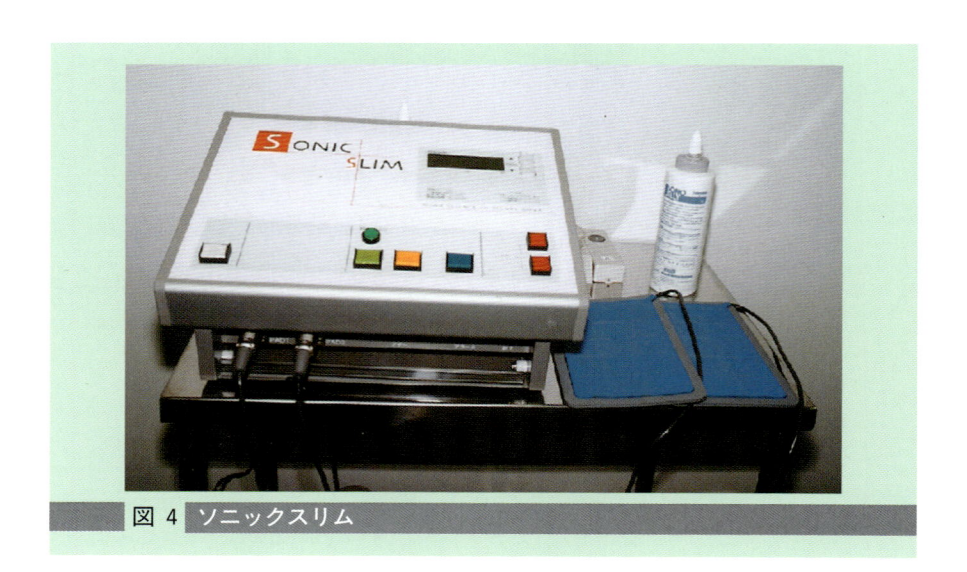

図4　ソニックスリム

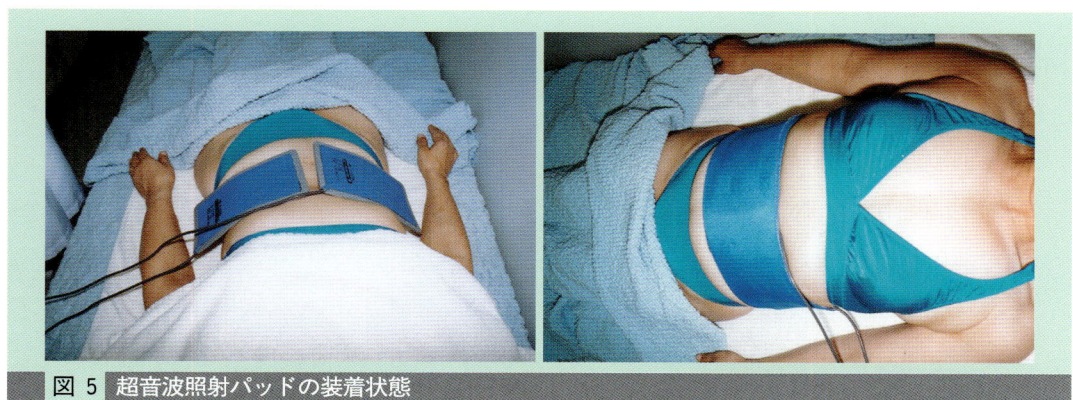

図5 超音波照射パッドの装着状態

　施術にあたっては超音波照射パッドの照射面に超音波検査用のジェルをたっぷり塗ってパッドと体表の間に空気層ができないようにすることが、効率よく超音波を体内に導くために重要である(図5)。

3 Electrical Muscle Stimulation

　筋は電気刺激によって収縮することは古くから知られている。近年、電気の出力、周波数、パルス幅、刺激時間の長さなどの条件の変化で、筋肉の収縮の仕方が異なることがわかってきた。これらの反応を応用して、疼痛を軽減したり、筋肉の萎縮を予防したり、筋力を強化したりする方法が electrical muscle stimulation(EMS)である。筋肉を収縮させることで脂肪を燃焼させることができるので、副次的に痩身にも役立つ。

　当院で使用しているスーパーテクトロン HP 400(テクノリンク社)は4チャンネルの端子を有しているので、腹部・大腿前面を同時に施術できる。施術時間は通常腹部・大腿前面20分、腰臀部・大腿後面20分の合計40分である。筋力を強化したい場合1週間に2回程度の施術が必要である。痩身目的であれば1週間に1回程度でも効果がある。特に筋力低下による腹部膨満には有効である。定期的に施術することで、効果を維持できるが、食事療法を併用するようによく説明する。

1. スーパーテクトロンHP 400の使い方(図6)

機器の操作方法の詳細については取り扱い説明書を参照して頂きたい。

普段は吸引カップの端子を使うので、カップ内に装着するスポンジに十分に水を含ませる(図7)。少ないと熱傷の危険がある。筋肉の収縮する方向を考慮し端子を装着する(図8)。次に治療モードを選択する(通常C-Mode：筋肉トレーニング用)。出力ボリュームを少しずつ上げていき、患者が苦痛を訴える手前まで上げる。徐々に慣れるので、少しずつ出力を上げることができる。できるだけ高い出力の方が効果があると考えてよい。通電のインターバルスイッチは通常使用しない。

現在、瘦身に関しては上記の3機種を使って組み合わせ治療を行っている。また、別稿で述べる高気圧酸素療法(265頁)も体重減少に効果があるので参照されたい。

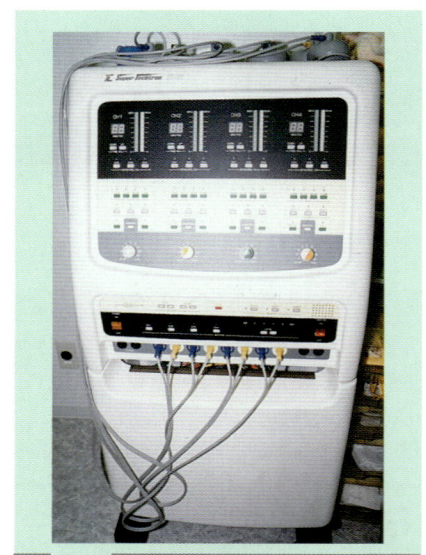

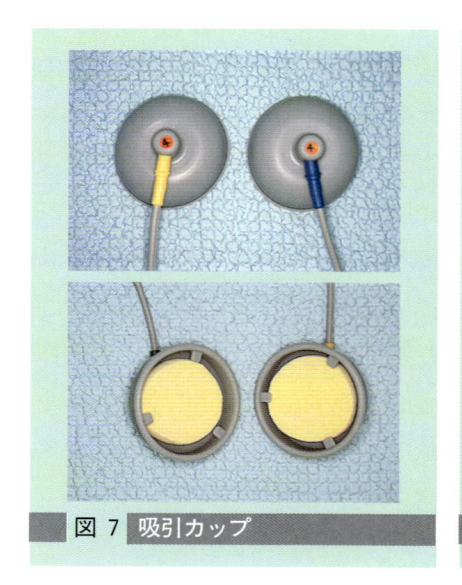

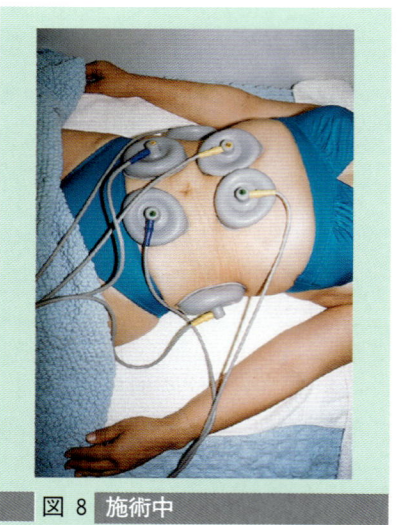

図6 スーパーテクトロンHP 400

図7 吸引カップ

図8 施術中

図 9　治療前

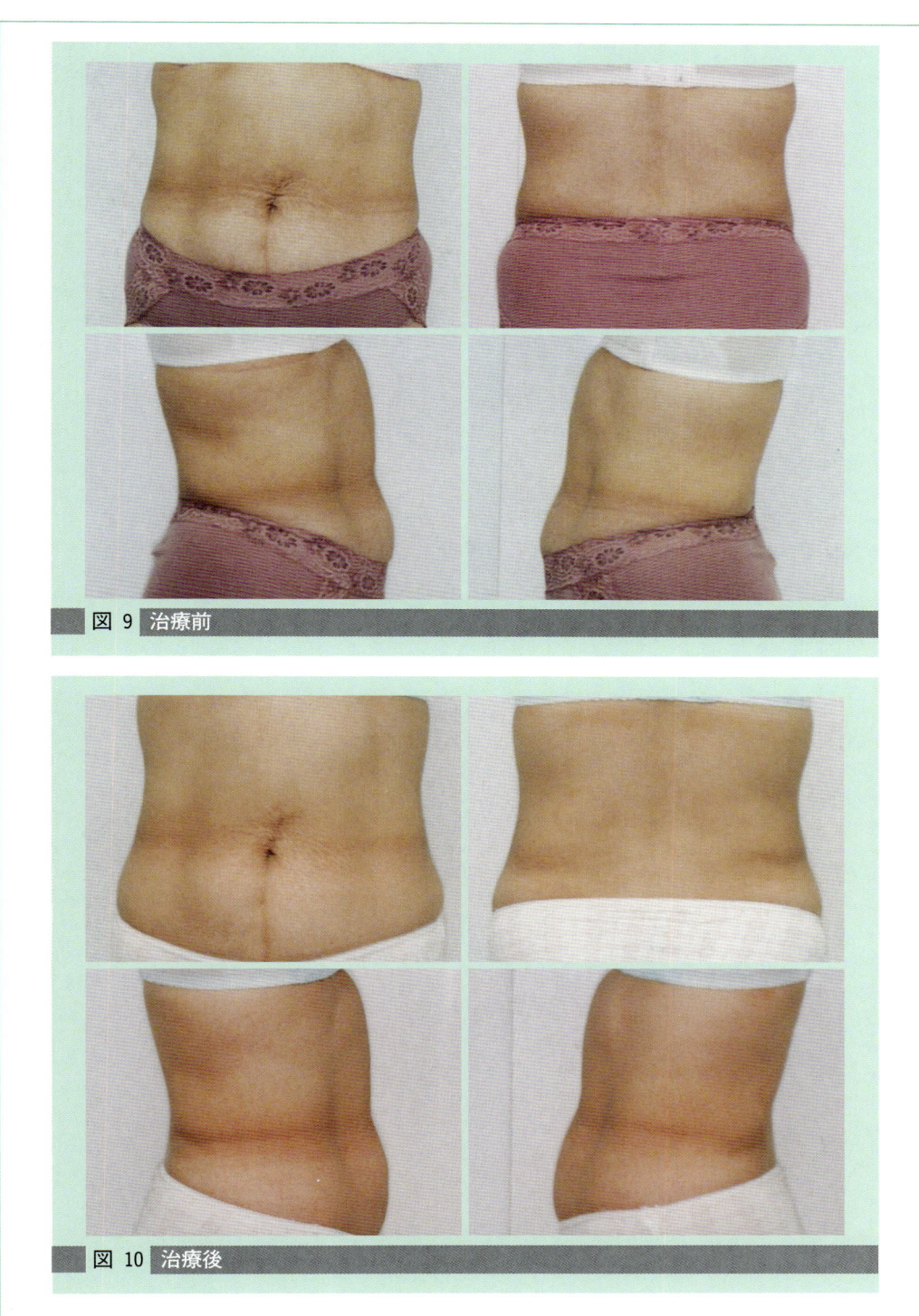

図 10　治療後

＜症　例＞
　43歳、女性。腹部の脂肪が気になり来院した（図9）。脂肪吸引術を希望されたが、体表の脂肪層はそれほど厚くなく、筋肉のゆるみによる腹部膨隆の方が優位で

あるので、脂肪吸引術の適応はないと判断した。エンダモロジーとソニックスリム、EMSを組み合わせて、治療を開始した。

体重が増加したにもかかわらず、腹囲の減少がみられる(**表1**)。患者本人の印象も腹部がすっきりしたとのことであった(図10)。

表 1 施術前後の変化

	施術前	4回施術後
体重	48.5 kg	49.4 kg
腹囲(へそ上5 cm)	71.5 cm	70.0 cm
腹囲(へそ下5 cm)	85.8 cm	83.0 cm
ヒップ	86.7 cm	86.7 cm

●●● おわりに

痩身希望の方はほとんどの場合がありとあらゆるダイエット法を試しているか、脂肪吸引術をすれば簡単に痩せられると考えている。

脂肪吸引術は部分痩せであること、手術後の疼痛や治療部位の硬結を生じることを理解してもらうことが必要である。安全でダウンタイムのない治療の選択を勧める。

（久保田潤一郎）

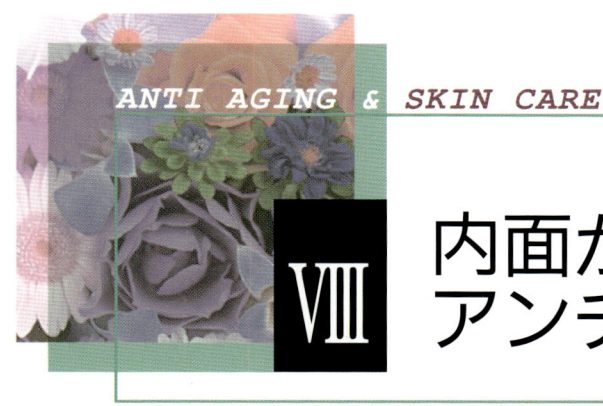

ANTI AGING & SKIN CARE

VIII 内面からのアンチエイジング

1 食とアンチエイジング

●●●● はじめに

　アンチエイジング医療は若返り医療である。容姿や精神的に若返らせることも大事であるが、本来のアンチエイジングは時を刻んだ自分の身体の時計の秒針を止めておく、あるいは秒針や分針を逆に回すことである。

　人間の人生を時計に例えるならば秒針の速さを決定する重要な要素は「環境」「遺伝子」「食」「運動」「心」である。秒針が刻むスピードが速ければ加齢が進み、遅ければ加齢はゆっくりと進むのである。残念ながら現代の日本人の多くが本来の自分があるべき時刻よりもかなり時が前に進み過ぎている。過労、仕事のストレス、運動不足、偏食、ファーストフード、加工食品のとり過ぎなどで秒針の進む速度がとてつもなく速いのである。若返るよりもまずは秒針の速さをもとに戻し、次に行き過ぎた分針（時針？）をあるべきところに戻す必要がある。そこからがアンチエイジングの始まりである。こう考えるとライフスタイルはアンチエイジングの大事な柱である。

　中でも「食」は時計の秒針の速度を決定するウエイトが大きい因子であることは誰でもが納得する。「食」はアンチエイジングの必須項目である。しかし、外来の現場で患者に教えにくいのも「食」であることは事実である。教えにくい理由の1つは医師の知識不足である。医学部で栄養学の講義は少なく、栄養指導は栄養士に任せ切っている。ましてアンチエイジングのための栄養指導というものは確立されていない。おまけに多くの人は「食」に対する知識も意識もとても低いのである。

　ここでは、患者にも知ってもらいたい日本人の食の現状を最初に述べる。そして筆者がSPICサロン・メディカルクリニック（http://www.spicclinic.com）の外来で

行っている「アンチエイジングのための食の提案」について紹介する。

1　現代日本人の食文化の激変がエイジングを早める(表1)

　日本人はもともと野菜と穀物が主体の食生活を数千年間続けてきた。ところが終戦後数十年の間に食の欧米化を迎えた。高脂肪・高カロリー食である。その結果、生活習慣病と呼ばれるがん、心臓病、脳卒中、糖尿病、高脂血症、高血圧が急激に増えたのである。
　ところが食の欧米化といわれていた日本人の食に、この10年で新しい潮流が生まれたのである。それは食のコンビニ化とファーストフードの台頭であり、高脂肪・高カロリー、高炭水化物、そしてインスタントラーメンやスナック類などの加工食品の浸透である。
　また、食習慣の中では野菜と魚を食べる量が減ってきたのである。自分で調理をせずに、食材が見えないでき合いの総菜や加工食品を当たりまえに食べる食習慣が広がっている。
　ここでさらに追い討ちをかけるような事態が起きたのである。それは野菜に含まれるビタミン・ミネラル含有量の低下である。この約50年間に野菜のビタミン・ミネラル量は数分の1に激減している。例えばホウレン草100gあたりのビタミンC含有量は50年間に150mgから35mgへ、カボチャのカルシウムは44mgから10mgへと1/4に減ってしまった。1日に必要な鉄分は10mgであり、50年前ならトマト2個分で足りる量であったが、現在ではスーパーで買う普通のトマトを20個食べても鉄分を補うことはできない。
　このように食環境と食文化が急激な変化を起こしたのは世界でも日本だけである。食の欧米化の先に生活習慣病があるように、この新しい食のコンビニ化とも呼べる潮流は新しい生活習慣病を引き起こしている。筆者は毎年の健康診断で3,000人近い大学生の皮膚を観察する機会がある。この10年でアトピーあるいはアトピー様の皮膚、そしてくすんだ皮膚の大学生は明らかに増加している。いわゆる健康的な皮膚である学生は半数以下である。アトピー性皮膚炎やアレルギー性鼻炎がある学生は1/3にも及ぶ。筆者らが血液検査や聞き取り調査をしたところ、多くの学生が魚や野菜を食べな

表1　アンチエイジングを逆行する日本人の食生活の変化
- 食の欧米化
- 流通の発達による食のコンビニ化
- ファーストフードの台頭
- 野菜・魚離れ
- 自分で食材を選ばず調理もしない
- 野菜の栄養価の低下

いビタミン・ミネラル（微量金属）不足であった。例えば健康な皮膚を維持するために必要な微量金属である亜鉛はほぼ半数の学生が正常値を下回っていた。そして亜鉛の低下は偏食の学生に多かったのである。

　緑黄色野菜に含まれる葉酸は妊娠中に不足すると二分脊椎症の児を出産する危険が高く、厚生労働省では1日0.4mg以上の摂取を推奨している。2000年に女子栄養大学の244人の学生に食生活調査が行われたが、彼らの1日平均葉酸摂取量は0.19mgであり、厚生労働省が推奨する半分以下であった。そして2002年の日本ビタミン学会では「日本人の若い女性の葉酸摂取量は極度に低く、二分脊椎症の増加が予想される」と警告を発している。

　このようなビタミン・ミネラル不足と栄養の偏りはこれまでは若年層の食習慣と思われていたが、実に中高年層にも浸透を始めている。葉酸1つをとっても重要な問題が指摘される。成人における葉酸の不足は動脈硬化を促進し、心血管系疾患の罹患率を高めることが証明されている。平均的日本人の食事では十分なビタミン・ミネラルが不足している。最近、興味深い記事がアメリカ医師会雑誌（JAMA)[1]に掲載された。「医師たちは米国民の慢性的なビタミンとミネラル不足が心臓病や脳卒中、がんなどの生活習慣病を起こしていることを理解すべきである。しかし、食事から十分なビタミン・ミネラルを摂ろうとすることはもはや不可能である。現在進行中の多施設調査研究が明らかになるまでは、全米国成人はビタミン・ミネラルをサプリメントで補給することが賢明である」というものである。

　これまでに述べたことから、アンチエイジングを求める多くの外来患者にビタミン・ミネラルが不足し、エイジングを早めている食の環境にあることを念頭に診療を進めていくことが肝要である。

2　アンチエイジングのライフスタイル ― 動脈硬化は戻るか？

　動脈硬化はエイジング現象の代表である。動脈硬化は小児期に始まり、年齢とともに進行する。病的動脈硬化は脳梗塞、心筋梗塞、閉塞性動脈硬化症などの血管疾患を引き起こす。さて、この動脈硬化の進行を緩やかにしたり、あるいは改善させることは可能なのだろうか。

　カリフォルニア大学予防医学研究所のディーン・オーニッシュ所長は心臓病患者に1年間にわたり純菜食、運動、瞑想などをライフスタイルに加えることにより冠動脈硬化の改善と冠動脈血流の増加を報告している。筆者らも20人の狭心症・心筋梗塞患者に魚

表 2 動脈硬化が退縮した狭心症・心筋梗塞患者のための食事療法

① 低脂肪の菜食主体
② 動物性食品は魚のみで他の獣肉と卵黄は禁
③ カロリー：脂肪 15%（PS 比＞1）、蛋白 15%、複合炭水化物 70%
④ コレステロール：50 mg/日以下を目標
⑤ 塩分：高血圧症以外は制限なし
⑥ アルコール：2 単位まで

菜食（表2）、ウォーキング、ヨガ、瞑想、イメージ療法、リラクゼーション、自律神経訓練、ストレッチなどにより集中的に1年間にわたりグループ療法を実施した。その結果、狭心症発作の消失、コレステロール値の低下に加えて冠動脈狭窄部のわずかであるが統計的に有意な拡張がみられたのである。

　さらにこれまでに約400人の健康人や生活習慣病の患者に魚菜食とウォーキング、瞑想、リラクゼーション、自律神経訓練、ストレッチを指導してきたが、ほとんどの参加者で高血圧、低血圧、不眠、便秘、頭痛、慢性疲労などに、何かしらの改善がみられている。

　このように考えると、食を含めたライフスタイルの改善こそが強力なアンチエイジングであることは明らかである。

3 クリニックでできるアンチエイジング食事療法

1．患者をその気にさせるコミュニケーション

　筆者が外来診療をするクリニックではすべてのスタッフが患者に「食の提案」ができる。食事指導の「指導」という言葉は患者に「やらされている」という意識をもたせる。クリニックではコーチングというコミュニケーション・スキルを使い、患者が自らの意志で前向きに取り組めるようにしている。コーチングはビジネス界ではコミュニケーション技法として確立され、医療分野において対患者コミュニケーションとして広がっている。

　コーチングの基本ステップを紹介する[2]。

●第1ステップ《ゴールを決める》

　コーチングは手に入れたいゴール（目標）をはっきりさせる質問から始める。ゴールイメージ（あるべき姿、目標、夢）が鮮明なほど強い行動への動機づけになる。

「10年後はどんなライフスタイルを送りたいですか？」
「あなたが手に入れたいのはなんですか？」
「どのような健康を手に入れたいですか？」
「あなたにとって最高の状態とはどんな状態ですか？」

できるだけゴールイメージが浮かぶように具体的に話してもらう。例えば「元気になる」は「夫婦で旅行する」、「ダイエットする」は「ワンサイズ下のジャケットを着る」などである。「運動する」ではゴールは「3ヵ月後3キロのジョギングを軽々とできるようになる」など期日や数値を明確にする。

●第2ステップ《現状を知る》

今の現状について質問する。相手はあなたに現状を話すことで、自ら目標との距離やギャップを正確に掴むことができる。

「今は（運動能力、皮膚、体重など）どういう状態ですか？」
「ゴールとの差（ギャップ）はどのくらいですか？」
「このままで10年後の理想は手に入りそうですか？」

●第3ステップ《障害と強みを知る》

「障害」を明確にする。会社の重役は、接待や忙しいことが「障害」である。また、ゴールを達成するのに役立つ自分の能力、料理をつくってくれる家族や友人、主治医、散歩につき合ってくれる飼い犬などの「強み」を聞き出す。「障害」と「強み」をはっきりさせると戦略を練るのがうまくいく。

「80歳まで元気でいるために今、障害となっているのはなんですか？」
「サポートしてくれる人にはどのような方がいますか？」

●第4ステップ《戦略を練る》

「ゴール」と「現状」とのギャップを埋める「具体的な行動を起こせる方法」を相手から引き出す。問いかけの中で選択肢を広げ、行動には1つずつ優先順位をつけていく。

「有機野菜を買うための情報はどこから手に入れますか？」
「玄米についてご主人にはどのようにお話しすると協力をしてもらえますか？」
「ほかにどんな方法がありますか？」
「食の改善は何から始めますか？」
「80歳まで元気でいるために自分のできることはなんですか？」

●第5ステップ《ゴールを再確認する》

　戦略に沿って行動してゴールを手に入れたときの自分をイメージしてもらう。これによりそのゴールが本当に手に入れたかったものかどうかを自分で再確認できる。もし本当に手に入れたかったものであれば、より現実味が出てモチベーションが上がる。反対にそれほど手に入れたかったものでないときはイメージも浮かびにくく、ここで第1ステップに戻ることもある。
　「80歳のときの自分の理想の姿をイメージできますか？」
　「1年後にゴールを達成したときはどんな気持ちでしょうね」

●第6ステップ《行動を促す》

　いつまでにどのように行動するか、行動後の報告をどのようにするのかを確認する。
　「何から取り組みますか？」
　「いつから始めますか？」
　「1ヵ月後に食事の成果を教えて頂けますか？」

●第7ステップ《コーチングの効果を確認》

　第1から第6ステップまで話を進めてどうだったかフィードバックしてもらう。あなたに話すことで相手はより自分の考えを確信できる。また、あなたに話すことで「行動する」ことをあなたと約束することになる。コーチングが効果的にうまくいくとフィードバックのときに相手の顔は輝いている。
　「ここまで話してどうでしたか？」
　「話した感想を聞かせてください」
　「今、どんな気持ちですか？」
　「うまくいきそうですか？」

2．アンチエイジングのための食事の基本

　外来でできる時計の秒針をゆっくりと刻むアンチエイジングのための食の提案を挙げる。三食すべての食事について意識を向けさせることがポイントである。1つだけ変えるよりも一気にすべての食のスタイルを切り替えさせる方がうまくいく。
　①主食：五穀（アワ、ヒエ、ムギ、キビ、コメ）を積極的にとる。白米に偏らず玄米、三分搗き、七分搗きを加える。パンは全粒パン。

②副菜：旬の魚菜食。時折少々の獣鶏肉は可。
③油：オリーブ油、ごま油などの植物性の搾油。動物性油脂は避ける。
④水：ミネラルウォーターを飲む。水道水の場合は活性炭で濾過する。
⑤感謝：命を頂くことに感謝し、ゆったりと食す。

3．アンチエイジングのための食材選び

一つひとつの食材について意識して選ぶことが大切である。最初は苦労するが、慣れてくると気にならなくなる。

①有機食材を食す：化学肥料を含んだ食材はヒトのホルモンバランスを崩す。有機肥料を利用した安全で味のよい食材を選ぶ。特に有機野菜のミネラル・ビタミンの栄養価は数倍から十数倍に及ぶ。したがって安い野菜よりも高い有機野菜の方が経済的である。

②全粒粉や玄米：食物繊維や主にビタミンB群、各種ミネラルを精製途中に奪われる、精製された小麦粉や白米より、栄養価の高い食材が重要。

③豆類：蛋白質や食物繊維を豊富に含む、特に大豆製品が重要。

④魚：汚染度の低い海の天然魚で旬のものを。エイコサペンタエン酸やドコサヘキサエン酸を含んだサーモンやイワシなどがよい。

⑤野菜・フルーツ：有機野菜でも色の濃いもので新鮮なものは栄養価と抗酸化物質を多く含む。旬の野菜をとる。季節はずれの野菜は栄養価も低い。

⑥海藻類：ミネラルを豊富に含む。

⑦種・ナッツ類：皮つきで無塩のものがよい。

❶ 玄米の炊き方

玄米を敬遠する人は「硬い」「まずいから」と言う。しかし、正しい調理法をすると実においしい玄米が炊きあがる。玄米はそのままでもよし、チャーハンにしたりカレーをかけるとまた味わいが深い。筆者のクリニックで勧めている玄米の炊き方を紹介する。

①水を注ぎ、手で撫むようにして洗い、水を流す。これを2〜3回繰り返す。

②水加減は玄米炊飯機能つきの場合は説明書どおり、機能のついていない炊飯器では白米より1.2〜1.5倍の多めの水加減にする。慣れたら自分の好みの水加減をみつけるとよい。

　　例：玄米3カップ＋水4カップ　　玄米2カップ＋水500cc

③6〜8時間（一晩くらい）程度水に浸す。ここが玄米をおいしくするポイントである。

❷ 発芽玄米の炊き方

発芽玄米も最近は健康食として脚光を浴びている。玄米とはまた違う味わいである。
①市販の発芽玄米を包装から取り出し、軽く水洗いをする。
②120g（小袋）に対して白米1合を炊くときと同じ量の水を入れる。
③漬け置きなしで炊く。発芽玄米に白米を混ぜる場合は白米を炊くときと同じ水加減が基本。少し軟らかめに炊けるので好みにより水を加減する。

●●● おわりに

「食」はアンチエイジングの基本である。いくら容貌のアンチエイジングの施術をしても、土台となる身体が脆弱であるとその効果も低く持続しない。そのためにも外来で目の前にいる患者に、食の基本を守ることこそがアンチエイジングの基本であることを伝えて頂きたい。なお、純和食こそがアンチエイジングに適した食であると筆者は考えている。

● Memo ● 白身魚と食文化 ● ●

寿司屋のカウンターで「はい、白身です」と白身魚のにぎり寿司を目の前に出されたら誰でもが「なんの白身魚か？」とたずねるだろう。なぜなら「白身」は魚の名前ではないからである。ところが今や日本人は白身魚のフライのハンバーガー、白身魚のお弁当というだけで気にせず買って食べる食文化になった。筆者が200人の管理栄養士にMハンバーガーショップで販売されている白身魚のフライのハンバーガーに使われている魚の名前を質問したことがある。正解したのは2人だけであった。「白身魚は安全で健康的」というイメージで「白身魚」がなんの魚を使っているかに目がいかない。これは流通が仕組んだ巧妙な刷り込みである。まさに、憂えるべき食文化である。

（柳澤厚生）

◆ 文　献

1) Fletcher RH, Fairfield KM：Vitamins for chronic disease prevention in adults. JAMA 287：3127-3129, 2002.
2) 柳澤厚生（編著）：ナースのためのコーチング活用術．医学書院，東京，2003．

2 サプリメントとアンチエイジング

●●● はじめに

　サプリメントは一般的に健康食品（栄養補助食品）といわれるもので、今や薬局だけでなくコンビニ、スーパー、インターネットの通販などあらゆるところで販売されている。アンチエイジングの分野においてもサプリメントはとても強力なツールである。しかし、あくまでも基本に沿った使い方をするべきである。以前は健康食品イコールあまり効果がないというイメージであったが、最近は科学的エビデンスのあるサプリメントが多く販売されている。例えば変形性膝関節症に対するグルコサミンの有効性は著名な医学雑誌ランセットに掲載されている。また、サプリメントには副作用がないという神話は崩れ、ものによっては危険が伴うこともある。1例がセントジョーンズワート（西洋オトギリ草）である。セントジョーンズワートは循環器疾患に使われる抗血栓薬であるワーファリン®や気管支拡張剤、免疫抑制剤の作用を減弱させることが知られている。

　これからはサプリメントに関する外来患者からの質問に対しては、しっかりとした知識が必要であり、生半可な知識で応対するべきでない。

1 サプリメントの定義

　米国ではサプリメントを「ビタミン、ミネラル、アミノ酸、ハーブなどの成分を1種類以上含有する栄養補給のための製品で、錠剤、カプセル、粉末、ソフトゲル、液状など、通常の食品の形状以外のもの（医薬品的な形状）」と定義されている。日本ではきちんとした定義はないが、概ね米国の定義と同じでよい。

　サプリメントの中でも、高血圧、糖尿病、高脂血症などに対する特定の保健機能を、科学的根拠を示して有効性や安全性の審査を受け、厚生労働省から認可を受けた保健機能食品は「特定保健用食品」（通称：トクホ）として市販されている。また、（財）日本健康・栄養食品協会の認定を受けているものもある。

2 サプリメントの意義

　サプリメントについて以前は「サプリメントおたく」という言葉で象徴されるように、健康フリークの人たちのものというイメージがあった。筆者も正直なところ数年前はそのように考えていた。ところが最近は次の2つの点でサプリメントは使い方によっては健康維持に必須のものであるという考えになった。第一は国民のビタミン・ミネラル不足である。これは日本独自の食生活からコンビニやファーストフードに変革したこと、そして野菜の栄養価が激減したことにある。現実には有機野菜や自然食を常に気を遣って取り入れている人以外はほぼビタミン・ミネラルは不足しているといってもよい。加えて多くのビタミン、ミネラル、ハーブなどの科学的データがインパクトファクターの高い医学雑誌に掲載されるようになったことである。われわれ医師がサプリメントは怪しいと長い間相手にしなかったものが、時代が変わり、医療に必要不可欠な時代を迎えようとしている。米国の民間医療保険のカイザーグループの調査ではグループ内の90％の医師が50％の患者にハーブ、ビタミン、ミネラルの摂取を勧めていたという。

3 サプリメントの基本的な使い方

　サプリメントは効能だけを期待して選ぶものではない。どんな素晴らしい科学的根拠があるサプリメントでも、土台となる身体がビタミン・ミネラル不足では効果が低い。サプリメント摂取の原則は、ビタミン・ミネラルの「ベーシックサプリメント」を摂り、次に免疫を高める、コレステロールを下げるなどのゴールを達成するための「対策サプリメント」を加えることである。

1．第1ステップ：ベーシックサプリメントを摂る

　今はビタミン欠乏症によって引き起こされる壊血病や脚気はみられることはない。しかし、ビタミン類の中には、欠乏障害が起こるとされる下限摂取量を上回っていても十分な必要量を摂取していないと慢性病に罹る危険性のあるビタミンがある。このような慢性病の危険は高齢者によくみられる。ビタミンB_6とB_{12}の摂取量が理想的な摂取レベルを下回っていることに加え、葉酸の摂取量が理想レベルに達していないと、動脈硬

化による心臓血管病、神経管損傷、結腸癌、乳癌になる危険性が高くなる。ビタミンDの摂取量が少ないと、骨粗鬆症や骨がもろくなる原因になる。また抗酸化ビタミン類（A、E、C）の摂取量が少ないと、あらゆる慢性病に罹る危険性が高くなる。相当に意識して食事に気を遣っている人を除き、ほとんどが理想的なビタミンの摂取量を食事で摂っていないと考えてもよい。外来では食や栄養に意識が向いていないすべての患者にベーシックサプリメントを推奨する。

　それではビタミン・ミネラルをサプリメントで摂取することで日常の有益性はどうなのだろうか。最近、米国内科紀要にミネラル配合のマルチビタミン剤の服用により感染症の罹患率が減少したと報告されている[1]。1年間のプラセボ対照無作為化試験で、ミネラル配合のマルチビタミン剤を飲んだ人では、プラセボの人と比べ、上気道感染、インフルエンザ様症状、消化管感染などの罹患率がほぼ半減することがわかった。特に2型糖尿病患者でプラセボ群のほとんど（93％）がなんらかの感染症を発症したのに対し、ビタミン剤群では17％に過ぎなかった。これまで疑問視された「ビタミン・ミネラルをサプリメントで摂取すると免疫力が高まる」が正しかったということになる。

❶ 外来ではマルチビタミンミネラルを推奨

　外来では市販されているマルチビタミンミネラルを推奨する。1種類のビタミンやミネラルのみの商品もあるが、これは勧めない。理由は患者に何が足りて何が足りないかを診断することが難しく、また外来の忙しい時間を考えると非現実的である。コンビニに行ってなんとなく気分でミネラル剤やビタミン剤を買って飲むのはあまり意味がない。また、ビタミンAなど脂溶性ビタミンの過剰摂取も回避させなければならない。

　市販のマルチビタミンミネラルを選んでもまず過剰摂取になることはない。不足部分を補うが、もし過剰になっても水溶性ビタミンはすぐに排泄されるので心配はない。

　医院でマルチビタミンミネラルを自費で処方することもできる。各社さまざまなドクターズサプリメントとしての商品がある。最近は医師や患者に栄養士のバックアップをしている会社もある（ナチュメディカ http://www.natumedica.com/）。栄養士のバックアップや配合コンセプトの明解な会社の商品をシリーズで使い、その会社の扱っていないものを他社の商品で補うのが簡便である。

　表1は厚生労働省による第六次改定「日本人の栄養所要量」である。これはビタミンやミネラルの欠乏症を起こさないための1日摂取量を示している。いわゆる理想的な健康のための摂取量はこの数値よりも高い値になる。また表2に日本健康・栄養食品協会の栄養機能食品の栄養素の配合限度量と摂取目安量を示す。

表 1 第六次改定「日本人の栄養所要量」(食事摂取基準)

栄養素		栄養所要量 男	栄養所要量 女	許容上限摂取量
ビタミンA	IU(μgRE)	2,000(600)	1,800(540)	5,000(1,500)
ビタミンD	IU(μg)	100(2.5)	100(2.5)	2,000(50)
ビタミンE	mgα-TE	10	8	600
ビタミンK	μg	65	55	30,000
ビタミンB$_1$	mg	1.1	0.8	—
ビタミンB$_2$	mg	1.2	1	—
ビタミンB$_6$	mg	1.6	1.2	100
ビタミンB$_{12}$	μg	2.4	2.4	—
ナイアシン	mgNE	17	13	30 mg
ビタミンB$_5$	mg	5	5	—
ビオチン	μg	30	30	—
葉酸	μg	200	200	1,000
ビタミンC	mg	100	100	—
カルシウム	mg	600	600	2,500
鉄	mg	10	12	40
リン	mg	700	700	4,000
マグネシウム	mg	300	260	350
カリウム	mg	2,000	2,000	—
銅	mg	1.8	1.6	9
ヨウ素	mg	0.15	0.15	3
マンガン	mg	4	3.5	10
セレン	μg	50	45	250
亜鉛	mg	11	10	30
クロム	μg	35	30	250
モリブデン	μg	30	25	250

所要量:欠乏を防ぐ必要量
許容上限摂取量:健康上悪影響を及ぼす危険のない栄養素摂取量の最大限の量
RE:レチノール当量　α-TE:α-トコフェロール当量　NE:ナイアシン当量

表 2 栄養機能食品の栄養素の配合限度量、摂取目安量

栄養素		上限	下限	摂取目安量
ビタミンA	IU(μgRE)	2,000(600)	600(180)	1,800(540)
β-カロテン	IU(μgRE)	2,000(3,600)	600(1,080)	1,800(3,240)
ビタミンD	IU(μg)	200(5)	35(0.9)	100(2.5)
ビタミンE	mgα-TE	150	3	10
ビタミンB$_1$	mg	25	0.3	1
ビタミンB$_2$	mg	12	0.4	1.1
ビタミンB$_6$	mg	10	0.6	1.5
ビタミンB$_{12}$	μg	60	0.8	2.4
ナイアシン	mgNE	15	5	15
ビタミンB$_5$	mg	30	2	5
ビオチン	μg	500	10	30
葉酸	μg	200	70	200
ビタミンC	mg	1000	35	100
カルシウム	mg	600	250	700
鉄	mg	10	4	12
リン	mg	700	700	4,000

RE:レチノール当量　α-TE:α-トコフェロール当量　NE:ナイアシン当量

2．第2ステップ：対策サプリメントを摂る

　日本で入手できるサプリメントの種類は膨大で本稿では書き切れないほどおびただしい数である。このうち、エビデンスが明らかで、外来で扱いやすいアンチエイジングにかかわる8種類のサプリメントを紹介する。

❶ コエンザイムQ_{10}

・適応：動脈硬化や糖尿病、狭心症、心筋梗塞、高血圧の発症あるいは再発予防

　コエンザイムQ_{10}（CoQ_{10}）は細胞内のエネルギー産生に必要なATP合成にかかわっている補酵素の1つで、別名「ビタミンQ」とも呼ばれている。CoQ_{10}は強力な抗酸化物質でもあり、免疫機能、心機能にもかかわっている。以前から医薬品として心不全の治療に用いられていた。細胞膜を活性酸素の酸化から保護する働きもしている。体内のCoQ_{10}は20歳前後をピークに少しずつ減少していき、50歳を過ぎるとピーク時の半分近くにまで低下する。加齢とともに起きる身体の問題や生活習慣病の改善をし、老化を防ぎ、若返りを期待できるサプリメントとして注目されている。CoQ_{10}は心不全患者の活動度を改善し、高血圧にも有用である[2]。また免疫グロブリン（IgG）を増加させることがわかり、がん、感染症予防にも期待されている。

　動脈硬化や糖尿病、狭心症、心筋梗塞、高血圧の発症あるいは再発予防として1日100〜200 mgを長期にわたって摂る。

❷ 紅麹米（red yeast rice）

・適応：高脂血症、高血圧

　もともと中国では消化を助け、血液循環をよくする薬として用いられていた。紅麹は天然のHMG-CoA reductase inhibitor作用を有するMonacolin Kを含有し、肝臓でのコレステロール合成を抑制する。医薬品のスタチン系高脂血症治療薬と同じ作用機序であり、まさに天然の高脂血症治療薬である。高脂血症患者に紅麹米を8週間投与したところ、コレステロールは平均254 mg/dlから208 mg/dlに減少（$p<0.001$）、LDLコレステロール、中性脂肪も有意に低下したと報告されている[3]。

　紅麹にはγ-アミノ酪酸も含有する。これは脳内神経伝達物質で、血圧を下げる作用がある。

❸ セントジョーンズワート（西洋オトギリ草）

・適応：不安、うつ状態

　ヨーロッパで古くから使われているハーブで、ドイツでは天然の抗うつ薬として認められている。ドイツで40施設の医療クリニック外来に通院するうつ病患者に対して、セントジョーンズワート抽出液もしくは抗うつ薬のイミプラミンを6週間投与した。結果は両者とも同等の改善がみられ、服薬継続性はセントジョーンズワートの方が有意に高かった[4]。

　また、セントジョーンズワートは食欲を抑えるのでダイエットにも期待できる。

　セントジョーンズワートを医薬品と併用するときには注意が必要である。気管支拡張剤（テオドール®、テオロング®などのテオフィリン製剤）、血液凝固阻止剤（ワーファリン®）、強心剤（ジギタリス）、免疫抑制剤（シクロスポリン）、エイズ治療薬の作用を減弱させるので、セントジョーンズワートを処方するときは必ずほかの服薬状況を確認する。

❹ グルコサミン

・適応：変形性骨関節症

　変形性骨関節症は年齢とともに関節の軟骨と隣接した骨の変形により軟骨表面が荒れ、関節がスムーズに動かなくなる慢性関節疾患である。グルコサミンはカニやエビの外皮に含まれるアミノ酸である。グルコサミンは関節の軟骨を形成するために不可欠の栄養素であり、グルコサミンを経口摂取することにより軟骨を改善できる。コンドロイチンを併用することで効果が高まるとされている。

　グルコサミンはその効果がランセット誌上で発表[5]されたことで医師に広く認知されるようになった。この研究の概要は以下のようである。50歳以上の変形性膝関節症患者212人に1日にグルコサミン1,500 mgを3年間投与する無作為二重盲検法による臨床試験を実施した。プラセボ群はX線上で有意な膝関節間隙減少による病状進行が認められたが、グルコサミン投与群に有意な膝関節間隙減少は認めなかった。また、グルコサミン投与群で有意な自覚症状の改善が認められた。

　なお、カニやエビのアレルギーのある人には注意が必要である。

❺ イチョウ葉

・適応：記憶力減退、思考力の低下、脳動脈硬化症、脳血管性痴呆、アルツハイマー病

　イチョウ葉エキスの主成分はフラボノイドやギンコライドである。ギンコライドの血

流改善作用、血小板凝集抑制、フラボノイドの抗酸化作用により、脳機能の改善が期待される。ドイツでは末梢循環不全の薬剤として注目された。

これまでにアルツハイマー病、多発性脳梗塞による痴呆患者に投与し、認知力、社会的適応性の改善が報告されている。

なお、イチョウ葉エキスの商品にはギンコール酸が含まれているものがある。ギンコール酸は強いアレルギー作用があるので注意が必要であり、含有されていない商品を選ぶようにする。

❻ イソフラボン

・適応：更年期障害

イソフラボンは大豆胚芽やブラックコホシュに含まれる植物性ポリフェノールである。化学構造が女性ホルモンのエストロゲンに似ている。摂ることによって弱いエストロゲン様作用を発揮する。エストロゲンは女性らしさをつくり、骨粗鬆症、動脈硬化、コレステロール増加を阻止し、まさにアンチエイジングには理想のサプリメントである。

更年期障害予防にホルモン置換療法（HRT）が行われていたが、最近は発がんリスクが発表され、積極的にHRTをしなくなった。その結果、イソフラボンが脚光を浴びるようになったのである。

❼ エキナセア

・適応：上気道感染の治療と予防

エキナセアは北米原産のキク科の植物である。米国先住民が傷や炎症の治療に用いていたのが広まり、ヨーロッパに伝わって研究されるようになった。米国では売上の上位を占める人気サプリメントである。エキナセアは好中球やマクロファージを活性化させ、インターロイキンの産生を促進することが知られている。ドイツでは風邪やインフルエンザの予防、頭痛、鼻炎、気管支炎などに医薬品として使われている。連用は2ヵ月以内にする。

❽ エイコサペンタエン酸

・適応：動脈硬化、脳梗塞・心筋梗塞の予防、アレルギー性疾患、アトピー性皮膚炎

エイコサペンタエン酸はω3脂肪酸と呼ばれる脂肪酸で、寒流魚であるサケ、マグロ、ニシン、アジ、サバなどに多く含まれている。エイコサペンタエン酸には抗動脈硬化作用、血小板凝集抑制作用、ロイコトリエン拮抗作用、血管拡張作用、情緒安定作

用、抗うつ作用が報告されている。寒流魚を食べるイヌイットに脳梗塞、心筋梗塞、自己免疫疾患、アレルギー性疾患が少ないのはエイコサペンタエン酸の効果である。血管のエイジングに対して最も効果的なサプリメントである。

おわりに

理解よりも体感からサプリメントに入ることをお勧めする。読者がいまだサプリメントを摂ったことがないのであるなら、まずはマルチビタミンミネラルとコエンザイムQ_{10}を始めて頂きたい。そして最低3ヵ月は続けて頂きたい。多くの方は寝つき、寝起き、身体の軽さ、食欲、肩凝り、視力などで身体の変化を感じる。また感じない方でも摂るのを止めることで体調の不調を感じて、初めて効果があったことがわかることもある。筆者の印象ではプラセボ効果を含めて70％の患者になんらかの体感がある。

（柳澤厚生）

◆文献

1) Barringer TA, Kirk JK, Santaniello AC, et al：Effect of a multivitamin and mineral supplement on infection and quality of life；A randomized, double-blind, placebo-controlled trial. Ann Intern Med 138：365-371, 2003.
2) Langsjoen P, Willis R, Folkers K：Treatment of essential hypertension with coenzyme Q_{10}. Mol Aspects Med 15：S 265-S 272, 1994.
3) Heber D, Yip I, Ashley JM, et al：Cholesterol-lowering effects of a proprietary Chinese red-yeastrice dietary supplement. Am J Clin Nutr 69：231-236, 1999.
4) Woelk H：Comparison of St John's wort and imipramine for treating depression；randomised controlled trial. BMJ 321：536-539, 2000.
5) Reginster JY, Deroisy R, Rovati LC, et al：Long-term effects of glucosamine sulphate on osteoarthritis progression；a randomised, placebo-controlled clinical trial. Lancet 357：251-256, 2001.

3 高気圧酸素療法

●●●● はじめに —— 現代人はなぜ酸素不足なのか

　酸素は生命にとってもともとは害のあるものであったと考えられるが、生命体にミトコンドリアが寄生し、酸素を取り入れてエネルギーを生み出すシステムができあがってから、酸素は動物にとって必要不可欠のものになった。言い換えれば、ヒトの細胞は酸素が補給されなければ、その生命を維持できない。

　ところで、大気の中には酸素が平均21%含まれ、多くの生命活動を支えている。それではなぜ最近酸素の効用が取り沙汰されるのだろうか。環境破壊や汚染によって酸素を生産している原生林や海洋プランクトンが減少してきた結果、大気中の酸素濃度が減少し、過密都市部では19%台になっているといわれている（生物生存可能限界濃度18%）。また、一酸化炭素や硝酸塩などの汚染物質はヘモグロビンの働きを阻害し、組織への酸素運搬能が低下していると考えられる。さらに、食品添加物やアルコールなどの摂り過ぎはそれらを分解するために大量の酸素を消費するので、体内の酸素が不足する、等々により現代生活においては常に酸素不足を生じやすいことがわかる。

　また、気象状況から考えた場合、低気圧になると喘息発作を起こしたり、関節痛や偏頭痛が起こることを経験している。高山では気圧が低く酸素濃度が低いために易疲労やめまいなどの高山病が起こる。同様に航空機の室内は低気圧低酸素状態のために、長時間乗っていると頭痛や著しい浮腫を起こす。ところが、高気圧状態では気分がよいと感じるのではないだろうか。このように経験的に考えても、高気圧酸素は動物にとってよい効果があることがわかる。

1 高気圧酸素装置とエアーチェンバー

　高気圧酸素装置の開発は約340年前に遡る。1662年にイギリスの内科医が圧縮空気を使った部屋をつくったのが初めといわれている。現在では医療機関やダイバーによって、2気圧以上で100%純酸素を使う大型の装置が使われている。適応は急性一酸化炭素中毒、ガス壊疽、急性脳血管障害、心筋梗塞、減圧症、広範囲熱傷などの重症から痙性麻痺などの神経障害にまで治療が試みられている。但し爆発事故が報告されているこ

とは周知の事実である。1990年代になると、酸素の効用が解明され始め、健康・スポーツ・美容の分野で注目されてきた。

本稿でいうところの高気圧エアーチェンバーは1995年、米コロラド大学のゴウモウ博士が登山者の高山病治療器としてポータブルタイプを開発した改良型である。

2 "Oasis" O_2：高気圧エアーチェンバーシステム(図1)

- 器械概要：米国製(シグマパル社取り扱い)。米国食品医薬品局（FDA）許可済み。
- 空気室：特殊ウレタン製、直径55 cm、長さ240 cm、気圧計・圧力調整バルブ付属、折りたたみ可能。
- 加圧ポンプ：ダブルヘッドオイルレスタイプで、エアーフィルター装備。
- 酸素濃縮器(図2)
- 気圧：1.3気圧
- 酸素濃度：約26％
- 酸素濃縮器付加：酸素濃度約30％

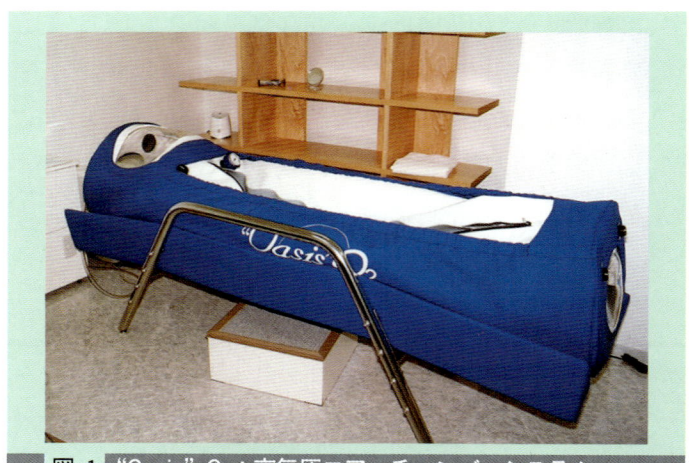

図1 "Oasis" O_2：高気圧エアーチェンバーシステム

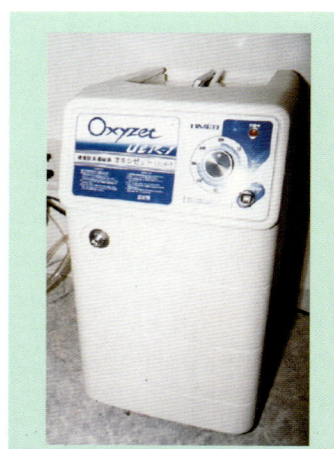

図2 酸素濃縮器

3　作用機序

　体内の酸素はヘモグロビンと結びついた結合型酸素とそのまま溶け込んだ溶解型酸素の2種類がある。通常の肺呼吸では結合型でしか酸素を運べない。末梢部では血管径がヘモグロビンより細いため酸素不足になりやすい。動脈硬化は酸素不足を助長する。ところが気圧を上げると酸素がガス化して溶解型酸素が増加し、細胞に対して酸素を供給できる。この作用を応用したのが"Oasis"O_2高気圧エアーチェンバーシステムである。

1．"Oasis"O_2内で働く作用

1. 空気に1.3倍の圧をかけることでヘンリーの法則（気体は気圧の高さに比例して液体に溶ける）に従って酸素をより多く体液に溶け込ませる。酸素より多く空気中に存在する窒素は水への溶解計数が1気圧で酸素に比して半分である。よって1.3気圧下ではより酸素が溶け込みやすくなる。故に加圧によって窒素の血中への溶け込みが増加することはない。
2. 水中にいるのと同じように身体に対して均等に圧がかかり、歪みを矯正する（レオロジー効果）。

2．"Oasis"O_2の適応と効果

　"Oasis"O_2療法は幅広い年齢層に適応できる。特に**表1**のような対象がよい適応者である。当院では表のような患者からの要望が多い。

　大きな事故が起こる可能性はないが、**表2**のような事例は禁忌と考える。

表1 "Oasis" O₂の適応と効果

対　象	期待できる効果	当院での適応
高齢者 スポーツ選手 睡眠不足 過剰労働 喫煙家 偏頭痛・肩凝り 航空機乗員(低気圧環境労働者など)：国際線航空機内酸素濃度約15% 肥満	疲労回復 疼痛緩解 睡眠障害の改善 体脂肪減少 創傷治癒促進	偏頭痛・肩凝り 難治性にきび 慢性疲労 肥満 生理痛

表2 禁忌

- いわゆる「耳抜き」が困難な者(感冒による鼻詰まりを含む)
- 糖尿病でインスリンを投与されている者(低血糖発作を起こす可能性あり)
- 妊婦(安全性が確立していない)
- ペースメーカー使用者
- 伝染性疾患罹患者
- 閉所恐怖

4 使用の実際

1．施術方法

①チェンバー利用前に排尿させる(代謝が亢進するため尿意をもよおす)。

②利用者がチェンバーに入る前にメインスイッチと酸素濃縮器のスイッチをあらかじめ入れておく。

③利用者をチェンバー内に入れ、二重のジッパーをしっかり閉める。

④徐々に内部気圧が上がってくるので、早めに耳抜きを開始するように指示する(耳が痛くなってから慌てて耳抜きするとリラックスできない)。

⑤1.3気圧になると一定圧を保つので、その後の耳抜きは必要ないことを伝える。

⑥40分間この状態を保つ(図3)。

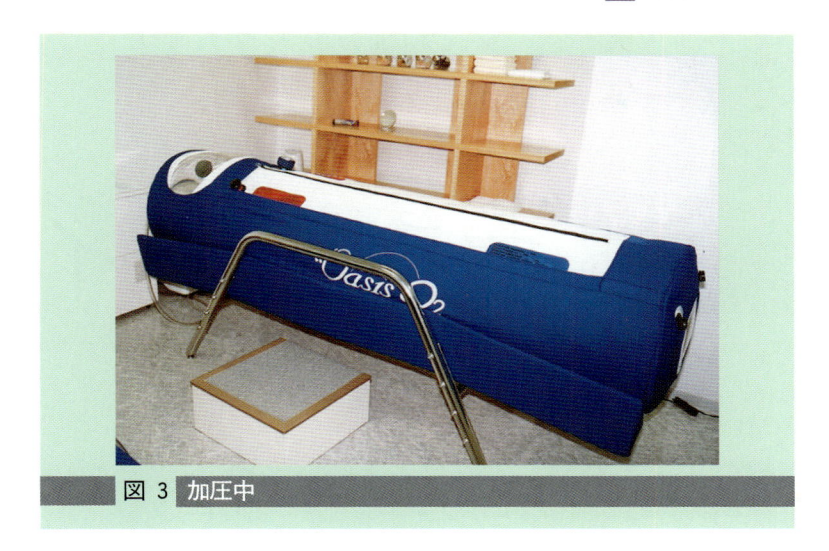

Ⅷ 内面からのアンチエイジング

図3 加圧中

⑦終了後、バルブをゆっくり開き減圧する(急激に排気すると、耳が痛い)。
⑧1気圧に戻ったらジッパーをゆっくり開く。
⑨ほとんどの場合口渇を訴えるので、水を用意しておく。
以上が大まかな施術経過である。
　施術間隔は1週間に2回、合計8回を1クールとする。1週間1回程度でも効果は実感できる。
　なお、携帯電話、ラジオ、CDプレーヤーなどの電子機器を持ち込んでも支障ない。

2．経過(自験例)

・疲れが取れる
・睡眠が深くなる(夜、目が覚めない)
・頸部痛の軽減
・月経痛の減弱
・にきびの減少
・体重減少

など患者からの報告を得た。客観的なデータ解析については今後の検討が必要であろう。

(久保田潤一郎)

IX セラピーメイク

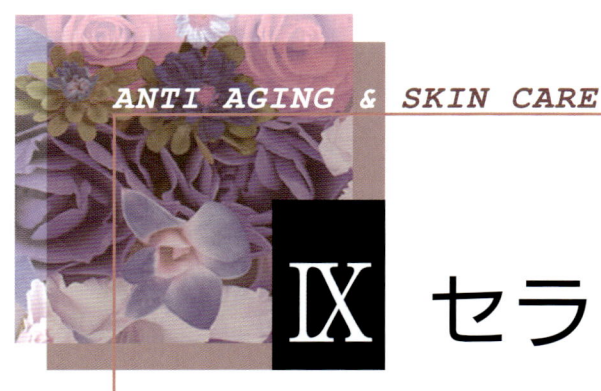

ANTI AGING & SKIN CARE

●●● はじめに

　人は自分の外見すなわちボディイメージの認識の仕方によって、その心理の状態が大きく左右される。多くの女性は、そのボディイメージを非侵襲的に比較的容易にプラスのイメージに変える手段としてメイク(化粧)があることを認識している。メイクがうまく行えた日は普段より快適に過ごせ、さらに他人からそのことを指摘されると、そのプラスが増幅される経験をもっているからである。このようにメイクという行為は、外面的に手を加えて、こうありたい像を表現し、自分らしく変身する行為であるが、それにより本人の社会的な積極性や活動性の向上という内面も変身させることができる行為でもある。

　この内面の変化は心理学においても指摘されていることであり、メイクにはセラピー的要素が多分に内包されている。このメイクのもつポジティブな心理的作用を利用し、主として外観の悩みが原因で、社会生活に積極的に参加できない人や、うつ状態に悩む人に対して、より意欲的で積極的、社交的な社会生活への参加をメイクという行為を通して促し支援する活動のことをセラピーメイクと呼んでいる。

1　外観の悩みとは

　セラピーメイクの対象は、基本的には母斑や血管腫などの皮膚の色の障害や先天性の形の異常、外傷や手術後の瘢痕や、加齢によるしわ、シミ、皮膚のくすみやたるみなどの外観の障害が挙げられる。これら外観の障害には、通常痛みや痒みなどの自覚症状はなく、また手足が動かない、しゃべれないというような機能的障害もなく、その症状は外観の障害を他人がどのように見、どのように思っているかという精神的な悩みに由来する。

　外に現れた障害の種類や大小とこの心の悩みの大小が必ずしも正比例の関係にあるわ

けではない。たとえ5mmの傷あとでも人によっては心の傷が非常に深いことがある。傷あとができた原因が影響しているのかも知れない。表面的な傷の大小でその人の心理状態を推し量ることは困難な場合も多いのである。とりわけ医師は見かけの大小や生命にかかわるものかどうかなどという純粋に学問的な判断でその病変の重症度を決定しがちであり、患者の心理状態まで注意が及ばないことが多い。したがって治療前からこれは大したことはないと患者に話してしまったり、また治療後にこれだけ治ったのだから満足すべきであると話してしまう。医学的治療が終わるとそれですべて終了であるとし、後は患者の自助努力に任せてしまい心のケアというものがなおざりにされていることが多い。このことが患者とのトラブルの原因となることもある。特にアンチエイジングの医療においては、外観の悩みをもっている人を扱うのであるから、この心のケアということを常に念頭におき患者と接するべきである。

　患者の心の状態によってはカウンセリングなど心理学的療法が必要となるかも知れないが、心理にポジティブに作用するメイクは、それが比較的容易に取り入れることができ、その限界はあるが医療と同等の力をもち心のケアにもつながるものであることを認識する必要がある。特に男性の医師はメイクのもつ可能性を想像できず軽視しがちである。

2　セラピーメイクの技術と本質

　セラピーメイクは技術的にはメディカルメイクとビューティーメイクで構成されている。メディカルメイクは外観の障害をカバーするメイクでありカムフラージュメイクとも呼ばれているものである。カバー用化粧品は、基本的には色をカバーするためのものである。一方、皮膚表面の凹凸を隠す化粧品は今のところ開発されておらず、メディカルメイクにとっても苦手な領域である。現在比較的入手しやすいメディカルメイク用のカバー用化粧品には**表1**のようなものがある。各々の化粧品には剤質や使用方法において特徴があり、各社にはその商品を使用したメディカルメイクやわれわれのいうセラピーメイクに近い活動を行っているところもある。われわれはどの企業ともフリーハンドであるが故に、さまざまな化粧品を使えるというメリットがある。色調によってはこれらカバー専門の化粧品ではなく通常のファンデーションやコンシーラーでよい場合もある。特定の化粧品に縛られることなく、各人の肌の質や色、また希望によってうまく使い分ければよいと考えている。このメディカルメイクを確実に施術することは、患者との信頼関係を築くスタートとなる。

表 1 各種カバー用化粧品

会社名	商品名	内容量	税抜価格(円)
カネボウ化粧品	パフェリア®	15 g	2,000
グラファラボラトリーズ	カバーマークⅡ®	20 g(基本色)	2,000
		8 g(調整色)	1,000
	ダドレス®(白斑専用)	11 ml	2,800
資生堂	パーフェクトカバー®	25 g	2,500
	スポーツカバー®	20 g	1,200
ポーラ化粧品本舗	エスティナMDカバーL®	15 g×2、ベース、パウダー、クレンジング(各小)セット	4,500

　セラピーメイクはその場限りのメイクではなくずっとサポートしていくものであるから、その後その人に、より積極的に意欲的な社会生活を送ってもらうためには、メディカルメイクだけでなく、ビューティーメイクが必要であると考えている。われわれが行っているビューティーメイクの特色は印象分析(http://be-fine.co.jp/)に基づいて行っていることである。

　われわれの顔は前額部、頬部、下顎がなす輪郭の上に眼、鼻、口唇などのさまざまなパーツがのった集合体であり、またその肌の色や質などもさまざまである。印象分析とはこれら顔の形や各パーツの形態、その配置、また肌の色や質を客観的に観察し、他人から見たときにどのように見えるかを分析し、その人の個性というものを総合的に判断することである。この個性がメイクアップをするときの素材となり、その素材をよく知らなければその人の魅力を最大限にいかすことはできない。個性には長所、短所があり、強弱があるので、ある場合には隠れていた長所を引き出し、ある場合には既に現れている長所を強め、またある場合には短所を弱めたりするようなさまざまな方法でその人らしさを大切にしながら、その人の魅力を引き出す。外観の障害をもつ人であっても魅力的になれる可能性があり、自分がこうありたいというイメージに近づくことができる。印象分析に基づくビューティーメイクはより上位にある技術であると考えている。

　セラピーメイクを行ううえで確かにメディカルメイクとビューティーメイクの技術は外面の状態をどのようにメイクアップしていくかという点で重要ではあるが、対象の本質は心の悩みである。その心をどのようにケアし、対応していくかということがさらに重要となってくる。したがってこれらのメイクが押しつけのメイクであったり、その場限りのメイクであってはならず、希望と目標を共有しながらサポートをし続け、同情ではなく愛情をもって患者と接することが大切である。セラピーメイクを行う者＝メイクセラピストはまず第一に患者の心を理解しようと努める気持ちが大事であり、セラピス

トの人間性の質の高さが求められる。

　次にはメイクの知識や技術だけではなく、外観の障害に関する皮膚科学や形成外科学などの医学的知識や心理学の知識をもっていることが要求される。医学や心理学の知識が相手に対する安易な同情や励ましを回避させ、メイク以外の医学的治療や心理学的治療の可能性や必要性を相手から読み取ることを可能にする。

　われわれはこのようなメイクセラピストを志す者が集まりセラピーメイクに必要な知識や技術を勉強する「セラピーメイク研究会」を2000年に発足させた。その後、医療と美容と心理がお互い対等の関係で情報を交換し、互いの治療の限界を認識しそれぞれが補完することが可能かどうかなど、ともに勉強する必要を感じ、さらにこの三者が一体化することで今までにない新しい形の医療サービスが創出できるのではないかと考え、「医・美・心研究会」(http://www8.plala.or.jp/ibishin/)と改称した。この研究会ではシンポジウム、講演会などの定例研究会のほかに2002年からはメイクセラピストの育成活動に本格的に取り組み養成講座を開講している。メイクアップアーティストだけでなく、医療や心理など美容とは異なる分野の出身者も多く参加している。それぞれの分野で自分の専門をいかしながら幅広いセラピーメイク活動が行われることを期待している。

3　アンチエイジングに対するセラピーメイク

　われわれはセラピーメイクの実践の場として、まだ理想には至っていないが1人の患者を医療、美容、心理の専門家が診、患者とともに相談しながら、その人の最適な治療方法を検討する施設であるアピアランスリハビリセンター(http://www.arc-apia.co.jp/)を開設している。このセンターを訪れた患者の総数は603人(2003年12月時点)でその内訳(**図1**)は外傷、手術後などの瘢痕が37％で最も多く、血管腫や母斑など先天性の色の異常21％、顔の形の異常4％、醜形恐怖などの精神科的疾患2％、アトピーや肌荒れ、毛孔の開大などを主訴とする皮膚科的疾患1％である。

　一方、エイジングは35％でセンター来訪者の約1/3を占める。主訴は皮膚のたるみ、シミ、しわ、毛細血管の拡張による赤ら顔、乾燥肌などで多くは複数の訴えをもっていた。これらの患者で医学的治療を積極的に希望する人は少なかった。この中でシミや赤ら顔など加齢による色の変化に対しては比較的その表面の凹凸が少ないため、メディカルメイクの技術をもってすればその色を隠すことは困難なことではない。

　また来訪者にはいなかったが、アンチエイジングの医学的治療中および治療後の一定

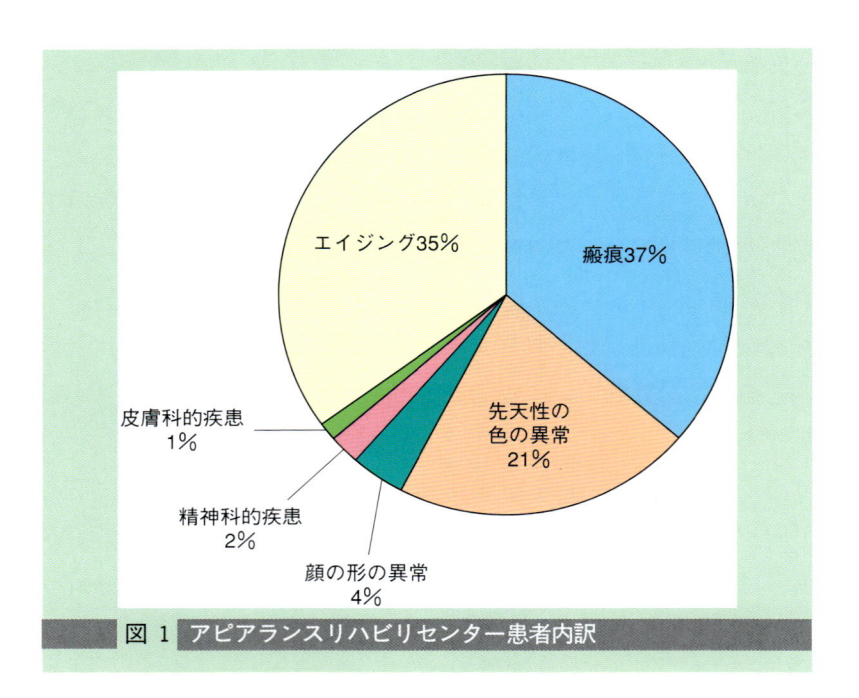

図1 アピアランスリハビリセンター患者内訳

瘢痕37%
エイジング35%
先天性の色の異常21%
顔の形の異常4%
精神科的疾患2%
皮膚科的疾患1%

　期間の発赤などの色調変化にもメディカルメイクは非常に有用と考えられる。たるみやしわに対しては影のつけ方や色の使い分けのテクニックにより、またその人の魅力を引き出すセラピーメイクを施術することにより相当の効果は期待できるが、可能であるなら表面の凹凸に相当するこれらの状態の医学的治療を行い、その後セラピーメイクを行うのがより効果的であると考える。
　エイジングの患者にとって、メディカルメイク以上に比重が高いのがビューティーメイクであり、印象分析を行い、その人の魅力を引き出すことが重要であると考えている（図2）。本人が気になるところをメディカルメイクでカバーすることよりも、魅力を引き出しメイクの力で全体的に若返らせることにより、気になる部分があまり気にならなくなってくることも多い。印象分析をして本人にも自分の顔形について理解・認識してもらうことにより、自分がどうなりたいか、どのようにメイクすればよいかについて施術者との共通の理解と目標ができる。これにより本人のメイクをすることの喜び・楽しみが増し、また長続きもする。
　メディカルメイクとビューティーメイクは上記のように別個に述べたが、実際には同時に行われる。瘢痕などの障害のある患者とエイジングを主訴とする患者においてセラピーメイクのテクニックは基本的には同じだが、ここでエイジングに対するセラピーメイクの実際の手順を簡単に述べておく。
　まずメイクの前には必ず蒸しタオルを行う。クレンジングクリームで汚れを落とし、

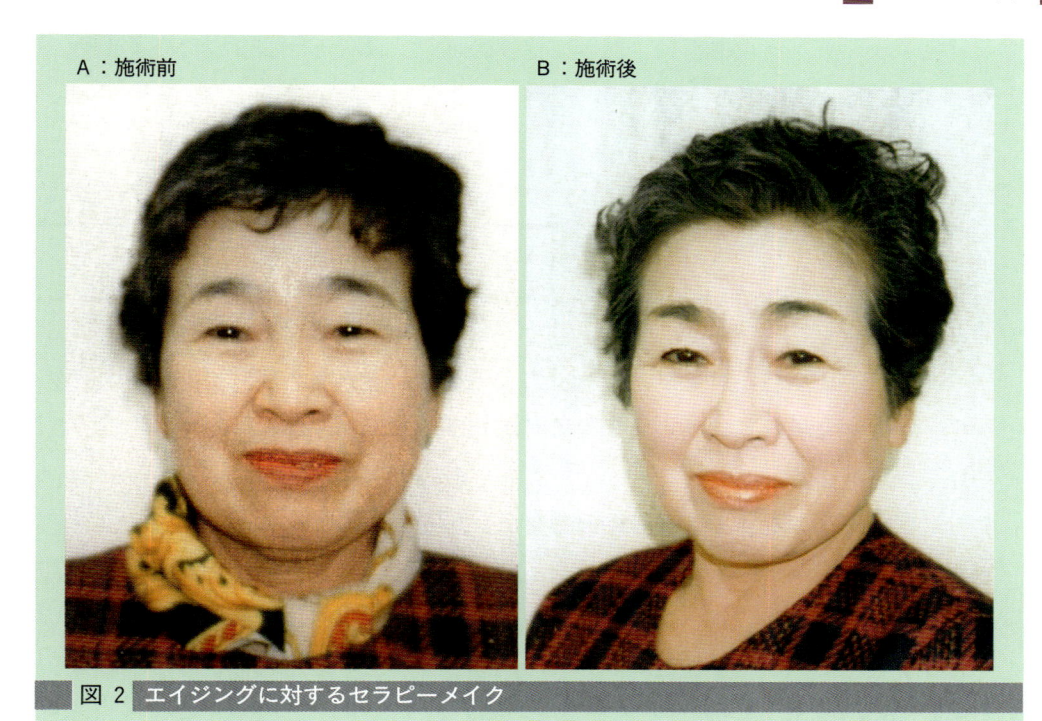

図 2　エイジングに対するセラピーメイク

A：施術前　　B：施術後

　ティッシュで押さえて軽く脂分を取った後、蒸しタオルで顔を覆う。皮膚にじんわりと温度と湿度を与えその後タオルのきれいな面でクリームを取り去れば、皮膚に負担をかけずに汚れを落とすことが可能である。自分で試すと実感できるが、このクレンジング方法はとにかく気持ちがよい。患者に「私は守られている、大切にされている」という意識をもってもらうためにもこの方法は非常に有効である。この方法は簡単にすぐにでも取り入れることができるので、エイジングの治療前のメイク落としを患者本人ではなく医療スタッフがこの方法で行うことを勧める。

　メイクアップではベースメイクが最も重要である。皮膚そのものに現れる問題をカバーするための大切な段階であり専門的な指導が必要といえる。つけていても気にならない、素肌のような感触に仕上げることがポイントである。見た目がよくても、本人が重く感じ、早く落としたいと感じるようなメイクでは失格である。このためにはまず、ファンデーションの選択が重要である。基本的には、患者の皮膚が水分を欲しがっているならリキッドタイプ、乾かしてあげたいならパウダータイプ、アザやシミをカバーするにはカバー専用のファンデーションを選択する。カバーするところは、ファンデーションを軽く叩くようにして重ねていき、密着させたいところは広げるようにして、自然に仕上げたいところはぼかす、というようなテクニックを使い分けることが重要となる。ベースメイクが終わった後は印象分析から得られたその人の個性を大切にしながら

ビューティーメイクを行い、最後に全体のバランスをチェックして終了する。このメイク中においても常に相手の気持ちを理解しようと努めながら心のケアを目指して施術している。

4 スキンケアについて

　医学的治療に依らないエイジングの予防あるいは改善に対しては一般にスキンケアの重要性が唱えられている。紫外線の防御や保湿なども重要であるが、われわれは皮膚の血液循環をよくしておくことが最も重要であると考える。

　この血液循環をよくする手段としてはスチームや蒸しタオルなどの加温や器具もしくは手によるマッサージなどがある。この中で手によるマッサージには種々の方法があり、その理論的背景でリンパや血流、血行あるいは表情筋という言葉が使われている。しかし実際にはその手技と理論の間の明確な整合性が記述されているものはほとんど皆無である。

　われわれは10年ほど前より、皮膚皮下組織の血管解剖学的研究を行っており、その形態および血行に関して報告してきている。この研究を続けている中で、皮膚の血行に関して動脈よりも静脈の解剖が非常に重要であると考え、近年においては静脈の解剖をその動脈との関係で明らかにしてきている。マッサージにおいてもこの静脈の三次元的解剖学的形態を考慮してマッサージを行うことで、皮膚から停滞した静脈血を効率よく排出することができる。これにより余分な水分や老廃物が効果的に排出され、二次的に皮膚皮下組織への動脈血流入が増え皮膚の血行が良好になると考えている。医・美・心研究会のドクターコースの講座ではさまざまな分野の専門的知識、技術の下でこのマッサージの研究を行ってきており、短期的にも有効で良好な結果が出つつある。長期の施術でエイジングの予防効果も高いと考えられる。

　われわれはこのマッサージを静脈の生理的な流れを促進するマッサージとしてヴィノフィスマッサージと命名している。ヴィノはvein（静脈）という意味であり、フィスはphysiology（生理）ということである。当然静脈は全身に分布しているわけで、顔面だけではなく、全身すべてに通用するものであると考えている。この理論と方法は近々発表していく予定である。医学的治療に依らないアンチエイジング法として、われわれはセラピーメイクとこのヴィノフィスマッサージが有用であると考えている。

IX セラピーメイク

●●● おわりに

　アンチエイジング医療を行う医師は顔の表面に現れた障害の状態だけに目を向けるのではなく、その心の悩みにも注意を向けることが必要である。セラピーメイクや心理学的アプローチもその患者の悩みを軽減する有用な方法であることを認識しておくべきである。患者の多くは女性であり当然メイクをして来院しているわけで、診療後もできればメイクをして帰りたいと思っているであろうし、また実際にメイクをして帰る場合も多いと考えられる。単に帰るときの一時的なメイクではなく、一歩進んで外観の障害で心の悩みをもつ人の治療手段の1つとしてこのセラピーメイクが行われるシステムを確立することが、より一層患者のQOLの向上をもたらすものと考える。

（今西宣晶、中嶋英雄、小林照子）

◆主な掲載製品の国内購入問い合わせ先

(五十音順)

	製品名	国内問い合わせ先	〒	住所	電話番号
	A2L	アンチエイジング・ラボ㈱	〒102-0071	東京都千代田区富士見2-2-9	03-5226-0261
	High Vitaliont	㈱インディバ・ジャパン	〒152-0013	東京都目黒区南3-3-3 IJビル	03-3725-8871
	マルページャ				
	ロボスキンアナライザー	㈱インフォワード	〒151-0053	東京都渋谷区代々木1-46-1 キハラビル4F	03-5304-7240
	アクアパフ	㈱エム・シー・プラザ	〒150-0021	東京都渋谷区恵比寿西2-20-17 代官山サンライトビル1F	0120-599-833
	NLite	㈱エムアンドエム	〒111-0052	東京都台東区柳橋1-16-6	03-3865-6572
	MediLUX				
	Ellipse Flex	ガデリウス㈱	〒130-0021	東京都墨田区緑1-19-9 シグマ光機東京本社ビル2F	03-3224-3428
	GentleLASE	キャンデラ㈱	〒130-0026	東京都墨田区両国2-9-5 東京ニット会館3F	03-3846-0552
	Gentle YAG				
	CoolGlide	キュテラ㈱	〒150-0012	東京都渋谷区広尾1-6-10 Giraffa 11F	03-3473-9180
	"Oasis" O₂	㈱シグマパル	〒130-0022	東京都中央区日本橋室町1-5-15 昇賢ビル	03-3271-3000
器械・機器	up-5	㈱ジェイメック	〒113-0034	東京都文京区湯島3-31-3 湯島東宝ビル	03-5688-0712
	CO₃ system				
	Cool Touch(1〜3)				
	MAX 1000＋				
	Aurora				
	Therma Cool TC				
	LYRA				
	LPIR				
	Nova Pulse	タカラベルモント㈱	〒542-0082	大阪市中央区島之内2-13-22	06-6211-5947
	スーパーテクトロンHP 400	㈱テクノリンク	〒171-0043	東京都豊島区要町3-22-10 星野館ビル2F	03-5917-2700
	Terabyte 2000	㈱テラバイト	〒434-0041	静岡県浜北市平口5480	053-586-8831
	Uni Pulse COL 1040	㈱ニデック販売	〒101-0063	東京都千代田区神田淡路町2-7 淡路町安田ビル9F	03-3253-4855
	Curia				
	UltraPulse 5000 C	㈱日本ルミナス	〒108-0071	東京都港区白金台3-19-1 第31興和ビル	03-5447-1677
	Surg Touch				
	LightSheer				
	Medlite	ホヤフォトニクス㈱	〒335-0027	埼玉県戸田市氷川町3-5-24	048-447-6092
	ソニックスリム	㈱三輪サイエンス	〒216-0033	川崎市宮前区宮崎6-8-12	044-870-1147
	PhotoSilk Pluse	㈱メディカルサイエンス	〒162-0805	東京都新宿区矢来町126 NITTOビル1F	03-5206-2245
	BuffLight AT	㈱メディカルユーアンドエイ	〒530-0003	大阪市北区堂島2-4-27 新藤田ビル5F	06-4796-3151
	Cellu M 6 ST エンダモロジー	㈱リツビ	〒135-0063	東京都江東区有明3-1 TFTビル東館8F	03-5500-6211
コラーゲン・ヒアルロン酸	Zyderm I	コラーゲン㈱	〒105-0001	東京都港区虎ノ門5-1-5 虎ノ門45 MTビル7F	03-5405-2330
	Zyderm II				
	Zyplast				
	Cosmoderm I				
	Cosmoplast				
	Hylaform fineline				
	Hylaform				
	Hylaform plus				
	アテロコラーゲン	㈱高研	〒171-0031	東京都豊島区目白3-14-3	03-3950-6600

＊但し、問い合わせ先が海外の場合は除く。

和文索引

あ

アートメイク	133, 142, 143
アイテープ	166
アイプチ	166
アクネ	112, 116
──スカー	112
アスコルビン酸	41
──リン酸ナトリウム	41
──リン酸マグネシウム	41
アセチルヘキサペプチド3	22
アピアランスリハビリセンター	273
アポクリン汗腺	8
アルツハイマー病	263
アレルギー反応	50
アンチエイジング	14, 84, 204, 273
──効果	97
──治療	22, 28, 204
亜鉛	251

い

イオン導入	40
──液	43
イソフラボン	263
イチョウ葉	262
イミプラミン	262
医・美・心研究会	273
印象分析	272

う

ウエストライン	231
ウルトラパルス CO_2 レーザー	75, 77
ヴィノフィスマッサージ	276
運動負荷	244
運動療法	241

え

エイコサペンタエン酸	263
エキナセア	263
エクリン汗腺	8
エストロゲン	263
エタノール溶液	23
エラの突出	66
エンダモロジー	225, 242
永久減毛	149
永久脱毛	149
栄養所要量	259

栄養補助食品	257
炎症後色素沈着	82
──症	138

か

カーボン	108
下眼窩脂肪の脱脂術	210
下眼瞼陥凹	54
下眼瞼形成術	214
下眼瞼のしわ	55, 90
顆粒層	3
外観の障害	270
外眼角のしわ	90
外傷性異物沈着症	106
外傷性刺青	138
顔の表情	1
角化細胞	4
角層	4
隔膜前脂肪	164
活性酸素	123
肝斑	89, 134
陥凹性瘢痕	86
感染	200, 228
眼窩脂肪の切除	184
眼瞼縁	143
眼瞼下垂	63, 181
──修正術	181, 192
眼瞼外反	187
眼輪筋の切除	184
顔面痙攣	61
顔面神経	13
──側頭枝	198
──麻痺	200

き

ギンコール酸	263
ギンコライド	262
基底層	3
吸引カニューラ	233
吸収機能	12
筋肉の収縮	246
筋皮弁法	187

く

クーリング専用マスク	21
グリコール酸ピーリング	20
グルコサミン	262

け

ケミカルピーリング	19, 117

ケラチノサイト	4
毛	6
化粧	142
経結膜的下眼窩脂肪摘出術	217
経結膜法	188
経皮的下眼瞼形成術(除皺術)	214
血管	9
血中遊離脂肪酸濃度	244
結膜炎	187
結膜側より眼瞼挙筋に糸をかける方法	170
煙吸引器	108
健康食品	257
嫌気性菌による感染	228
瞼板前脂肪	164
玄米	255

こ

こめかみリフト	198
コーチング	252
コエンザイム Q_{10} (CoQ_{10})	261
コミュニケーション・スキル	252
コラーゲン	48, 53
──製剤	48
──製剤の濃度	51
──注入	188, 206
──注入の効果期間	51
──の局在	101
──の産生	71, 116
コンピュータシミュレーション	207
小じわの改善	186
呼吸機能	12
五穀	254
光生物学的活性化	71
光線性花弁状色素斑	136
抗うつ薬	262
抗菌剤	112, 119, 121
抗生剤	112, 119, 121
咬筋	61, 66
紅麹米	261
高気圧エアーチェンバー	266
高気圧酸素装置	265
高気圧酸素療法	265
高輝度 LED	123
高輝度白色光	159
高山病治療器	266
高脂血症	261

高周波	124
合成機能	12
心のケア	271
心の悩み	272

さ

サイトカイン	92
サプリメント	251, 257
サリチル酸ピーリング	22
痤瘡桿菌	112
痤瘡後瘢痕	35
酸化アルミナ	29
酸素	265
——濃度	265

し

しわ	61, 67
——の予防	72
シミ	133, 134
——・アートメイク除去用レーザー	133
シリコンインプレッションモデル	97
シリコンシート	39
刺青	133, 142
脂腺	8
脂肪吸引術	224
——の歴史	224, 225
脂肪塞栓	228
脂肪分解	244
脂漏性角化症	80
紫外線	16, 140
——照射	138, 142
自律神経	10
塩	29
色素沈着	52, 140, 153, 158, 160
遮光	140
重瞼形成術	164
——（全切開法）	175
——（微小切開法）	172
——（部分切開法）	172
——（埋没法）	166
重瞼ラインの決定	169, 173, 177
重瞼ラインの消失	167, 173, 176
出血性ショック	227
術前コンサルテーション	207
睫毛内反	181
漿液腫（セローマ）	228
上眼瞼の解剖	164
上気道感染	263
上下眼瞼除皺術	198, 204
上下眼瞼たるみ取り術	181
食の欧米化	250

食のコンビニ化	250
食物摂取量制限	241
真皮	5
深在性色素疾患	105

す

スーパーテクトロン HP 400	246
スキンケア	17, 276
——化粧品	15
スキンプロテクター	234
スキンリサーフェイシング	76

せ

セラピーメイク	270
セルライト	242
セントジョーンズワート	257, 262
生活習慣病	241
生体用注入剤	48
生命	265
西洋オトギリ草	257, 262
選択的光熱溶解	149
前癌状態	142

そ

ソルトピーリング	30, 35, 36
創傷治癒機転	72
創傷治癒促進	268
痩身	241
側頭部の解剖	198

た

たるみ	67
ダイエット	262
ダイオードレーザー	152
ダウンタイム	69, 89
多汗症	61
体温調節機能	11
体外式超音波脂肪吸引術	236
体内式超音波脂肪吸引術	237
対策サプリメント	261
脱毛	147
——の機序	160
炭酸ガスレーザー	68

ち

知覚神経	10
遅延陽性反応	52
超音波	244
——美容・健康器	244
——療法（sonophoresis）	30

つ

爪	9

て

電気脱毛	150

と

トリクロル酢酸	26
透明層	3
疼痛緩解	268
糖尿病	268
動脈硬化	251
特定保健用食品	257

に

にきび痕	91
にきび治療	86
二次性色素沈着	139
二重顎	205
日本皮膚科学会ケミカルピーリングガイドライン 2001	19
日光（紫外線）照射	138, 142
妊娠	158

ね

熱エネルギー	114
熱傷	160
熱相互作用	123

の

ノルアドレナリン	244
嚢胞の形成	167

は

ハイドロキノン	22
バフライト	113
パルス色素レーザー	123
パルスダイレーザー	92
パルス幅	148
肺塞栓	228
発芽玄米	256
半導体レーザー	112, 113

ひ

ヒアルロン酸	48, 58
——製剤	48
——注入	97, 188, 206
ビタミン	259
——導入法	40, 72
ビタミンC	41
——C誘導体	73
ビューティーメイク	272

索引

ピュアエンザイム	21	フェイスリフト	204,229	**め**	
日焼け	142,154	フェザーリング	235	メイクセラピスト	273
皮下脂肪	164	──バー	235	メディカルメイク	271
──織	6	フラッシュランプ	153	メラニン産生能	135
皮膚	1	ブラックコホシュ	263	メラノサイト	5
──側から眼瞼挙筋に糸を		プチ整形	166	目尻のしわ	55
かける方法	170	プレクーリング	85	免疫機能	12
──眼瞼挙筋固定法	168	腐食作用	26		
──瞼板固定法	168	腹壁穿孔	228	**も**	
──切開と剝離	201	分泌・排泄機能	11	毛周期	7,148
──線条	33,101			毛囊一致性の隆起性変化	154
──と日光	16	**へ**		毛包	6
──と日焼け	16	ヘモグロビン	92		
──の3層構造	2	ベーシックサプリメント	258	**ゆ**	
──の壊死	52	ベースメイク	275	有機野菜	255
──の凹凸	52	ペンレス®	51	有棘層	3
──の蒸散	68,71	米国電気脱毛協会	149	遊離脂肪酸	244
──のテクスチャー改善		偏頭痛	268		
	92,95			**よ**	
──の老化	17	**ほ**		余剰皮膚の切除と縫合	201
──の若返り	67	ホームケア用イオン導入機	46		
──剝脱	116	ボツリヌストキシン	60	**ら**	
──付属器	6	──注射	60	ランゲルハンス細胞	5
肥満	241	──の溶解量	62		
非侵襲的治療	123	ボディイメージ	270	**り**	
疲労回復	268	ボトックス®	60,97,206	リンパ管	10
眉毛部	143	ポストクーリング	85		
美白効果	134	保護機能	11	**れ**	
──のある成分	18	保湿維持	17,72	レーザーアブレージョン	188
美白成分	140	蜂巣状(honey comb)	235	レーザー脱毛	147,148,150,154
美容	147	発赤	116	──の禁忌	158
鼻根部のしわ	53			レーザー治療	22
鼻唇溝のしわ	56,59	**ま**		レーザーリサーフェイシング	
光吸収性	123	マイクロスコープ	34		75,107
光脱毛	159	マイクロダームアブレージョン		レチノール	73
光治療器	123		29	──誘導体	73
光療法	117	マルチビタミンミネラル	259	レチノイン酸	22
光老化	134	摩擦黒皮症	137	レプリカ	36
額のしわ	53,58,64	末梢血管拡張症	92		
表在性色素疾患	106	眉	142	**ろ**	
表情筋	13,62	──のアートメイク	144,145	ロボスキンアナライザー	37
表皮	2	慢性疲労	268	ロングパルス Nd：YAG レー	
──色素異常症	142			ザー	84,123,152
──の熱緩和時間	148	**み**		老化	14
		ミネラル	259	老人性色素斑(日光黒子)	136
ふ		眉間のしわ	53,57,65		
フィブリノイド変性	93				

欧文索引

I型コラーゲン　101
III型コラーゲン　101
α-ヒドロキシ酸　20
γ-アミノ酪酸　261
ω3脂肪酸　263

A
ablative skin rejuvenation　68
aging face　78
APL　124

B
baggy deformity　214, 222
baggy eyelid　186, 214, 222
blue phenomenon　96
Botox®　60, 97, 206
　──の有効期限　60
　──の冷蔵保存　60
BuffLight™ AT　112, 113

C
cervicoplasty　207
CO_2 レーザー　68, 75, 221
Cool Touch™　84
CoQ_{10}　261
Cosmoplast®　57
criss cross 法　235

D
drug delivery system　30
Dysport®　60

E
electrical muscle stimulation　245
EMS　225, 245
　──（大腿）　245
　──（腹部）　245
　──（腰臀部）　245
Er：YAG レーザー　69, 75, 76

F
face lift　204
facial rejuvenation　80
Fitzpatric 分類　26
Foto RF　124

H
Hamish May Blanc Skin Care Pack　32
Hylaform®　50

I
IPL®（intense pulsed light®）　123

L
laser resurfacing　75, 107

M
MAX 1000＋　104

N
Nd：YAG レーザー　123
NLite™　92
non-ablative skin rejuvenation　71, 84, 124

P
P. acnes　112, 123
PhotoSilk Plus™　159
pigment peel plus　26
pinch test　225
puffy deformity　222

Q
Q スイッチ Nd：YAG レーザー　104
QOL の向上　277

R
radio frequency　124
Restylane®　49
retaining ligaments　207, 212
RF　124

S
salt-A-peel　30
scleral show　187
skin rejuvenation　67
skin resurfacing　76
SMAS 法　204
SMAS-platysma 法フェイスリフト　204
sodium bicarbonate　21
sonophoresis　30
superficial liposuction　236
super-wet 法　234
swiss cheese 状　235

T
TCA（トリクロル酢酸）　26
TCA ピーリング　26
temporal lift　207
Therma Cool TC™システム　124, 128
tumescent 法　234
turkey gobbler　205

W
wet-method（ウェット・メソッド）　224

Z
Zyplast®　57

外来で容易にできる**若返り美容医療の実際**
　　　　　－アンチエイジング医療とスキンケアー
　　　　　ISBN4-8159-1701-9 C3047

平成16年10月1日　第1版発行

編　著	久保田　潤一郎
発行者	松　浦　三　男
印刷所	三報社印刷株式会社
発行所	株式会社　永井書店

〒553-0003　大阪市福島区福島8丁目21番15号
　　　　　電話(06)6452-1881(代表)/Fax(06)6452-1882
東京店
〒101-0062　東京都千代田区神田駿河台2-10-6(7F)
　　　　　電話(03)3291-9717(代表)/Fax(03)3291-9710

Printed in Japan　　　　　　　　　© KUBOTA Junichiro, 2004

・本書の複製権・翻訳権・上映権・譲渡権・公衆送信権（送信可能化権を含む）は
　株式会社永井書店が保有します。
・**JCLS**＜㈱日本著作出版権管理システム委託出版物＞
　本書の無断複写は著作権法上での例外を除き禁じられています．複写される場合
　には，その都度事前に㈱日本著作出版権管理システム（電話03-3817-5670，FAX
　03-3815-8199）の許諾を得て下さい．